Nutrição na Consulta Pediátrica
Como Conduzir

Série Atualizações Pediátricas

- **Oftalmologia pediátrica e os desafios mais frequentes** *(2022)*
- **Aleitamento materno na era moderna – vencendo desafios** *(2021)*
- **O dia a dia do pediatra** *(2021)*
- **Cuidados paliativos na prática pediátrica** *(2019)*
- **Dermatologia pediátrica no consultório** *(2019)*
- **Infectologia nas emergências pediátricas** *(2019)*
- **Medicina do sono** *(2019)*
- **Pneumologia pediátrica no consultório** *(2019)*
- **Puericultura passo a passo** *(2019)*
- **Da queixa clínica à reumatologia pediátrica** *(2019)*
- **Adolescência e sexualidade – visão atual** *(2016)*
- **Atualização em alergia e imunologia pediátrica: da evidência à prática** *(2016)*
- **Do pediatra ao endocrinologista pediátrico: quando encaminhar** *(2016)*
- **Pediatria ambulatorial: da teoria à prática** *(2016)*
- **A saúde mental na atenção à criança e ao adolescente: os desafios da prática pediátrica** *(2016)*
- **Atualizações em terapia intensiva pediátrica – 2ª Edição** *(2014)*
- **Doenças pulmonares em pediatria: atualização clínica e terapêutica** *(2014)*
- **Hematologia e hemoterapia pediátrica** *(2013)*
- **Obesidade no paciente pediátrico: da prevenção ao tratamento** *(2013)*
- **Otorrinolaringologia para o pediatra – 2ª edição** *(2013)*
- **Odontopediatria para o pediatra** *(2013)*
- **Imunizações em pediatria** *(2013)*
- **Oncologia para o pediatra** *(2012)*
- **Gastroenterologia e hepatologia na prática pediátrica – 2ª edição** *(2012)*
- **O recém-nascido de muito baixo peso – 2ª edição** *(2010)*
- **Oftalmologia para o pediatra** *(2010)*
- **Emergências pediátricas – 2ª edição – revisada e ampliada** *(2010)*
- **Atualidades em doenças infecciosas – manejo e prevenção** *(2009)*
- **Organização de serviços em pediatria** *(2008)*
- **Reumatologia para o pediatra** *(2008)*

O presente livro passou por criterioso processo de revisão científica e textual pelos coordenadores, editores e produtores. No entanto, ainda assim, está exposto a erros. Caso haja dúvida, solicitamos ao leitor entrar em contato com a SPSP.

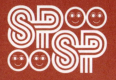

Sociedade de Pediatria de São Paulo
Departamento Científico de Nutrição

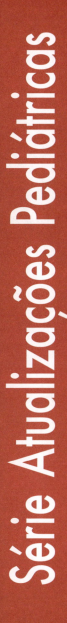

Nutrição na Consulta Pediátrica
Como Conduzir

Coordenador

Rubens Feferbaum

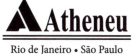

Rio de Janeiro • São Paulo
2022

Sociedade de Pediatria de São Paulo
– Diretoria de Publicações –

Diretora: Cléa Rodrigues Leone

Membros: Antonio Carlos Pastorino, Antonio de Azevedo Barros Filho, Celso Moura Rebello, Cléa Rodrigues Leone, Fabio Carmona, Gil Guerra Junior, Luis Eduardo Procopio Calliari, Marina Carvalho de Moraes Barros, Mário Cícero Falcão, Paulo Henrique Manso, Ruth Guinsburg, Sonia Regina Testa da Silva Ramos, Tamara Beres Lederer Goldberg, Tulio Konstantyner

Coordenadora Editorial: Paloma Ferraz
Assistente Editorial: Rafael Franco

EDITORA ATHENEU

São Paulo	—	Rua Maria Paula, 123 - 18º andar Tel.: (11) 2858-8750 E-mail: atheneu@atheneu.com.br
Rio de Janeiro	—	Rua Bambina, 74 Tel.: (21) 3094-1295 E-mail: atheneu@atheneu.com.br

Produção Editorial: *Texto e Arte Serviços Editoriais*
Capa: *Equipe Atheneu*

0378

CIP-BRASIL. CATALOGAÇÃO NA PUBLICAÇÃO
SINDICATO NACIONAL DOS EDITORES DE LIVROS, RJ

N97

Nutrição na consulta pediátrica : como conduzir / coordenador Rubens Feferbaum. - 1. ed. - Rio de Janeiro : Atheneu, 2022.
    304 p. : il. ; 24 cm.   (Atualizações pediátricas)

    Inclui bibliografia e índice
    ISBN 978-65-5586-511-0

    1. Crianças - Nutrição. 2. Nutrição - Aspectos da saúde. I. Feferbaum, Rubens. II. Série.

22-75670
                  CDD: 615.8548083
                  CDU: 615.874-053.2

Camila Donis Hartmann - Bibliotecária - CRB-7/6472

24/01/2022   25/01/2022

FEFERBAUM, R.

Nutrição na Consulta Pediátrica: como conduzir. Sociedade de Pediatria de São Paulo – SPSP.

© *Direitos reservados à EDITORA ATHENEU – Rio de Janeiro, São Paulo, 2022.*

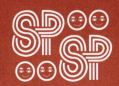

Sociedade de Pediatria de São Paulo
Departamento Científico de Nutrição

Diretoria Executiva 2019-2022

Presidente: *Sulim Abramovici*
1º Vice-presidente: *Renata Dejtiar Waksman*
2º Vice-presidente: *Claudio Barsanti*
Secretária-geral: *Maria Fernanda Branco de Almeida*
1º Secretário: *Ana Cristina Ribeiro Zollner*
2º Secretário: *Lilian dos Santos Rodrigues Sadeck*
1º Tesoureiro: *Mário Roberto Hirschheimer*
2º Tesoureiro: *Paulo Tadeu Falanghe*

Diretoria de Publicações

Diretora: *Cléa Rodrigues Leone*
Membros: *Antonio Carlos Pastorino, Antonio de Azevedo Barros Filho, Celso Moura Rebello, Cléa Rodrigues Leone, Fabio Carmona, Gil Guerra Junior, Luis Eduardo Procopio Calliari, Marina Carvalho de Moraes Barros, Mário Cícero Falcão, Paulo Henrique Manso, Ruth Guinsburg, Sonia Regina Testa da Silva Ramos, Tamara Beres Lederer Goldberg, Tulio Konstantyner*

Coordenadora Editorial

Paloma Ferraz

Assistente Editorial

Rafael Franco

Coordenador

RUBENS FEFERBAUM
Professor Livre-Docente em Pediatria da Faculdade de Medicina da Universidade de São Paulo (FMUSP). Especialista em Neonatologia pela Sociedade Brasileira de Pediatria (SBP) e Nutrição Enteral-Parenteral pela Sociedade Brasileira de Nutrição Parenteral e Enteral (BRASPEN/SBNPE). Médico da Unidade de Terapia Intensiva Neonatal do Instituto da Criança do Hospital das Clínicas (ICr-HC) da FMUSP. Presidente dos Departamentos Científicos de Suporte Nutricional da SBP e Nutrologia da Sociedade de Pediatria de São Paulo (SPSP).

Colaboradores

ABIGAIL ALVES
Especialista em Pediatria pela Sociedade Brasileira de Pediatria (SBP).

ADRIANA A. SIVIERO-MIACHON
Professora Adjunta e Médica do Setor de Endocrinologia, Disciplina de Especialidades Pediátricas do Departamento de Pediatria da Escola Paulista de Medicina da Universidade Federal de São Paulo (EPM/Unifesp).

ÁGATHA NOGUEIRA PREVIDELLI
Nutricionista. Doutorado em Ciências da Saúde pela Faculdade de Saúde Pública da Universidade de São Paulo (FSP-USP). Cientista de Dados Dietéticos. Dietary Intake Advisor do Estudio Latinoamericano de Nutrición y Salud (ELANS).

ANA BEATRIZ BOZZINI
Médica Pediatra e Psicanalista. Mestre em Pediatria e Doutoranda em Medicina Preventiva pela Faculdade de Medicina da Universidade de São Paulo (FMUSP).

ANA PAULA BLACK DREUX
Doutorado em Ciências Médicas pela Universidade Federal Fluminense (UFF).

ANA PAULA WOLF TASCA DEL'ARCO
Nutricionista. Doutorado em Ciências Aplicadas à Pediatria pela Escola Paulista de Medicina da Universidade Federal de São Paulo (EPM/Unifesp). Mestre em Ciências dos Alimentos pela Universidade Estadual Paulista (Unesp).

ANGÉLICA CRISTINA RODRIGUES
Graduada em Medicina pela Universidade Federal do Espírito Santo (UFES). Título de Especialista em Anestesiologia pela Sociedade Brasileira de Anestesiologia. Pós-Graduação em Cuidados Paliativos pelo Instituto Paliar. Diretora de Divisão Médica do Hospital Maternidade Leonor Mendes de Barros.

ARY LOPES CARDOSO
Doutor em Medicina pela Faculdade de Medicina da Universidade de São Paulo (FMUSP). Especialista em Pediatria com Área de Atuação em Nutrologia pela Sociedade Brasileira de Pediatria (SBP).

BENITO LOURENÇO
Médico Hebiatra. Chefe da Unidade de Adolescentes do Instituto da Criança do Hospital das Clínicas da Faculdade de Medicina da Universidade de São Paulo (ICr-HCFMUSP). Médico Assistente da Clínica de Adolescência do Departamento de Pediatria da Santa Casa de São Paulo (SCSP). Membro do Departamento de Adolescência da Sociedade de Pediatria de São Paulo (SPSP). Membro da Comissão Científica da Adolescência da Secretaria de Estado da Saúde de São Paulo (SES-SP).

CARLA TADDEI DE CASTRO NEVES
Professora Associada da Faculdade de Ciências Farmacêuticas (FCF) e Escola de Artes, Ciências e Humanidades (EACH) da Universidade de São Paulo (USP). Microbiologista com expertise em Microbiota Humana e Relação Parasito-Hospedeiro. Membro da Diretoria Científica da Sociedade Brasileira de Microbiologia (SBM).

CERES CONCILIO ROMALDINI
Doutora em Medicina pelo Departamento de Pediatria da Faculdade de Medicina da Universidade de São Paulo (FMUSP). Especialista em Pediatria com Áreas de Atuação em Gastroenterologia Pediátrica e Nutrologia pela Sociedade Brasileira de Pediatria (SBP). Membro do Departamento de Gastroenterologia e do Departamento de Nutrição da Sociedade de Pediatria de São Paulo (SPSP).

CLAUDIO LEONE
Professor Colaborador Sênior do Departamento de Saúde, Ciclos de Vida e Sociedade da Faculdade de Saúde Pública da Universidade de São Paulo (FSP-USP). Pesquisador do Laboratório de Delineamento de Estudos e Escrita Científica da Faculdade de Medicina do ABC (FMABC). Professor Titular Aposentado do Departamento de Saúde Materno-Infantil da FSP-USP.

CORINTIO MARIANI NETO
Mestre em Ginecologia e Obstetrícia pela Faculdade de Medicina da Universidade de São Paulo (FMUSP). Doutor em Tocoginecologia pela Universidade Estadual de Campinas (Unicamp). Diretor Técnico do Hospital Maternidade Leonor Mendes de Barros. Docente do Curso de Medicina da Universidade Cidade de São Paulo (Unicid). Membro da Comissão Nacional Especializada em Aleitamento Materno da Federação Brasileira das Associações de Ginecologia e Obstetrícia (Febrasgo).

DIEGO BIELLA QUIRINO

Título de Especialista em Pediatria pela Sociedade Brasileira de Pediatria/Associação Médica Brasileira (SBP/AMB). Pós-Graduação em Nutrologia Pediátrica pela Boston University School of Medicine, Estados Unidos. Early Nutrition Specialist pela Ludwig-Maximiliäms Universitat München, Alemanha. Professor do Curso de Medicina da FACERES. Sócio-Fundador da Saúde com Evidência Palestras Ltda.

FERNANDA LUISA CERAGIOLI OLIVEIRA

Doutora em Pediatria pelo Departamento de Pediatria da Escola Paulista de Medicina da Universidade Federal de São Paulo (EPM/Unifesp). Título de Especialista em Pediatria com Área de Atuação em Nutrologia Pediátrica e Nutrição Parenteral e Enteral em Pediatria. Título de Especialista em Nutrição Parenteral e Enteral pela Sociedade Brasileira de Nutrição Parenteral e Enteral (BRASPEN-SBNPE). Pediatra da Disciplina de Nutrologia Pediátrica do Departamento de Pediatria da EPM/Unifesp. Chefe do Setor de Suporte Nutricional e Dislipidemia da Disciplina de Nutrologia Pediátrica do Departamento de Pediatria da EPM/Unifesp. Pesquisadora da Pós-Graduação de Nutrição da Unifesp. Participante do Departamento de Nutrologia da Sociedade de Pediatria de São Paulo (SPSP). Participante do Departamento de Nutrologia da Sociedade Brasileira de Pediatria (SBP). Participante do Departamento de Suporte Nutricional da SPSP. Participante do Comitê de Criança e Adolescentes da BRASPEN-SBNPE.

LILIAN DOS SANTOS RODRIGUES SADECK

Doutora em Pediatria pela Faculdade de Medicina da Universidade de São Paulo (FMUSP). Professora Colaboradora do Departamento de Pediatria da FMUSP. Médica do Centro Neonatal do Instituto da Criança do Hospital das Clínicas (ICr-HC) da FMUSP. Especialista em Pediatria com área de atuação em Neonatologia pela Sociedade Brasileira de Pediatria (SBP). Diretora de Cursos e Eventos da SBP. Secretária do Departamento Científico de Neonatologia da SBP. Membro da Diretoria Executiva da Sociedade de Pediatria de São Paulo (SPSP). Diretora de Cursos e Eventos da SPSP. Membro do Departamento Científico de Neonatologia da SPSP.

LOUISE COMINATO

Endocrinologista Infantil. Mestre e Doutora em Pediatria pela Faculdade de Medicina da Universidade de São Paulo (FMUSP). Presidente do Departamento Científico de Endocrinologia da Sociedade de Pediatria de São Paulo (SPSP).

MÁRCIA MARIA AUXILIADORA DE AQUINO

Mestre e Doutora em Tocoginecologia pela Universidade Estadual de Campinas (Unicamp). Médica do Hospital Maternidade Leonor Mendes de Barros. Docente do Curso de Medicina da Universidade Cidade de São Paulo (Unicid). Membro da Comissão Nacional Especializada em Parto, Aborto e Puerpério da Federação Brasileira das Associações de Ginecologia e Obstetrícia (Febrasgo).

MARIA ARLETE MEIL SCHIMITH ESCRIVÃO

Pediatra com Área de Atuação em Nutrologia pela Associação Brasileira de Nutrologia (ABRAN) e Sociedade Brasileira de Pediatria (SBP). Mestre e Doutora pelo Programa de Pós-Graduação em Pediatria da Universidade Federal de São Paulo (Unifesp). Orientadora do Programa de Pós-Graduação em Nutrição da Unifesp. Coordenadora do Grupo de Trabalho sobre Prevenção da Obesidade Infantil do Departamento Científico de Nutrição da Sociedade de Pediatria de São Paulo (SPSP).

MÁRIO CÍCERO FALCÃO

Doutor em Pediatria pela Faculdade de Medicina da Universidade de São Paulo (FMUSP). Professor Colaborador do Departamento de Pediatria da FMUSP. Especialista em Pediatria com Área de Atuação em Nutrologia Pediátrica pela Sociedade Brasileira de Pediatria (SBP). Especialista em Nutrição Parenteral e Enteral pela Sociedade Brasileira de Nutrição Parenteral e Enteral (BRASPEN/SBNPE). Médico da Unidade de Terapia Intensiva Neonatal do Instituto da Criança do Hospital das Clínicas (ICr-HC) da FMUSP. Membro da Diretoria de Publicações da Sociedade de Pediatria de São Paulo (SPSP). Membro do Departamento de Nutrição da SPSP. Editor Associado da Revista Brasileira de Nutrição Clínica. *Editor Executivo da* Revista Paulista de Pediatria. *Coordenador da Equipe Multidisciplinar de Terapia Nutricional do Hospital Santa Catarina, São Paulo.*

MARISA DA MATA APRILE

Professora Afiliada da Disciplina de Pediatria da Faculdade de Medicina do ABC (FMABC). Mestre em Pediatria pela Universidade de São Paulo (USP). Responsável Técnica do Banco de Leite do Hospital Mário Covas (HMC). Gestora Médica do HMC. Membro do Departamento Científico de Aleitamento Materno da Sociedade de Pediatria de São Paulo (SPSP).

MAURO FISBERG

Coordenador do Centro de Excelência em Nutrição e Dificuldades Alimentares do Instituto PENSI, Fundação José Luiz E. Setúbal. Professor Associado Sênior do Departamento de Pediatria da Escola Paulista de Medicina da Universidade Federal de São Paulo (EPM/Unifesp). Membro Titular do Departamento de Nutrologia da Sociedade Brasileira de Pediatria (SBP) e Membro do Departamento de Nutrologia da Sociedade de Pediatria de São Paulo (SPSP).

NATHALIA GIOIA DE PAULA

Pediatra pela Escola Paulista de Medicina da Universidade Federal de São Paulo (EPM/Unifesp). Gastroenterologista Pediátrica pela EPM/Unifesp. Título de Pediatria e Gastroenterologia Pediátrica pela Sociedade Brasileira de Pediatria (SBP).

Patrícia Salmona

Pediatra e Geneticista Clínica. Presidente do Departamento Científico de Genética da Sociedade de Pediatria de São Paulo (SPSP). Pós-Graduação em Síndrome de Down (Trissomia 21) pela UNAES/Centro de Estudos e Pesquisas Clínicas de São Paulo (UNAES/CEPEC-SP) 1ª turma. Pós-Graduada em Nutrição Pediátrica pela Boston University, Estados Unidos. Diretora Técnica I do Pronto-Socorro do Hospital Infantil Darcy Vargas (HIDV). Diretora Técnica Científica do CEPEC-SP. Supervisora da Pós-Graduação CEPEC-SP da Especialização em Síndrome de Down (T21) da Faculdade de Medicina do ABC (FMABC).

Patrícia Zamberlan

Nutricionista da Equipe Multiprofissional de Terapia Nutricional do Instituto da Criança e do Adolescente do Hospital das Clínicas da Faculdade de Medicina da Universidade de São Paulo (ICr-HCFMUSP). Mestre e Doutora em Ciências pelo Departamento de Pediatria da FMUSP.

Priscila Maximino

Nutricionista. Especialização e Mestrado pela Universidade Federal de São Paulo (Unifesp). Formação Internacional em Dificuldades Alimentares. Coordenadora dos Atendimentos no Centro de Excelência em Nutrição e Dificuldades Alimentares do Instituto PENSI – Fundação José Luiz Egydio Setúbal.

Ramon Vitor Cortez

Farmacêutico. Mestre em Ciências pelo Departamento de Obstetrícia da Universidade Federal de São Paulo (Unifesp). Doutorando no Programa de Farmácia – Fisiopatologia, da Faculdade de Ciências Farmacêuticas (FCF) da Universidade de São Paulo (USP).

Raquel Ricci

Nutricionista. Formada em Nutrição e Metabolismo pela Faculdade de Medicina de Ribeirão Preto da Universidade de São Paulo (FMRP-USP). Residência em Saúde da Criança e do Adolescente pela Universidade Federal de São Paulo (Unifesp). Formação em Pesquisa Clínica pela INVITARE. Nutricionista do Centro de Excelência em Nutrição e Dificuldades Alimentares do Instituto PENSI. Responsável pelos Atendimentos a Gestantes, Crianças e Adolescentes na Clínica de Nutrologia Pediátrica Nutrociência.

RENATO AUGUSTO ZORZO

Título de Especialista em Pediatria pela Sociedade Brasileira de Pediatria/Associação Médica Brasileira (SBP/AMB). Título de Especialista em Nutrologia pela Associação Brasileira de Nutrologia/Associação Médica Brasileira (ABRAN/AMB). Título de Atuação em Nutrologia Pediátrica pela SBP/ABRAN/AMB. Mestre e Doutor pela Faculdade de Medicina de Ribeirão Preto da Universidade de São Paulo (FMRP-USP). Pós-Graduado em Nutrologia Pediátrica pela Boston University School of Medicine, Estados Unidos. Early Nutrition Specialist pela Ludwig-Maximiliäms Universitat München, Alemanha. Professor da Faculdade de Medicina do Centro Universitário Estácio de Ribeirão Preto. Professor do Instituto Israelita de Ensino e Pesquisa (IIEP) do Hospital Israelita Albert Einstein (HIAE). Presidente da Regional de Ribeirão Preto da Sociedade de Pediatria de São Paulo (SPSP) – gestão 2019-2022. Vice-Presidente do Departamento de Nutrição da SPSP – gestão 2019-2022. Membro Participante do Departamento de Nutrologia da SBP. Sócio-Fundador da Saúde com Evidência Palestras Ltda.

ROSANA TUMAS

Mestre em Medicina pela Faculdade de Medicina da Universidade de São Paulo (FMUSP). Especialista em Pediatria com Área de Atuação em Nutrologia pela Sociedade Brasileira de Pediatria (SBP).

RUBENS FEFERBAUM

Professor Livre-Docente em Pediatria da Faculdade de Medicina da Universidade de São Paulo (FMUSP). Especialista em Neonatologia pela Sociedade Brasileira de Pediatria (SBP) e Nutrição Enteral-Parenteral pela Sociedade Brasileira de Nutrição Parenteral e Enteral (BRASPEN/SBNPE). Médico da Unidade de Terapia Intensiva Neonatal do Instituto da Criança do Hospital das Clínicas (ICr-HC) da FMUSP. Presidente dos Departamentos Científicos de Suporte Nutricional da SBP e Nutrologia da Sociedade de Pediatria de São Paulo (SPSP).

SUELI LONGO

Nutricionista. Mestre em Comunicação Social pela Universidade Metodista de São Paulo (UMESP). Especialista em Nutrição em Esporte pela Associação Brasileira de Nutrição/Conselho Federal de Nutrição (Asbran/CFN). Diretora do Instituto de Nutrição Harmonie. Autora do livro "Manual de Nutrição para o Exercício Físico". Organizadora do livro "Série SBAN: Nutrição do Exercício Físico ao Esporte".

THAIS DELLA MANNA

Mestre e Doutora em Ciências pela Faculdade de Medicina da Universidade de São Paulo (FMUSP). Membro do Departamento de Endocrinologia da Sociedade de Pediatria de São Paulo (SPSP).

THIAGO SANTOS HIROSE

Médico Pediatra e Endocrinologista Pediátrico. Docente de Endocrinologia da Universidade Estácio de Ribeirão Preto. Educador em Diabetes pela ADJ Diabetes Brasil/Sociedade Brasileira de Diabetes (SBD)/Federação Internacional de Diabetes (IDF) região das Américas do Sul, Central e Caribe (SACA). Pós-Graduação em Nutrologia Pediátrica pela Boston University School of Medicine, Estados Unidos. Membro do Departamento de Endocrinologia da Sociedade de Pediatria de São Paulo (SPSP). Sócio-Fundador da Saúde com Evidência Palestras Ltda.

TULIO KONSTANTYNER

Médico Pediatra com Área de Atuação em Nutrologia. Mestre e Doutor em Ciências Aplicadas à Pediatria pela Escola Paulista de Medicina da Universidade Federal de São Paulo (EPM/Unifesp). Pós-Doutorado em Epidemiologia e Saúde Pública pela London School of Hygiene & Tropical Medicine e em Medicina pela EPM/Unifesp. Professor Adjunto e Vice-Chefe da Disciplina de Nutrologia e Orientador do Programa de Pós-Graduação Stricto Sensu do Departamento de Pediatria da EPM/Unifesp. Editor Executivo da Revista Paulista de Pediatria. Membro Titular do Departamento Científico de Nutrologia da Sociedade Brasileira de Pediatria (SBP). Membro do Departamento Científico de Nutrição da Sociedade de Pediatria de São Paulo (SPSP). Coordenador Científico da Força-Tarefa Nutrição da Criança do International Life Sciences Institute (ILSI-Brasil).

VERA LUCIA SDEPANIAN

Professora Adjunta e Chefe da Disciplina de Gastroenterologia Pediátrica da Escola Paulista de Medicina da Universidade Federal de São Paulo (EPM/Unifesp). Doutora e Mestre em Medicina pela EPM/Unifesp. Mestre em Gastroenterologia Pediátrica e Nutrição pela Universidade Internacional de Andaluzia, Espanha. Pós-Doutorado no Departamento de Gastroenterologia Pediátrica da Universidade de Maryland, Baltimore, Estados Unidos. Supervisora do Programa Residência Médica em Gastroenterologia Pediátrica EPM/Unifesp. Presidente do Departamento de Gastroenterologia da Sociedade de Pediatria de São Paulo (SPSP).

VIRGINIA SPINOLA QUINTAL

Mestre e Doutora em Pediatria pela Faculdade de Medicina da Universidade de São Paulo (FMUSP). Neonatologista Colaboradora do Banco de Leite Humano do Hospital Universitário da Universidade de São Paulo (HU-USP). Membro do Departamento Científico de Aleitamento Materno da Sociedade de Pediatria de São Paulo (SPSP). Docente de Medicina da Universidade Nove de Julho (Uninove).

Zan Mustacchi

Médico Geneticista e Pediatra. Medicina Tropical. Doutor e Mestre pela Universidade de São Paulo (USP). Diretor Clínico do Centro de Estudos e Pesquisas Clínicas de São Paulo (CEPEC-SP). Responsável pelo Ambulatório de Genética do Hospital Infantil Darcy Vargas (HIDV). Secretário do Departamento de Genética da Sociedade de Pediatria de São Paulo (SPSP) – 2019/2021. Presidente do Departamento de Genética da Sociedade Brasileira de Pediatria (SBP) – 2016/2018. Coordenador Responsável do Curso de Especialização/Capacitação em Síndrome de Down (Trissomia 21). Pós-Graduação Lato Sensu (CEPEC-SP do Centro Universitário Saúde ABC – FMABC). Primeiro Latino-Americano a receber o Prêmio Científico do Dia Internacional da Síndrome de Down 21 de Março de 2013 no World Down Syndrome Congress, Agosto/2015, pela notável contribuição para o avanço científico relacionado à síndrome de Down" (World Down Syndrome Day Award 21 March 2013 in recognition of this outstanding achievements which have strengthened and enriched the lives of persons with Down syndrome). Prêmio Ações Inclusivas para Pessoas com Deficiência "Personalidade do ano de 2017" pela Secretaria dos Direitos da Pessoa com Deficiência do Governo do Estado de São Paulo.

Agradecimentos

Aos colegas do Departamento Científico (DC) de Nutrição e DC com interface em Nutrição da Sociedade de Pediatria de São Paulo (SPSP) e especialistas convidados, pela colaboração científica nesta obra de educação continuada em Pediatria.

À Professora Doutora Cléa Rodrigues Leone, Paloma Ferraz e demais membros do Departamento de Publicações da SPSP, pelo intenso trabalho no planejamento e na edição deste livro.

À diretoria e aos funcionários da SPSP, através do seu presidente Doutor Sulim Abramovici, pelo apoio ao DC de Nutrição e demais atividades cientificas da SPSP nestes difíceis tempos de pandemia.

Dedicatória

À minha família e aos meus queridos netos: Julia, Gabriela, Leo e Carol.

A todas as crianças que possam se beneficiar dos ensinamentos deste livro produzido pela SPSP.

Apresentação da Diretoria de Publicações

A Diretoria de Publicações da Sociedade de Pediatria de São Paulo (SPSP), dando continuidade à *Série Atualizações Pediátricas*, apresenta o livro *Nutrição na consulta pediátrica: como conduzir*, elaborado pelo Departamento Científico de Nutrição.

Nesta publicação, de uma forma objetiva e muito prática, os autores discutem as condutas mais atuais referentes a problemas e queixas nutricionais mais frequentes observadas nas consultas pediátricas de rotina.

Serão discutidos temas relativos à aplicação prática do conceito dos mil dias em relação às orientações nutricionais de gestantes e lactantes, no manejo do aleitamento materno, na alimentação complementar do lactente e primeiros 2 anos de vida, além da composição e indicação de fórmulas infantis, dietas enterais e suplementos nutricionais. Também serão abordadas as dificuldades alimentares em diversas situações, como as orientações nutricionais a pacientes obesos e como conduzir a recuperação nutricional em situações especiais, entre várias outras situações.

Pela qualidade do conteúdo, espera-se que este livro se torne uma importante fonte de consulta para os pediatras na assistência a crianças e adolescentes no momento atual.

Cléa Rodrigues Leone
Diretora de Publicações da Sociedade de Pediatria de São Paulo (SPSP)

Apresentação da Presidência da SPSP

A Sociedade de Pediatria de São Paulo (SPSP) tem como missão oferecer educação continuada aos pediatras por meio de cursos, jornadas, congressos e publicações científicas. Sabedores da fundamental importância de um profissional capacitado para a orientação de uma vida saudável e para a prevenção de doenças, a SPSP trabalha, continuamente, para levar conhecimento atualizado à comunidade médica.

A *Série Atualizações Pediátricas* é um dos resultados deste incansável trabalho. Organizada pela Diretoria de Publicações, é elaborada pelos membros dos departamentos científicos, profissionais de elevado conhecimento médico e de destacada experiência clínica.

É com grande orgulho que apresentamos a edição de Nutrição, trabalho desenvolvido pelo Departamento Científico de Nutrição da SPSP.

A responsabilidade assumida pelos profissionais do departamento reflete o sucesso e a credibilidade conquistados durante o desenvolvimento dos temas. Os autores reúnem talentos com forte motivação que representam a vanguarda no assunto e mantêm relacionamento e intercâmbio entre as demais especialidades.

A infância é um período em que se desenvolve grande parte das potencialidades humanas. Os distúrbios nutricionais que incidem nessa época são responsáveis por graves consequências para indivíduos e comunidades. A orientação nutricional correta é uma estratégia para proteção e desenvolvimento da criança.

Esta publicação representa uma importante ferramenta para o dia a dia do pediatra, em seu ambulatório, em seu consultório e em demais áreas de trabalho.

Os temas foram abordados de maneira prática e de fácil consulta, contribuindo para o desenvolvimento da população que é atendida por nós, pediatras. Aborda temas como a importância dos "mil dias", dificuldades alimentares, obesidade, recuperação nutricional, dentre tantos desafios da prática pediátrica.

Serão beneficiados todos os pediatras, residentes ou atuantes, assim como profissionais envolvidos em Nutrição, mas os principais beneficiados serão as crianças que receberão orientação sobre as melhores práticas.

Sua leitura será importantíssima na formação e no aperfeiçoamento dos pediatras, na importante área da Nutrição, fundamental na prática da Puericultura.

Aproveitem.

Sulim Abramovici
Presidente da Sociedade de Pediatria de São Paulo (SPSP)

Apresentação do Coordenador

A Nutrição faz parte dos cuidados básicos na manutenção e promoção da saúde. As alterações nutricionais são comuns em crianças e adolescentes: a orientação nutricional adequada é a ação que previne e corrige as deficiências e os excessos de nutrientes.

Sem dúvida, o consultório pediátrico é o centro da avaliação e orientação nutricional desde os "mil dias" (período da gestação até os 2 primeiros anos de vida) até o final da adolescência. Não é tarefa simples! O pediatra precisa ter conhecimentos atualizados para lidar com situações diversas não somente na orientação nutricional, que promove o crescimento e o desenvolvimento cognitivo adequados da criança, mas também na proteção da saúde futura do indivíduo.

Nos últimos anos, os conceitos da epigenética e da microbiota intestinal relacionados com o desenvolvimento das doenças crônicas não transmissíveis (DCNT) fortaleceram as vertentes da nutrigenômica e a formação durante os primeiros anos de vida de uma microbiota saudável altamente dependente da alimentação saudável para a gestante e do aleitamento materno para o recém-nascido e lactente.

Dando seguimento à promoção do aleitamento materno, a introdução da alimentação complementar e posteriormente nas fases da 1ª infância, escolar e adolescência, a orientação nutricional é de fundamental importância.

Desvios nutricionais como a obesidade têm prevalência alarmante em nosso meio, decorrentes de uma alimentação e estilo de vida inadequados que devem ser monitorados no consultório pediátrico devido ao comprometimento da saúde em curto e longo prazos.

Movimentos alternativos na alimentação tomaram impulso nos últimos anos como o vegetarianismo, adotado por muitas famílias, exigindo adequada orientação nutricional à criança.

De maior importância são situações clínicas específicas como a orientação nutricional no seguimento do recém-nascido pré-termo e a desnutrição associada à doença, que exigem uma abordagem nutricional diferenciada na recuperação da saúde.

Novos conhecimentos relacionados com as ações metabólicas da nutrição no controle de doenças neurológicas, como o uso da dieta cetogênica, têm importante aplicação clínica.

Diversas situações clínicas têm como causa e tratamento a alimentação, entre as quais as alergias e as intolerâncias alimentares, com incidência crescente nos últimos anos. Como exemplo, alergia à proteína do leite de vaca e a intolerância ao glúten ocasionando doença celíaca, condições muitas vezes de diagnóstico de maior complexidade, em que se faz necessária a orientação dietética adequada.

Esses temas e outros mais são abordados de forma prática e concisa neste livro, de autoria dos membros do Departamento Científico (DC) de Nutrição e outros DC com interface em nutrição da Sociedade de Pediatria de São Paulo (SPSP) e contribuição de especialistas convidados, que certamente será de grande utilidade para o pediatra e demais profissionais de saúde no dia a dia do seu consultório.

Rubens Feferbaum

*Presidente dos Departamentos Científicos de Nutrição da
Sociedade de Pediatria de São Paulo (SPSP) e de
Suporte Nutricional da Sociedade Brasileira de Pediatria (SBP)*

Sumário

Seção 1. Mil dias

1. **A genômica nutricional e o cuidado com os genes das crianças, 3**
   Patrícia Salmona
   Zan Mustacchi

2. **Nutrição da gestante e da lactante, 9**
   Corintio Mariani Neto
   Márcia Maria Auxiliadora de Aquino
   Angélica Cristina Rodrigues

3. **Microbioma intestinal na infância, 21**
   Carla Taddei de Castro Neves
   Ramon Vitor Cortez
   Rubens Feferbaum

4. **Manejo clínico do aleitamento materno, 35**
   Marisa da Mata Aprile
   Virginia Spinola Quintal

5. **Alimentação complementar do lactente e primeiros 2 anos de vida, 51**
   Priscila Maximino
   Nathalia Gioia de Paula
   Raquel Ricci

6. **Composição e indicação das fórmulas infantis, das dietas enterais e dos suplementos nutricionais, 59**
   Rubens Feferbaum
   Patrícia Zamberlan
   Mário Cícero Falcão

7. **Nutrição e neurodesenvolvimento, 69**
Mário Cícero Falcão
Rubens Feferbaum

Seção 2. Nutrição na infância e na adolescência

8. **Interpretação das curvas de crescimento, 79**
Claudio Leone

9. **Avaliação nutricional laboratorial, 89**
Mario Cícero Falcão
Tulio Konstantyner

10. **Nutrição do escolar, 109**
Tulio Konstantyner

11. **Nutrição do adolescente, 119**
Ágatha Nogueira Previdelli
Ana Paula Wolf Tasca Del'Arco
Ana Beatriz Bozzini
Benito Lourenço
Mauro Fisberg

12. **Nutrição da criança praticante de esporte, 131**
Sueli Longo

Seção 3. Dificuldades alimentares

13. **Dificuldades alimentares, 141**
Renato Augusto Zorzo

14. **Deficiência de micronutrientes, 149**
Diego Biella Quirino
Renato Augusto Zorzo
Thiago Santos Hirose

15. **Vegetarianismo, 159**
Renato Augusto Zorzo

16. **Nutrição e a criança que não cresce, 165**
Adriana A. Siviero-Miachon
Mauro Fisberg

17. **Nutrição na alergia e nas intolerâncias alimentares na infância, 181**
Ceres Concilio Romaldini
Vera Lucia Sdepanian

Seção 4. Obesidade

18. **Avaliação clínica e laboratorial da criança e do adolescente obesos, 205**
Maria Arlete Meil Schimith Escrivão

19. **Alterações do metabolismo da glicose: a progressão da resistência insulínica, 213**
Louise Cominato
Thais Della Manna

20. **Dislipidemia na obesidade, 219**
Fernanda Luisa Ceragioli Oliveira

21. **Orientação nutricional na obesidade: plano dietético, 231**
Ana Paula Black Dreux

Seção 5. Nutrição e recuperação nutricional

22. **Seguimento nutricional do prematuro, 239**
Lilian dos Santos Rodrigues Sadeck
Mário Cícero Falcão

23. **Subnutrição hospitalar e doença associada, 251**
Abigail Alves
Ary Lopes Cardoso
Rosana Tumas

24. **Dieta cetogênica na terapia nutricional das epilepsias refratárias, 265**
Abigail Alves
Rosana Tumas

Índice remissivo, 277

Seção
1

Mil dias

Capítulo 1

A genômica nutricional e o cuidado com os genes das crianças

Patrícia Salmona
Zan Mustacchi

O Projeto Genoma Humano (PGH) foi um consórcio internacional que permitiu o entendimento detalhado da organização do genoma humano, a partir da elucidação da sequência de bases nitrogenadas e nucleotídeos do DNA. Metodologias avançadas para o sequenciamento do DNA, conhecidas como sequenciamento de nova geração (NGS, *next generation sequence*), têm possibilitado uma análise ampla e rápida do genoma, o que facilita a identificação de genes responsáveis por diversas doenças.[1] No entanto, a tradução clínica de toda essa sequência de nucleotídeos do DNA em sua plenitude está longe de acabar, já que, embora essas sequências sejam decodificadas, não se sabe muito sobre as muitas funções dos genes humanos codificantes e não codificantes.

Os humanos são 99,9% idênticos no que se refere às suas sequências gênicas. Assim, as variações fenotípicas como distribuição de pelos, cor da pele, peso, altura, distribuição da massa muscular, suscetibilidade individual a condições de saúde, entre outras, correspondem a menos de 1% da sequência gênica. Essa variabilidade fenotípica é resultado das variações de expressões genéticas e de processos moleculares, tal qual seja por um polimorfismo de nucleotídeo único (SNP, *single nucleotide polymorphism*), é uma variação na sequência de DNA que afeta somente uma base nitrogenada; variações de números de cópias (CNV); inserções e deleções (INDEL); e respostas biológicas à ingestão energética de nutrientes e compostos bioativos de alimentos (CBA). É possível citar o exemplo da intolerância à lactose que, quando tratada, confere uma vantagem nutricional e melhor absorção do cálcio.[2]

Para que sejam relevantes, os SNP, no seu papel na nutrigenômica, além de se expressarem com elevada frequência na população geral, também devem modificar ou regular proteínas que ocupam posições relevantes nas vias metabólicas, que deverão ter marcadores próprios com efeito clínico. Todavia, têm sido identificados poucos SNP que atendam a esses critérios.

Como a composição genética individualizada coordena a resposta do organismo frente à sua nutrição? Como nutrientes e compostos bioativos de alimentos (CBA) podem interferir no genoma e nas interações entre nutrientes e medicamentos?

Tentando responder a esses questionamentos, nasce a ciência da Genômica Nutricional, conceitualmente abrangendo a Nutrigenômica, a Nutrigenética e a Epigenética Nutricional (Figura 1.1). Essa ciência tem ganhado muita visibilidade nos últimos anos, desde o PGH finalizado em 2003. Muitas pesquisas surgiram com ênfase nos conceitos de genômica, transcriptômica, proteômica e metabolômica, descrevendo a interação dos nutrientes, CBA com a genética molecular influenciando a sua expressão no material genético.

A Nutrigenômica estuda as interações entre nutrição e CBA com o genoma e como isso afeta o padrão de expressão gênica, influenciando positiva ou negativamente a saúde do indivíduo. Mudando os meus hábitos alimentares, será que posso modular meu DNA? A ciência da Nutrigenômica é preditiva e não determinística, trazendo uma maior ou menor possibilidade de desenvolver determinada patologia.

A intenção da ciência nutrigenômica está relacionada com:
- A descoberta de novos biomarcadores para doenças relacionadas com a alimentação, bem como para monitorar a eficácia de intervenções nutricionais.
- A determinação de genes e vias moleculares como alvos de prevenção.
- O desenvolvimento de alimentos funcionais embasado em conhecimento científico.
- A colaboração para uma alimentação personalizada, incentivada desde a pré-concepção, a amamentação, a puericultura até a senescência.

Já a Nutrigenética tem como principal objetivo a identificação de variações em genes e em outros locais do DNA que tenham alguma relação com a resposta a padrões alimentares distintos, resultando em fenótipos e riscos de doenças variáveis. Desse modo, os resultados desses estudos poderão ser utilizados nas recomendações de ingestão de nutrientes e na elaboração de planos alimentares individualizados, de acordo com cada perfil genético.[3]

Finalmente, a Epigenética Nutricional estuda como os nutrientes e CBA podem desencadear mecanismos moleculares (pela reorganização da cromatina por meio de mecanismos como metilação do DNA, modificações em histonas e regulação por micro-RNA) capazes de modular a expressão gênica sem alterar a sequência de nucleotídeos do DNA, e podendo ser transmitida para outras gerações.

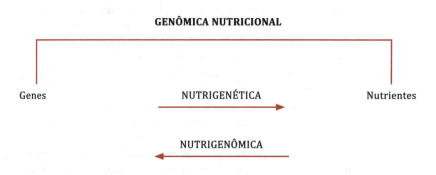

Figura 1.1 – *Genômica nutricional.*
Fonte: Elaborada pelos autores.

Entende-se que um dos principais grupos que se apropriarão dessas ciências serão os pediatras, uma vez que o fundamento de uma boa puericultura se baseia em prevenção, por meio do incentivo a hábitos alimentares e estilo de vida saudáveis. Extrapolando essa puericultura, já se consegue, dentro do conceito dos primeiros 1.000 dias de vida, a avaliação pediátrica da gestante na 32ª semana gestacional. Pensando na importância da genômica nutricional, um casal já deveria pensar em avaliação nutricional e estilo de vida ao menos 3 meses antes de pensar em conceber um filho, preparando-se, assim, ao melhor favorecimento do futuro bebê.

Não se pode deixar de citar nesse período pré-concepção que um delicado grupo de doenças (na maior parte de herança autossômica recessiva), paralelamente a um grande problema sociocultural de populações que mantêm modelos de endogamia ou consanguinidade, persiste, elevando significativamente os riscos de patologias, como dos erros inatos do metabolismo, caracterizados por desorganizações de vias enzimáticas ou de grande número de coenzimas, muitas delas definidas como partes integrantes do grupo das doenças "raras".

Está claro que fatores nutricionais de uma progenitora, associados a seu "estilo de vida", serão alicerces importantes na embriogênese harmonizada pela ciência da nutrigenética. Não obstante, deve-se delegar importantíssima responsabilidade à microbiota sustentada pelo microbioma, que permanece em constante organização ao longo de nossas vidas.

As "barreiras" materno-embrião/fetais compartilham a homeostase e o equilíbrio desse complexo sistema materno-gestacional, principalmente assegurando as estratégias da regulação de imunocompetência do sistema *self e non-self*. Apesar de o produto da gestação ser primariamente reconhecido como *non-self* ou "estranho" ao organismo, reconhecemos que ainda há muito a aprender sobre essa condição que deve ser entendida, necessariamente, como simbiótica e em nenhum momento como parasitária, como algumas vezes referenciada.

A partir do momento da nidação, imagina-se que o processo simbiótico embriomaterno receberá suprimentos através da nutrição materna. A nutrição materna será o principal instrumento das células que estão se organizando no zigoto (união dos gametas dos genitores), definindo milhões de circuitos e conexões e interagindo para o propósito do melhor desenvolvimento do concepto.

Segundo o Dr. Zan Mustacchi, em um universo ainda não bem estabelecido, as "moléculas de memória", as quais são transmitidas (por singularidades epigenéticas) ou mesmo herdadas por qualquer modelo de herança, permanecem no corpo de nossas genitoras ancestrais por várias gerações. Esse fato faz com que possamos expressar fenótipos similares aos de nossos antepassados longínquos – assim, esse fenótipo poderá manifestar-se de alguma forma "diferente" por atuação compartilhada do ambiente com genética.

Imagine-se a interação do microbioma dos nossos ancestrais compartilhando com eventos da nutrigenômica que influenciou no seu genoma por meio de determinantes nutricionais de nossa ascendência, construindo, assim, um perfil evolutivo da diversidade da microbiota.

Propomos, desse modo, a interação da genômica nutricional com eventos fisiometabólicos que maestram a progressiva erupção dentária, que, por sua vez, favorecerá o uso de uma ampla gama de novas oportunidades nutricionais, influenciando as expressões da nutrigenética. Em um grupo expresso de mamíferos, o desmame é induzido, entre outros fatores, pela erupção dentária da prole, que depende de nutrientes para seu pleno desenvolvimento e que estava, desde o nascimento, sendo nutrida do melhor suprimento: o leite materno.

A progressão de um fenótipo sadio para um fenótipo considerado enfermo pode ser explicada pela mudança da expressão gênica ou por diferenças entre as atividades das proteínas e enzimas, bem como nutrientes e CBA podem regular a expressão gênica de forma direta ou indireta. Quando direta, o nutriente ou CBA interage diretamente como elemento regulatório, ou seja, basicamente como ligante de receptores nucleares ou de fatores de transcrição, o que promove alterações na taxa de transcrição do gene-alvo.

No mecanismo indireto de controle de expressão gênica, o nutriente ou CBA não se desloca diretamente para o núcleo, e sim ativa uma cascata de sinalização que resultará na translocação de determinado fator de transcrição do citoplasma para o núcleo celular e, consequentemente, na regulação da expressão gênica.[4]

Algumas moléculas da dieta podem ser correlacionadas como ligantes para receptores nucleares, como os genes envolvidos com o metabolismo dos lipídios. Os ácidos graxos são regulados por receptores de peroxissomos, que atuam como sensores de lipídios que potencialmente envolvem outros componentes da dieta ativados por proteases de segmentação, organizando, por exemplo, a relação insulina/glicose e os níveis de ácidos graxos poli-insaturados (PUFA).[2]

Exemplo de mecanismo direto na expressão gênica

Os receptores nucleares compreendem uma classe de proteínas intracelulares responsáveis pela detecção de hormônios e outras moléculas e, por apresentarem a capacidade de se ligar diretamente em locais específicos do DNA e de regular a expressão de genes, são classificados como fatores de transcrição. Para que ocorra a regulação da expressão gênica, é necessária a ligação de uma molécula que modifica o comportamento do receptor: o ligante. Isso altera a conformação do receptor, de forma que ele se torne ativo e exerça ação de regulação positiva ou negativa na expressão dos genes.[5] Até então, o grupo dos receptores nucleares tem 48 diferentes tipos de receptores reconhecidos. Alguns receptores nucleares apresentam hormônios ligantes específicos, como o hormônio tireoidiano, o estradiol, a progesterona, a testosterona, o cortisol e a aldosterona, ou mesmo as formas biologicamente ativas das vitaminas A e D. Em contraste, outros receptores nucleares podem ter como ligantes alguns lipídios provenientes da alimentação, como ácidos graxos e oxisteróis. Além disso, existem receptores nucleares conhecidos como órfãos, que não têm nenhum tipo de ligante natural identificado até o momento.[6]

Além disso, nutrientes e CBA podem ser metabolizados por diferentes vias, o que resulta na modificação da concentração de substratos e intermediários, podendo afetar a expressão gênica. Alternativamente, o substrato ou os intermediários podem modular vias de sinalização celulares também envolvidas na expressão gênica. Os efeitos dessas interações entre genes e nutrientes ou CBA podem ser benéficos ou deletérios ao organismo.[7]

Exemplos de mecanismos indiretos na expressão gênica

Destaca-se a obesidade como uma doença crônica não transmissível que causa um processo pró-inflamatório crônico. Diversos nutrientes e CBA (destacando-se os ácidos graxos essenciais e polifenóis) têm sido estudados como fatores modificáveis que modulam esse processo, como é o caso do ácido cafeico (presente na erva-mate), do tirosol (azeite de oliva), da quercetina (frutas e hortaliças) e do licopeno (tomate, goiaba e melancia). Esses compostos apresentam a capacidade de reduzir a expressão de genes, como gene ciclo-oxigenase (COX) e óxido nítrico sintetase induzível (iNOS), por atuarem na redução da translocação do fator nuclear kappa B (NF-κB) do citosol para o núcleo celular, reduzindo, portanto, a produção de citocinas pró-inflamatórias.[8]

Um exemplo clássico utilizado em nutrigenética é a fenilcetonúria, erro inato do metabolismo de caráter autossômico recessivo, causada por mutações no gene que codifica a enzima fenilalanina hidroxilase. Cerca de 20 anos após sua descoberta, verificou-se que os pacientes acometidos pela doença respondiam à restrição alimentar do aminoácido essencial fenilalanina. A fenilcetonúria pode ser classificada, de acordo com a tolerância à fenilalanina antes dos 5 anos de idade, em clássica, moderada e leve. A forma clássica é a mais grave, na qual há ausência ou quase ausência da atividade da fenilalanina hidroxilase e os indivíduos afetados toleram quantidades inferiores a 250 a 350 mg de fenilalanina por dia para a manutenção das concentrações plasmáticas seguras do aminoácido.[9] Esse foi, portanto, o primeiro erro inato do metabolismo causado por alterações em um único gene que respondeu exclusivamente ao tratamento alimentar, caracterizando um clássico da intervenção nutrigenética.[10]

Vários projetos e laboratórios de genética fazem o sequenciamento de DNA com as principais variações genéticas de SNP. Ainda, é preciso lembrar que não se dispõe de estudos robustos e longínquos para sedimentar todo esse novo conhecimento. Esses estudos devem passar por etapas *in vitro*, *in vivo* em modelos animais (estudos pré-clínicos) e *in vivo* em humanos (estudos clínicos).

Já as doenças crônicas não transmissíveis (DCNT) – como obesidade, diabetes melito tipo 2, doenças cardiovasculares, hipertensão arterial e câncer – são multifatoriais e multigênicas. Nesses casos, o fenótipo é determinado pela interação entre múltiplos genes (poligênicas), polimorfismo genético, epigenética e fatores ambientais, o que torna mais complexos seus manejos e estudos. Mesmo assim, a nutrição auxiliará como ferramenta de suplementação.[11]

Com tantas ferramentas moleculares modernas e tecnologia gênica de ponta, em contrapartida observa-se uma grande problemática em lidar com a velocidade enorme com a qual essas ferramentas científicas estão sendo criadas, em detrimento da falta de tempo adequada para que os profissionais (médicos, nutricionistas etc.) tenham *expertise* e segurança para aproveitá-las em sua integralidade.

Faz-se necessário ter conhecimento de medicina, nutrição, genética, bioética, entre outros, para o pleno e responsável uso desses testes genéticos.

Entendemos como premissa a presença de um profissional habilitado para interpretação, orientação e acompanhamento dos pacientes, uma vez que nos resultados de exames genéticos estão registradas informações definitivas e permanentes para o resto da vida desses indivíduos.

Os Estados Unidos, por exemplo, são líderes em venda de suplementos nutricionais e, ao mesmo tempo, ícones em intoxicação por esses suplementos, principalmente intoxicação hepática.

A intenção é cuidar dos genes das nossas crianças, uma vez que, conhecendo as variações genéticas que determinam predisposições e resistências ao surgimento de DCNT, será possível modular o ambiente, principalmente por meio da nutrição, do estilo de vida, da educação e, por fim, da prevenção, mantendo o equilíbrio metabólico e a plena saúde.

Conclusão

A adequada intervenção dietética, embasada em experiência associada a conhecimentos clínicos aliados, bem como ao do genótipo, é, sem dúvida, a melhor opção para prevenir, mitigar ou curar doenças crônicas.

Esperamos ter uma colaboração de fontes público-privadas com empresas inventivas e influentes, com o apoio de instituições de pesquisas universitárias e organizações públicas que, juntas, compartilhando os domínios das inovações tecnológicas digitais, invistam na elaboração de instrumentos que compartilhem aplicativos de saúde para nos adaptar a mudanças com incentivos agropecuários/industriais e investimentos na inovação dos componentes bioativos como facilitadores a futuras perspectivas da intervenção na nutrigenômica das próximas gerações.

Referências bibliográficas

1. Speicher MR, Antonarakis SE, Motulsky AG. Vogel and Motulsky's Human genetics, problems and approaches. 4. ed. Berlim: Springer-Verlag; 2009.
2. Kaput J, Rodríguez RL. Nutritional genomics: the next frontier in the postgenomic era. Physiol Genomics. 2004; 15:16:166-77.
3. Kaput J. Nutrigenomics research for personalized nutrition and medicine. Current Opinion in Biotechnology. 2008; 19:110-20.
4. Rist MJ, Wendell U, Daniel H. Nutrition and food science go genomic. Trends Biotechnology. 2006; 24(4):172-78.
5. Olefsky JM. Nuclear receptor minireview series. J Biol Chen. 2001; 276(40):36863-64.
6. Gronemeyer H, Gustafson J, Laudets V. Principles for modulation of the nuclear receptor superfamily. Nat Rev Drug Discov. 2004; 3:950-64.
7. Berná G, Oliveras-López MJ, Jurado Ruíz E, Tejedo J, Bedoya F, Soria B, et al. Nutrigenetics and nutrigenomics insights into diabetes etiopathogenesis. Nutrients. 2014; 6:5338-69.
8. Dalmiel L, Vargas T, Molina AR. Nutritional genomics for the characterization of the effect of bioactive molecules in lipid metabolism and releated pathways. Electrophoresis Journal. 2012; 33:2266-89.
9. Mitchell JJ, Trakadis YJ, Scriver CR. Phenylalanine hydroxylase deficiency. Genet Med. 2011; 13(8):697-707.
10. Simopoulos AP. Nutrigenetics/Nutrigenomics. Annu Rev Public Health. 2010; 31:53-68.
11. Huang J, Fronligh J, Ignaszewski AP. The impact of dietary changes and dietary suplements on lipid profile. Can J Cardiol. Jul-Aug 2011; 27(4):488-505.

Capítulo 2

Nutrição da gestante e da lactante

Corintio Mariani Neto
Márcia Maria Auxiliadora de Aquino
Angélica Cristina Rodrigues

A orientação nutricional da gestante no pré-natal deve se iniciar já na primeira consulta, com a avaliação do seu estado nutricional. A partir de então, a orientação dietética para planejamento do ganho de peso começa e segue até o final do pré-natal, com o intuito de evitar resultados maternos e fetais desfavoráveis e contribuir para a diminuição da incidência de morbimortalidade materna e neonatal decorrentes de desvios do estado nutricional na gravidez. Mudanças dietéticas devem ser iniciadas antes da concepção e mantidas durante a gravidez e a lactação.

A orientação nutricional da gestante passa pelos grupos alimentares e pela suplementação de múltiplos micronutrientes (MMN). Com relação aos MMN, o Ministério da Saúde (MS) e a Organização Mundial da Saúde (OMS) recomendam apenas a suplementação de ferro (40 mg de ferro elementar por dia para prevenção de anemia ferropriva) e de ácido fólico (0,4 mg/dia para prevenção dos defeitos abertos do tubo neural) desde a pré-concepção até a 14ª semana de gestação; no entanto, a ingestão de micronutrientes por mulheres grávidas, especialmente nos países em desenvolvimento, em geral, é inadequada. Associada ao aumento de requisitos metabólicos, essa má ingestão agrava ainda mais uma possível deficiência materna preexistente.

Deficiências de micronutrientes, como ferro, ácido fólico, iodo, zinco, vitaminas A e D, riboflavina, B_6 e B_{12}, aumentam a probabilidade de resultados maternos e perinatais adversos.[1] Entre eles, podem ser citados anomalias fetais, pré-eclâmpsia, rotura prematura de membranas, descolamento prematuro de placenta, baixo peso ao nascer e prematuridade.[2] Com relação a isso, as evidências apontam a superioridade da suplementação com MMN em comparação ao uso de somente ferro e ácido fólico, cuidando-se para não ultrapassar a ingestão diária recomendada (IDR) para cada micronutriente durante a gestação (Tabela 2.1).[3]

NUTRIÇÃO NA CONSULTA PEDIÁTRICA: COMO CONDUZIR

Tabela 2.1 – Ingestão diária recomendada (IDR) para gestantes e lactantes			
Nutriente	*Unidade*	*Gestante*	*Lactante*
Proteína (1)	g	71	71
Vitamina A (2) (a)	µg RE	800	850
Vitamina D (2) (b)	µg	5	5
Vitamina C (2)	mg	55	70
Vitamina E (2) (c)	mg	10	10
Tiamina (2)	mg	1,4	1,5
Riboflavina (2)	mg	1,4	1,6
Niacina (2)	mg	18	17
Vitamina B_6 (2)	mg	1,9	2,0
Ácido fólico (2)	µg	355	295
Vitamina B_{12} (2)	µg	2,6	2,8
Biotina (2)	µg	30	35
Ácido pantotênico (2)	mg	6	7
Vitamina K (2)	µg	55	55
Colina (1)	mg	450	550
Cálcio (2)	mg	1.200	1.000
Ferro (2) (d)	mg	27	15
Magnésio (2)	mg	220	270
Zinco (2) (e)	mg	11	9,5
Iodo (2)	µg	200	200
Fósforo (1)	mg	1.250	1.250
Flúor (1)	mg	3	3
Cobre (1)	µg	1.000	1.300
Selênio (2)	µg	30	35
Molibdênio (1)	µg	50	50
Cromo (1)	µg	30	45
Manganês (1)	mg	2,0	2,6

(a) 1 µg retinol = 1 µg RE (retinol equivalente); 1 µg betacaroteno = 0,167 µg RE; 1 µg de outros carotenoides provitamina A = 0,084 µg RE; 1 UI = 0,3 µg RE (2).

(b) 1 µg de colecalciferol = 40 UI.

(c) mg alfa-TE; 1,49 UI = 1 mg d-alfatocoferol (1).

(d) 10% de biodisponibilidade.

(e) Biodisponibilidade moderada – calculada com base em dietas mistas contendo proteína de origem animal.

(1) Institute of Medicine. Food and Nutrition Board. Dietary Reference Intakes. National Academic Press, Washington D.C., 1999-2001.

(2) FAO/OMS. Human vitamin and mineral requirements. In: Report 7th Joint FAO/OMS Expert Consultation. Bangkok, Thailand, 2001. xxii + 286 p.

Conforme o *Manual de Atenção ao Pré-Natal de Baixo Risco* do Ministério da Saúde (2012),[4] a avaliação do estado nutricional (EN) da gestante consiste na medida do peso e da altura e no cálculo da idade gestacional, o que permite a classificação do índice de massa corporal (IMC) por semana de gestação. O IMC [peso/altura^2 (kg/m^2)] deverá ser calculado em todas as consultas e preenchido o gráfico idade gestacional/índice de massa corporal (IG/IMC). No entanto, esse dado não tem sido referenciado de forma sistemática nos cartões de pré-natal, como relatado por Silva *et al.*, em que 93,7% dos cartões das gestantes não continham informações sobre o acompanhamento do IMC.[5]

O IMC é classificado em: baixo peso (< 18,5 kg/m^2); peso adequado (18,5 a 24,9 kg/m^2); sobrepeso (25,0 a 29,9 kg/m^2) e obesidade (> 30 kg/m^2).

Conforme diagnóstico nutricional encontrado nas consultas, haverá condutas específicas, tanto de orientação dietética visando a hábitos alimentares saudáveis, quanto de investigação de prováveis causas de desvios, como hiperêmese gravídica no baixo peso em início da gravidez e diabetes gestacional ou gemelaridade em casos de sobrepeso.

O controle do ganho de peso contribui para evitar a associação com eventos desfavoráveis na gestação, como maior frequência de diabetes, hipertensão arterial, distocias e cesarianas entre as obesas, e maior risco de prematuridade para as gestantes com baixo peso. Por isso, o ganho ponderal é variável de acordo com o estado nutricional no início da gravidez (Tabela 2.2).[4]

Tabela 2.2 – Estado nutricional inicial da gestante e ganho de peso recomendado		
Estado nutricional inicial (IMC) (kg/m²)	**Recomendação de ganho de peso (kg) semanal médio no 2º e 3º trimestres**	**Recomendação de ganho de peso (kg) total na gestação**
Baixo peso (< 18,5)	0,5 (0,44 a 0,55)	12,5 a 18,0
Adequado (18,5 a 24,9)	0,4 (0,35 a 0,50)	11,5 a 16,0
Sobrepeso (25,0 a 29,9)	0,3 (0,23 a 0,33)	7,0 a 11,5
Obesidade (≥ 30,0)	0,2 (0,17 a 0,27)	5,0 a 9,0

Fonte: Ministério da Saúde, 2013.[4]

O gráfico de acompanhamento nutricional apresenta o desenho de três curvas, que delimitam as já citadas quatro faixas classificação do EN da gestante, de acordo com a caderneta da gestante do Ministério da Saúde (2014).[4]

Diante de um resultado de desvio do EN, é importante que, além da orientação dietética específica, sejam realizados exames físico e complementares adequados aos achados para que a conduta seja mais abrangente. Para gestantes com baixo peso, é imprescindível a realização de hemograma e exame parasitológico de fezes; frente ao sobrepeso ou à obesidade, pesquisar diabetes e hipertensão gestacional.[4]

Com base no modelo norte-americano, Sônia Philippi construiu e, posteriormente, atualizou a pirâmide alimentar brasileira, que orienta as escolhas dos diversos grupos alimentares, incentivando hábitos de alimentação saudáveis, a fim de proporcionar crescimento fetal adequado e prevenir doenças gestacionais.[6]

Em 2008, Baião e Deslandes analisaram as práticas alimentares na gravidez em um grupo de gestantes e puérperas em um complexo de favelas da cidade do Rio de Janeiro. Na conclusão, a renda foi apontada como a principal barreira para o consumo de alimentos saudáveis e, nesse grupo, a dieta era composta basicamente por arroz, feijão e frango com pouco consumo de leite, verduras, legumes e frutas.[7]

Segurança alimentar

Segundo a Lei Orgânica de Segurança Alimentar e Nutricional (Losan) (Lei n. 11.346, de 15 de julho de 2006), a segurança alimentar é definida como a realização do direito de todos ao acesso regular e permanente a alimentos de qualidade, em quantidade suficiente, sem comprometer o acesso a outras necessidades essenciais, tendo como base práticas alimentares promotoras de saúde, que respeitem a diversidade cultural e que sejam social, econômica e ambientalmente sustentáveis.[8]

A gestação é o período de maior demanda nutricional do ciclo de vida, uma vez que envolve rápida divisão celular e desenvolvimento de novos tecidos e órgãos, em que um aporte energético-nutricional inadequado pode resultar na competição materno-fetal, limitando a disponibilidade dos nutrientes necessários ao adequado crescimento fetal. Isso pode acarretar restrição de crescimento intrauterino, baixo peso ao nascer, maior frequência de parto prematuro e cirúrgico, menor índice de Apgar ao nascimento, além de maior risco materno de pré-eclâmpsia, diabetes gestacional, anemia, hipovitaminose A, entre outras complicações.[9]

Várias orientações devem ser dadas às gestantes no que diz respeito à segurança alimentar, com o objetivo de diminuir a incidência de complicações na gestação, como hipertensão, diabetes gestacional, baixo peso ao nascimento, perdas gestacionais e desvios do crescimento fetal.[3] Com relação à influência do estado nutricional materno sobre o crescimento fetal, um estudo realizado na Faculdade de Medicina de Botucatu mostrou correlação entre antropometria materna pré-gestacional, ganho de peso trimestral e IMC do recém-nascido, sendo que os desvios de crescimento fetal ocorreram principalmente em gestantes obesas.[10]

Estudo transversal brasileiro realizado em capital nordestina mostrou associação entre insegurança alimentar e elevados índices de glicemia e níveis pressóricos maternos. A amostra foi de 363 gestantes, das quais 42,7% apresentaram insegurança alimentar.[9]

Deficiências de micronutrientes aumentam a chance de resultados maternos e perinatais adversos. A seguir, serão apresentadas algumas considerações específicas a esse respeito.

Ácido fólico

A deficiência de ácido fólico pode provocar consequências hematológicas, complicações na gravidez e malformações congênitas, mas a associação com outros resultados neonatais não foi comprovada.[1] Um ensaio clínico demonstrou um efeito protetor de suplementos multivitamínicos incluindo ácido fólico contra defeitos do tubo neural (DTN), fissuras orofaciais e alguns defeitos cardíacos, embora a evidência não seja tão consistente ou tão forte quanto dos DTN.[11]

Uma revisão de De-Regil *et al.* sobre a suplementação periconcepcional com ácido fólico, envolvendo 7.391 mulheres, das quais 2.033 já tinham história de DTN em gestação anterior e 5.358 não apresentavam história prévia, encontrou efeito protetor do ácido fólico diário, seja isolado ou em combinação, comparado ao não uso deste (RR = 0,31; IC 95%: 0,17 a 0,58) e, também, efeito protetor na recidiva de DTN (RR = 0,34; IC 95%: 0,18 a 0,64). Segundo esses autores, outros defeitos congênitos, como fenda palatina, lábio leporino ou defeitos cardiovasculares, além de aborto espontâneo, não parecem ser protegidos pelo uso de ácido fólico.[12]

A suplementação pré-gestacional de ácido fólico previne defeitos do tubo neural. Uma dose diária suplementar de 400 µg por dia é recomendada durante o planejamento da gravidez e continuada no 1º trimestre.[13] De uma maneira prática, a ingestão de ácido fólico deve ser recomendada nas consultas de planejamento familiar, uma vez que, na maioria dos casos, é difícil datar com precisão quando será o mês exatamente anterior à concepção.

Alguns autores recomendam 800 µg diários para mulheres tentando a concepção e doses ainda maiores, como 4 a 5 mg/dia, para aquelas sabidamente de risco para recém-nascidos com DTN, como as que se tratam com anticonvulsivantes.

Ferro

Anualmente, pelo menos 50 milhões de mulheres grávidas em países de baixa renda apresentam anemia, principalmente devido à deficiência de ferro (Fe), o que pode aumentar o risco de morte por hemorragia pós-parto.[14] A deficiência materna tem um impacto direto nos estoques neonatais de Fe e no peso ao nascer, podendo causar problemas cognitivos e comportamentais na infância. A suplementação com Fe é recomendada para mulheres grávidas de baixa renda, para as grávidas em países em desenvolvimento e sempre que a deficiência for documentada.[15]

Revisão sistemática comparando a suplementação diária oral com Fe isolado ou associado ao ácido fólico ou outros micronutrientes *versus* a não suplementação com Fe ou uso de placebo, incluindo 44 estudos, concluiu que a suplementação reduziu o risco de anemia em 70% (RR = 0,30; IC 95%: 0,19 a 0,46) e de deficiência do ferro em 57% (RR = 0,43; IC 95%: 0,27 a 0,66). Não houve diferença significativa entre os grupos para anemia grave no 2º ou 3º trimestre, infecção materna durante a gravidez, mortalidade materna, efeitos colaterais, morte neonatal e anomalias congênitas. Os efeitos positivos em outros resultados maternos e neonatais são menos claros.[16]

A deficiência de ferro pode estar relacionada com alguns distúrbios da gravidez, incluindo pré-eclâmpsia, parto prematuro e rotura prematura de membranas. Por sua vez, a suplementação com dose excessiva pode se associar com efeitos colaterais, resultando em danos teciduais e celulares por toxicidade. Em estudo observacional, gestantes do grupo que recebeu suplementação de Fe apresentaram duas vezes mais diabetes gestacional, hipertensão arterial e síndrome metabólica.

Uma revisão sistemática incluiu 21 estudos que compararam o uso diário de Fe durante a gestação com a suplementação intermitente (2 a 3 vezes por semana). Essa revisão mostra que o regime intermitente produziu resultados maternos e neonatais similares aos da suplementação diária, com menor incidência de efeitos colaterais e menor risco de altos níveis de hemoglobina no 2º e 3º trimestres da gestação. Entretanto, o risco de anemia leve próxima ao termo foi incrementado. Concluiu também que o regime intermitente pode ser uma alternativa possível para as mulheres que não são anêmicas e têm uma adequada assistência pré-natal.[17]

Vitamina D (calciferol)

A vitamina D é essencial ao equilíbrio do cálcio e fósforo e se relaciona, entre outros, com o crescimento ósseo e a imunidade. Sua deficiência pode resultar em osteomalácia materna, crescimento intrauterino restrito, hipocalcemia neonatal, raquitismo e prejuízos no esmalte dentário.[2] A suplementação em mulheres que apresentam essa deficiência parece ser benéfica.[14,15]

Quando há deficiência de vitamina D durante a gestação, a maioria dos especialistas concorda que doses de 1.000 a 2.000 UI/dia são seguras. No entanto, há quem recomende doses entre 4.000 e 6.000 UI. O limite inferior aceitável de 25-OHD sérico varia entre 20 e 40 ng/mL, e o limite de segurança de suplementação diária de vitamina D oscila entre 4.000 e 10.000 UI.[18]

Iodo

Cerca de 100 milhões de mulheres em idade reprodutiva sofrem de deficiência de iodo ao redor do mundo. A necessidade de iodo aumenta mais de 45% na gravidez, passando de 150 para 220 µg/dia. Uma deficiência materna leve de iodo pode resultar em efeitos no desenvolvimento cognitivo fetal. A deficiência de iodo pode resultar em perda da gravidez, retardo mental e cretinismo, mas outros resultados são pouco conhecidos, especialmente em relação à deficiência marginal de iodo. Revisões sobre o tema sugerem que a suplementação adequada garante o eutireoidismo materno, melhorando o prognóstico da gravidez, sem prejudicar a função tireoidiana fetal.[19]

Em estudo recente, gestantes espanholas foram avaliadas segundo a suplementação dietética de iodo na gestação, obtendo-se, de forma pontual, a dosagem de iodo urinário, associada a um questionário. Mais de 1.800 crianças foram acompanhadas por 4 a 5 anos, para avaliação das funções cognitiva e motora. Neste estudo, não foi possível comprovar que a suplementação de iodo na gestação tenha melhorado o neurodesenvolvimento infantil até aquela idade.[20]

Vitamina A

A deficiência de vitamina A afeta milhões de mulheres e crianças em todo o mundo, prejudicando o estoque de ferro e a resistência às infecções. Essa deficiência durante a gravidez pode resultar em cegueira noturna e aumentar o risco de mortalidade materna. Também está associada a parto prematuro, restrição do crescimento intrauterino, baixo peso ao nascer e descolamento prematuro de placenta.[21]

A suplementação de vitamina A aumenta o crescimento e o peso ao nascer em crianças nascidas de mulheres infectadas pelo HIV.[15] Entretanto, os suplementos podem resultar em níveis excessivos e causar danos, por exemplo, altas doses de vitamina A em mulheres grávidas aumentam o risco de teratogenicidade.[14]

Zinco

Estima-se que no mundo todo, 82% das gestantes têm ingestão inadequada de zinco para atender às necessidades de uma gravidez normal. As fontes mais ricas de zinco são mariscos, carne, ovos, grãos, amendoim, produtos lácteos, grãos integrais e vegetais verdes e amarelos escuros.

A deficiência de zinco tem sido associada a complicações da gravidez e do parto, como parto prolongado, hemorragia pós-parto por atonia uterina, parto prematuro e gestação pós-termo.[22]

Ota *et al*., em uma revisão sistemática, com objetivo de avaliar se a suplementação de zinco na gestação tem efeitos benéficos nos resultados maternos, fetais, neonatais e infantis, incluiu 54 estudos com mais de 17 mil mulheres e seus recém-nascidos. Foram observados 14% de redução nas taxas de parto prematuro quando o zinco foi ofertado, em relação ao placebo (RR = 0,86; IC 95%: 0,76 a 0,97) em mulheres de baixa renda e em locais com alta incidência de mortalidade perinatal; entretanto, a associação com baixo peso ao nascer não foi significativa (RR = 0,93; IC 95%: 0,78 a 1,12).[22]

Vitamina B$_6$ (piridoxina)

A deficiência de vitamina B$_6$ está associada a pré-eclâmpsia, diabetes gestacional, hiperêmese gravídica e doença neurológica na infância.[15] Além disso, a piridoxina tem efeitos benéficos conhecidos no combate a náuseas e vômitos da gestação.[23]

Mesmo com a realização de algumas pesquisas, a necessidade de suplementar piridoxina ainda não está bem esclarecida. Deve-se destacar que, por sua participação no metabolismo proteico, o aumento de ingestão de aminoácidos acaba levando a uma maior necessidade da vitamina B$_6$.[2]

Vitamina B$_{12}$

A vitamina B$_{12}$ exerce papel fundamental na conversão de homocisteína em metionina e regeneração da forma ativa do ácido fólico. Sua deficiência leva à anemia megaloblástica e, se forem fornecidas altas doses de folato a uma gestante com carência de vitamina B$_{12}$, pode-se até mesmo reverter o quadro hematológico, mas não os prejuízos neurológicos, o que pode mascarar a deficiência.[2] A ingestão insuficiente de vitamina B$_{12}$ é capaz de causar restrição do crescimento fetal. Nas mulheres vegetarianas, pode ser necessária sua suplementação.[15]

Vitamina C (ácido ascórbico)

As necessidades de ácido ascórbico aumentam em torno de 13% durante a gestação. Baixas concentrações de vitamina C parecem aumentar a possibilidade de ocorrência de pré--eclâmpsia, rotura prematura de membranas e parto prematuro. Além da dieta rica em frutas e vegetais folhosos, a suplementação de ácido ascórbico pode ser benéfica.[2,14,15]

Vitamina E (tocoferol)

A vitamina E é fundamental ao organismo como elemento antioxidante. Sua deficiência parece ser rara, mas pode estar associada à pré-eclâmpsia. Outros relatam que baixos níveis de tocoferol podem estar envolvidos com abortamentos, anemia hemolítica e problemas neuromusculares em prematuros.[19] Por sua vez, a utilização de vitamina E, embora considerada saudável, poderia ser prejudicial para a evolução da gravidez, ao interromper o estado oxidativo gestacional fisiológico, desaconselhando o seu uso para prevenir a pré-eclâmpsia.[15]

Ômega-3

Os ácidos graxos poli-insaturados de cadeia longa (em inglês, *long chain polyunsaturated fatty acids* – LCPUFA) têm sido muito estudados no ciclo gravídico-puerperal. Entre eles, destacam-se os do grupo ômega-3: ácido alfalinolênico (AAL), ácido eicosapentaenoico (EPA) e ácido docosaexaenoico (DHA), sendo este último o mais importante durante a gestação e a lactação.[23-25]

Os LCPUFA estão envolvidos no desenvolvimento do cérebro e da retina em recém-nascidos, sendo fundamentais na neurogênese, na neurotransmissão e na proteção contra agentes oxidantes.[25] As principais fontes naturais do EPA e do DHA incluem algas e peixes, como salmão, arenque, atum, sardinha, pescada branca, cavala, cação, entre outros.

Duas revisões da *Biblioteca Cochrane* mostram importante associação da ingesta adequada de ômega-3 na gravidez, com redução do risco de parto prematuro: 11% para parto abaixo de 37 semanas (RR 0,89; IC 95%: 0,81 a 0,97) e 42% abaixo de 34 semanas (RR 0,58; IC 95%: 0,44 a 0,77), além de uma clara redução de alergias alimentares (mediadas pela IgE), em crianças de 12 a 36 meses.[26,27]

O DHA pode ser obtido por dieta ou suplementação. A maioria das gestantes brasileiras não tem o hábito de ingerir pescados ricos em ômega-3, o que resulta em um baixo nível sérico de DHA, quando comparado a dados internacionais. Por isso, a Associação Brasileira de Nutrologia (Abran) e a Federação Brasileira das Associações de Ginecologia e Obstetrícia (Febrasgo) recomendam, durante a gravidez, a suplementação diária com 200 mg de DHA ou, idealmente, a ingestão de duas a três porções (220 a 340 g) de pescados por semana, especialmente no 3º trimestre.[24]

Álcool e gravidez

Em 2014, a Organização Mundial da Saúde (OMS) estimou que 2 bilhões de pessoas da população mundial (cerca de 32%) são consumidoras de álcool, fator responsável por 3,3 milhões de mortes/ano. O fácil acesso, o baixo custo e a elevada tolerância social fazem com que o consumo de álcool seja cada vez mais difundido e estimulado pela propaganda, tornando-se a substância psicoativa mais consumida no mundo.[28]

O consumo de álcool durante a gestação afeta variáveis hemodinâmicas: o eixo endócrino regulador da resistência vascular, a reatividade vascular sistêmica, a hemodinâmica uteroplacentária, a angiogênese e o remodelamento vascular. Essas alterações contribuem para a patogênese do chamado "espectro de alterações fetais devidas ao álcool" (em inglês, *fetal alcohol spectrum disorders* – FASD), hoje reconhecido como um grave problema de saúde pública. O produto conceptual pode ser atingido de várias formas e com graus diversos de intensidade, levando-o a apresentar diversas manifestações, como alterações faciais (fissuras palpebrais pequenas, ausências de filtro nasal, borda vermelha do lábio superior fina, entre outras), atraso no crescimento, alterações em diferentes órgãos, sistemas e aparelhos, principalmente no sistema nervoso central, incluindo retardo mental e distúrbios comportamentais, característicos da síndrome alcoólica fetal (SAF).[29]

O álcool ingerido pela gestante passa para a circulação fetal em cerca de 1 a 2 horas, em níveis semelhantes aos dos maternos; contudo, sua eliminação é lenta, devido à reduzida capacidade metabólica do feto, além do fato de o líquido amniótico se tornar um verdadeiro reservatório de etanol. Assim, a eliminação do álcool da circulação fetal dependerá da capacidade metabólica materna, que varia bastante de gestante para gestante, o que ajuda a explicar o fato de que quantidades semelhantes de álcool consumido durante a gestação resultam em grande variação dos fenótipos encontrados.[30]

Até o momento, não se conhecem níveis seguros de consumo durante a gravidez que garantam o nascimento de uma criança isenta dos efeitos tóxicos do álcool. Além disso, outros elementos podem interferir no aparecimento desses resultados, como o estado nutricional materno, a forma de consumo do álcool e o mês da gestação.[30]

Mudanças epigenéticas também estão sendo consideradas mecanismos potenciais para muitos efeitos tóxicos em longo prazo, quando os indivíduos são expostos ao álcool durante a vida fetal.[31] O abuso de álcool durante a gravidez geralmente induz a problemas neuropsicológicos nos descendentes, incluindo transtornos de atenção, aprendizagem, delinquência, má adaptação à vida em sociedade e problemas de comportamento, todos componentes da SAF.[30]

Todas as alterações aqui descritas são passíveis de prevenção se a mulher se abstiver de ingerir álcool imediatamente antes da concepção e ao longo de toda a gravidez. O principal fator para evitar o comprometimento do feto e do neonato dos efeitos do álcool reside na prevenção, com a recomendação de abstinência total ao álcool durante a gestação.[29]

Lactação

Durante a lactação, a exemplo da gravidez, as necessidades de nutrientes estão aumentadas, o que pode ou não ser atingido apenas pela alimentação. Por sua vez, o uso de suprimentos vitamínico-minerais nesse período costuma ser bem menos frequente que na gestação.

A concentração de diversas vitaminas e sais minerais, tanto no plasma quanto no leite maternos, sofre influência da dieta e do estado nutricional da puérpera, sendo que os nutrientes mais críticos incluem vitamina A, tiamina, riboflavina, vitaminas B_6 e B_{12}, iodo e selênio, uma vez que o consumo inadequado e as reservas maternas baixas repercutem mais negativamente na criança. Nesses casos, a suplementação materna pode normalizar rapidamente a concentração desses produtos no leite.[32]

Outros nutrientes, como ácido fólico, ferro, cobre, zinco e vitamina D, cuja ingestão e estoque maternos exercem pouca influência na concentração no leite, podem trazer mais benefícios à mãe pela suplementação.

A carência materna de vitamina A pode aumentar o risco de morbimortalidade de origem infecciosa no recém-nascido. O leite materno, especialmente o colostro, é rico em vitamina A, que é fundamental para a função imunológica. Um ensaio clínico demonstrou que o colostro de mulheres suplementadas com palmitato de retinol apresenta mais imunoglobulina A secretora que o das que não receberam suplemento, sugerindo efeito modulatório da produção de anticorpos pela vitamina A, o que melhora a imunidade das lactantes e de seus recém-nascidos.[33]

Do mesmo modo que na gestação, recomenda-se à puérpera dieta rica em proteínas, bem como aumento da ingestão de vitaminas do complexo B, que participam do metabolismo dos aminoácidos, dos lípides, dos ácidos nucleicos, da regulação imunológica e da homeostasia da glicose.[2] Mães vegetarianas merecem atenção especial quanto ao risco de deficiência de vitamina B_{12}, que está relacionada com anormalidades e danos neurológicos nos bebês, o que pode ser evitado com a suplementação.

No pós-parto, não é rara a deficiência de folato, causada pela interrupção do uso de suplemento pré-natal, diminuição de estoques corporais maternos ou outros fatores menos conhecidos. Estudos mostram queda do folato eritrocitário entre 4 e 12 meses após o parto, que foi prevenida pela suplementação com 300 µg diários de ácido fólico, o que, além de ajudar a prevenir a anemia, reduz a homocisteinemia e, portanto, o risco de doenças cardiovasculares na criança.[34]

A vitamina D é componente fundamental no metabolismo do cálcio, motivo pelo qual é conhecida como "vitamina antirraquitismo". Por isso, há quem recomende a suplementação diária com 2.000 UI de vitamina D para as nutrizes que praticam o aleitamento materno exclusivo, além de prosseguir com suplementação para a criança com 200 a 400 UI diárias após o desmame.[35]

Parece que a ingestão de cálcio não afeta sua concentração no leite materno, uma vez que este é mobilizado do esqueleto da mãe. Por isso, especialmente se a amamentação for prolongada, especula-se um possível efeito deletério sobre a densidade óssea materna.

Além desse fato, é consenso ser difícil para a maioria das mulheres antes dos 25 anos consumir a quantidade de cálcio indicada de 1.000 a 1.300 mg diários, principalmente se os laticínios não representarem a maior parte da dieta. Apesar de alguns estudos mostrarem que a absorção de cálcio está aumentada durante a lactação, não há garantias de que possa compensar uma baixa ingestão do produto. Por todos esses motivos, é recomendada a suplementação de cálcio para as nutrizes.[34]

A necessidade de Fe durante os 6 meses de aleitamento materno exclusivo representa cerca da metade do que é perdido comumente na menstruação, isto é, próximo de 14% do estoque corporal médio da nutriz.[36] A perda excessiva no parto é compensada pela amenorreia, por isso a demanda de ferro cai pela metade, se comparada à de gestantes e puérperas não lactantes.

Com a volta das menstruações, a combinação entre necessidade para produção láctea e perdas menstruais pode reduzir de maneira drástica as reservas de ferro, se a ingestão do mineral for baixa. Estudos mostram prevalência de quase 40% de nutrizes com hemoglobinemia < 12 g/dL, associada também a menor tempo de lactação.[37,38]

Portanto, recomenda-se suplementação universal para as mulheres que amamentam com 60 mg diários de Fe elementar, uma vez que, a exemplo da gestante, a lactante também deve ser incluída no grupo vulnerável à anemia ferropriva.[34]

Devido à pequena capacidade de armazenamento, a tireoide do recém-nascido é extremamente dependente de um suprimento adequado e constante de iodo. No 1º mês de vida, as crianças que recebem exclusivamente o leite materno podem estar recebendo iodo em quantidade inadequada. Além disso, a OMS considera a deficiência de iodo como a causa prevenível mais comum da deficiência mental precoce na infância.[39]

Atualmente, há uma tendência à concordância quanto ao efeito positivo da suplementação materna de iodo. A OMS recomenda a suplementação diária de 250 µg de iodo para todas as gestantes e lactantes.[40] No Brasil, a Agência Nacional de Vigilância Sanitária (Anvisa) recomenda 200 µg diários de iodo durante a gravidez e a lactação.[3]

Em suma, a deficiência de micronutrientes entre mães que amamentam e seus bebês continua sendo um problema em ambientes de baixa e de alta renda. As lactantes precisam de níveis mais elevados que o habitual, a fim de fornecer vitaminas e minerais suficientes para a sua própria saúde e a de seus bebês, especialmente para o funcionamento normal, o crescimento e o desenvolvimento do bebê. A suplementação com múltiplos micronutrientes pode constituir uma opção para resolver esses problemas.[41]

Referências bibliográficas

1. Black RE, Allen LH, Bhutta ZA, Caulfield LE, de Onis M, Ezzati M, et al. Maternal and child undernutrition: global and regional exposures and health consequences. Lancet. 2008; 371(9608):243-60.
2. Guertzenstein SMJ. Nutrição na gestação. In: Silva SMCS, Mura JDAP (eds.). Tratado de alimentação, nutrição & dietoterapia. São Paulo: Roca; 2011. p. 261-306.
3. Agência Nacional de Vigilância Sanitária (Anvisa). RDC n. 269, de 22 de setembro de 2005. Regulamento técnico sobre a ingestão diária recomendada (IDR) de proteína, vitaminas e minerais. Disponível em: http://portal.anvisa.gov.br/documents/33916/394219/RDC_269_2005.pdf/2e95553c-a482-45c3-bdd1-f96162d607b3. Acesso em: 27 dez. 2020.
4. Brasil. Ministério da Saúde. Secretaria de Atenção à Saúde. Departamento de Atenção Básica. Atenção ao pré-natal de baixo risco [recurso eletrônico]/Ministério da Saúde. Secretaria de Atenção à Saúde. Departamento de Atenção Básica. 1. ed. rev. Brasília: Ministério da Saúde; 2013.
5. Silva MG, Holanda VR, Lima LSV, Melo GP. Estado nutricional e hábitos alimentares de gestantes atendidas na atenção primaria de saúde. Rev Bras Ciênc Saúde. 2018; 22:349-56.
6. Philippi ST. Redesenho da Pirâmide Alimentar Brasileira para uma alimentação saudável. 2013. Disponível em: http://piramidealimentar.inf.br/ pdf/ ESTUDO_CIENTIFICO_PIRAMIDE_pt.pdf. Acesso em: 27 dez. 2020.
7. Baião MR. Práticas alimentares na gravidez: um estudo com gestantes e puérperas de um complexo de favelas do Rio de Janeiro, Brasil. Ciênc Saúde Colet. 2008. Disponível em: http://www.cienciaesaudecoletiva.com.br/artigos/praticas-alimentares-na-gravidez-um-estudo-com-gestantes-e-puerperas-de-um-complexo-de-favelas-do-rio-de-janeiro-brasil/2408?id=2408. Acesso em: 12 jan. 2021.
8. Brasil. Lei n. 11.346, de 15 de setembro de 2006. Cria o Sistema Nacional de Segurança Alimentar e Nutricional – SISAN com vistas em assegurar o direito humano à alimentação adequada e dá outras providências. Brasília: Diário Oficial da União; 2006.
9. Oliveira ACM, Tavares MCM, Bezerra AR. Insegurança alimentar em gestantes da rede pública de saúde de uma capital do nordeste brasileiro. Ciênc Saúde Coletiva. 2017; 22(2).
10. ILSI Brasil. Micronutrientes nos primeiros seis anos de vida. Série de publicações ILSI Brasil: Força-tarefa de nutrição da criança: v. 9. São Paulo: ILSI Brasil – International Life Sciences Institute do Brasil; 2019.

11. Botto LD, Mulinare J, Erickson JD. Occurrence of omphalocele in relation to maternal multivitamin use: a population based study. Pediatrics. 2002; 109(5):904-8.
12. De-Regil LM, Pena Rosas JP, Fernandes-Gaxiola AC, Rayco-Solon P. Effects and safety of periconceptional oral folate supplementation for preventing birth defects (Cochrane Review) The Cochrane Library. Oxford: Update Software; 2015.
13. Mariani Neto C. Prevenção dos defeitos abertos do tubo neural – DTN. Série Orientações e Recomendações Febrasgo, n. 3/Comissão Nacional Especializada em Medicina Fetal; Comissão Nacional Especializada em Perinatologia; Comissão Nacional Especializada em Pré-natal. São Paulo: Federação das Associações Brasileiras de Ginecologia e Obstetrícia (Febrasgo); 2018.
14. Haider BA, Bhutta ZA. Multiple-micronutrient supplementation for women during pregnancy (Review). Cochrane Database Syst Rev. 2017; 4(4):CD004905.
15. Hovdenak N, Haram K. Influence of mineral and vitamin supplements on pregnancy outcome. Eur J Obstet Gynecol Reprod Biol. 2012 Oct; 164(2):127-32.
16. Peña-Rosas JP, De-Regil LM, Garcia-Casal MN. Daily oral iron supplementation during pregnancy. Cochrane Database Syst Rev. 2015; (7):CD004736.
17. Peña-Rosas JP, De-Regil LM, Gomes MH, Flores-Urrutia MC, Dowswell T. Intermittent oral iron supplementation during pregnancy. Cochrane Database Syst Rev. 2015; 2015(10):CD009997.
18. Mariani Neto C. Papel da vitamina D na gestação. In: Série Orientações e Recomendações Febrasgo – Comissão Nacional Especializada em Osteoporose (org.). A importância da vitamina D na saúde da mulher. São Paulo: Febrasgo; 2017. p. 28-37.
19. Institute of Medicine. Food and Nutrition Board. Dietary Reference Intakes. National Academic Press, Washington D.C., 1999-2001. Disponível em: http://www.nap.edu. Acesso em: 12 jan. 2021.
20. Murcia M, Espada M, Julvez J, Llop S, Lopez-Espinosa M-J, Vioque J, et al. Iodine intake from supplements and diet during pregnancy and child cognitive and motor development: the INMA Mother and Child Cohort Study. J Epidemiol Community Health. 2018; 72(3):216-222.
21. Ladipo OA. Nutrition in pregnancy: mineral and vitamin supplements. American Journal of Clinical Nutrition. 2000; 72(1):S280-S290.
22. Ota E, Mori R, Middleton P, Tobe-Gai R, Mahomed K, Miyazaki C, et al. Zinc supplementation for improving pregnancy and infant outcome. Cochrane Database Syst Rev. 2015; 2015(2):CD000230.
23. Niebyl JR. Clinical practice. Nausea and vomiting in pregnancy. N Engl J Med. 2010; 363(16):1544-50.
24. Suen VMM, Filho DRI, Almeida CAN. Consensus of the Brazilian Association of Nutrology about recommendations of DHA during gestation, lactation and infancy. Int J Nutrology. 2014; 3(7):4-13.
25. Jasani B, Simmer K, Patole SK, Rao SC. Long chain polyunsaturated fatty acid supplementation in infants born at term. Cochrane Database Syst Rev. 2017; 3:CD000376.
26. Middleton P, Gomersall JC, Gould JF, Shepherd E, Olsen SF, Makrides M. Omega-3 fatty acid addition during pregnancy. Cochrane Database Syst Rev. 2018; 11:CD003402.
27. Makrides M. Maternal prenatal and/or postnatal n-3 long chain polyunsaturated fatty acids (LCPUFA) supplementation for preventing allergies in early childhood. Cochrane Database Syst Rev. 2015;(7):CD010085. Disponível em: http://ovidsp.ovid.com/ovidweb.cgi?T=JS&PAGE=reference&D=mwic&NEWS=N&AN=201507231. Acesso em: 12 jan. 2021.
28. Mariani Neto C, Segre CAM, Grinfeld H, Costa HPF. Etilismo e gravidez – Síndrome alcoólica fetal. In: Fernandes CE, Sá MFS (coords.). Tratado de Obstetrícia. Rio de Janeiro: Elsevier; 2019. p. 503-10.

29. Segre CAM, Costa HPF, Grinfeld H, Börder LMS, Freitas M, Mesquita MA. Efeitos do álcool na gestante, no feto e no recém-nascido. São Paulo: Sociedade de Pediatria de São Paulo; 2012.
30. Costa HPF. Ações do álcool sobre o feto. In: Segre CA de M (coord.). Efeitos do álcool na gestante, no feto e no recém-nascido [livro eletrônico]. 2. ed. São Paulo: Sociedade de Pediatria de São Paulo; 2017. p. 53-64.
31. Ungerer M, Knezovich J, Ramsay M. In utero alcohol exposure, epigenetic changes, and their consequences. Alcohol Res. 2013; 35(1):37-46.
32. Allen LH. Pregnancy and lactation. In: Bowman BA, Russell RM. Present knowledge in nutrition. 8. ed. Washington, DC: ILSI Pree; 2002. p. 403-15.
33. Lima MSR, Ribeiro PPC, Medeiros JMS, Silva IF, Medeiros ACP, Dimenstein R. Influência da suplementação pós-parto de vitamina A sobre os níveis de imunoglobulina A no colostro humano. J Pediatr (Rio J). 2012; 88(2):115-8.
34. Ribeiro LC, Kuzuhara JSW. Lactação. In: Silva, SMCS, Mura JDP. Tratado de alimentação, nutrição & dietoterapia. São Paulo: Roca; 2007. p. 293-318.
35. Thandrayen K, Pettifor JM. Maternal Vitamin D Status: Implications for the Development of Infantile Nutritional Rickets. Endocrinol Metab Clin N Am. 2010; 39:303-20.
36. Ribeiro LC, Devincenzi MU, Garcia JN, Hadler MCCM, Yamashita C, Sigulem DM. Nutrição e alimentação na lactação. Compacta. Temas em Nutrição e Alimentação. Rev Nutr Campinas. 2005; 18(3):301-10.
37. Pequeno NPF. Aleitamento materno, estado nutricional e anemia ferropriva: estudo em mulheres residentes em favelas no município de São Paulo, 1999. 89 f. Dissertação (Mestrado em Nutrição). São Paulo: Universidade Federal de São Paulo/Escola Paulista de Medicina; 1999.
38. Silva DG, Sá CMMN, Priore SE, Franceschini SCC, Devincenzi MU. Ferro no leite materno: conteúdo e biodisponibilidade. J Brazilian Soc Food Nutr. 2002; 23:93-107.
39. Remer T, Johner SA, Gärtner R, Thamm M, Kriener E. Iodine deficiency in infancy – a risk for cognitive development (Abstract). Dtsch Med Wochenschr. 2010 Aug; 135(31-32):1551-6.
40. World Health Organization. United Nations Children's Fund & International Council for the Control of Iodine Deficiency Disorders. Assessment of iodine deficiency disorders and monitoring their elimination external link disclaimer. 3. ed. Geneva, Switzerland: WHO; 2007.
41. Abe SK, Balogun OO, Ota E, Takahashi K, Mori R. Supplementation with multiple micronutrients for breastfeeding women for improving outcomes for the mother and baby. Cochrane Database of Systematic Reviews. 2016; 2:CD010647.

Capítulo 3

Microbioma intestinal na infância

Carla Taddei de Castro Neves
Ramon Vitor Cortez
Rubens Feferbaum

Introdução

O trato gastrintestinal (TGI) humano é um complexo ecossistema envolvendo a interação entre bactérias, bactérias-hospedeiro, bactérias-nutrientes, além de nutrientes-hospedeiro.[1] Estima-se que o número de bactérias que habitam o intestino seja dez vezes superior ao número de células do organismo humano. Assim, o microbioma, isto é, a coleção de material genético encontrada nesse ecossistema, contém 100 vezes mais genes que o genoma humano.[1]

A evolução da instalação da microbiota ainda não é totalmente conhecida, porém sabe-se que alguns fatores são fundamentais na primeira infância da criança, por exemplo, condições socioeconômicas, sanitárias, alimentares e interferência medicamentosa.

Nos últimos anos, vários estudos estão surgindo mostrando o papel da microbiota intestinal na modulação de processos patológicos, como alterações metabólicas, doenças inflamatórias, neoplasias, além de distúrbios psicológicos e cognitivos, como o autismo.

Fisiologia intestinal e sua interação com a microbiota

A arquitetura do epitélio intestinal envolve uma camada de muco, células epiteliais e lâmina própria exercendo um efeito barreira.[2] As células epiteliais são revestidas por um gel de muco composto predominantemente de glicoproteínas, como as mucinas secretadas por células caliciformes. Essas mucinas montam uma camada de muco protetora que se estende

NUTRIÇÃO NA CONSULTA PEDIÁTRICA: COMO CONDUZIR

até 150 mMa a partir da superfície do epitélio, sendo a camada interna resistente à penetração de bactérias, definindo uma zona estéril, protegendo a superfície do epitélio intestinal contra a invasão dos microrganismos.[2]

A camada de muco evita o excesso de translocação de metabólitos bacterianos e moléculas, como lipopolissacarídeo (LPS), para a circulação do hospedeiro, auxiliando na segregação de membros do microbioma das células do epitélio intestinal, além de permitir o reconhecimento da presença de bactérias por células imunes da lâmina própria.[3]

As bactérias são distribuídas por toda a camada de muco exterior, tendo nesse local uma fonte direta de carboidratos, peptídeos e nutrientes exógenos, incluindo vitaminas e minerais. Alguns microrganismos, os patogênicos em particular, estão equipados com fatores de virulência que facilitam a sua penetração nas camadas de muco, permitindo a sua ligação específica à superfície das células epiteliais.[3]

A adesão da microbiota intestinal na camada de muco externa permite a competição com bactérias patogênicas por sítios de adesão e nutrientes, exercendo o efeito de resistência à colonização, protegendo a mucosa intestinal. A esse conjunto de células epiteliais, muco, microbiota e lâmina própria, dá-se o nome de barreira intestinal, com importante papel em manter a homeostase do tecido intestinal.[4]

O estabelecimento da ontogenia intestinal compreende um processo influenciado por fatores internos (intrínsecos ao hospedeiro) e externos. Os fatores externos incluem a composição do microbioma materno, a forma de nascimento (cesariana ou parto normal), contaminação ambiental, alimentação e uso de medicamentos.[4] Os fatores internos são relacionados com a fisiologia, como a anatomia do TGI, peristaltismo, ácidos biliares, potencial hidrogeniônico (pH) intestinal e resposta imunológica. Desse modo, a competição entre microrganismos por receptores da mucosa e as interações entre microrganismo e hospedeiro modulam sua composição e função, tornando o microbioma intestinal único e interpessoal.[2,3]

As principais funções atribuídas ao microbioma intestinal incluem:[5]

- Modulação imunológica, permitindo que o sistema imune fique pronto para reagir contra bactérias patogênicas, além de ser capaz de se manter tolerante em relação aos membros do microbioma. A função imunológica do microbioma intestinal consiste no desenvolvimento do GALT (tecido linfoide associado ao intestino) em lactentes com importantes funções imunomoduladoras.

  O reconhecimento das bactérias comensais das patogênicas, inibindo a sua proliferação e translocação do intestino para o organismo, é de primordial importância. A interação da microbiota com células epiteliais, macrófagos e linfócitos da mucosa intestinal provoca uma reação inflamatória e imunológica equilibrada, com a produção das interleucinas (IL-6) e IgA. A conjunção de microbiota, GALT e epitélio intestinal induz à diferenciação das células T de memória, que regula os mecanismos de tolerabilidade do sistema imune aos antígenos orais.[2]

  O sistema imunológico imaturo do recém-nascido tende ao fenótipo das reações *helper* 2 (Th2), que aumentam a prevalência das reações alérgicas e doenças atópicas. A microbiota equilibra essa reação para o fenótipo T-*helper* 1 (Th1) com produção de IgA e células B, promovendo a tolerância aos antígenos orais.

- Resistência à colonização ou efeito barreira, impedindo a colonização do epitélio, além da produção de substratos que inibiriam o crescimento das bactérias patogênicas (antagonismo), e competição por nutrientes e sítios de adesão.

- Nutrição e metabolismo do hospedeiro, como o aumento da capacidade de digestão de polissacarídeos da dieta, alterações de motilidade e pH intestinal, favorecendo a absorção de íons e água.

As funções digestiva e metabólica da microbiota consistem na facilitação da absorção de minerais, como cálcio, fósforo e ferro, bem como na regulação da absorção de água e eletrólitos nos cólons. Atualmente, há grande interesse na composição da microbiota por sua capacidade maior ou menor de extração de energia da dieta, que pode se relacionar a fator de risco para obesidade e síndrome metabólica.

O microbioma degrada carboidratos ingeridos pela alimentação, produzindo substratos absorvidos pela célula intestinal do hospedeiro.[6] Alguns microrganismos do microbioma intestinal são capazes de produzir grandes variedades de ácidos graxos bioativos e metabólitos, como ácido linoleico conjugado (CLA), ácidos graxos de cadeia curta (AGCC), ácido gama-aminobutírico (GABA), que têm mostrado grande potencial no tratamento de doenças, como câncer, obesidade e doenças cardiovasculares. Um papel fundamental dos ácidos graxos de cadeia curta, principalmente butirato, na fisiologia do cólon é o seu efeito trófico sobre o epitélio intestinal, além de estimular a proliferação e a diferenciação das células epiteliais.[6]

Composição do microbioma

Os principais filos bacterianos presentes no microbioma intestinal são *Firmicutes*, *Bacteroidetes*, *Proteobacteria*, Verrucimicrobia e Actinobacteria. O filo *Firmicutes* foi proposto inicialmente para diferenciar bactérias Gram-positivas, formadoras de esporos e com baixa proporção de citosina+guanina (C+G) na sua composição molecular.[7] Porém, sabe-se que, nesse filo, incluem--se também as bactérias Gram-negativas, várias não formadoras de esporos e algumas com alta proporção de C+G, caracterizando-o como o filo de maior diversidade bacteriana, com mais de 230 gêneros bacterianos descritos até o momento. Trata-se do filo com maior representação no microbioma intestinal, além de mais diverso, incluindo gêneros bacterianos importantes na modulação do microbioma, como *Roseburia* e *Eubacterium*, importantes produtores de AGCC, bem como inclui gêneros potencialmente patogênicos, como *Clostridium* e *Listeria*. Bactérias que transformam lactato em butirato ou propionato, prevenindo o excesso de acidez pelo acúmulo de lactato, também pertencem a esse filo, o que mostra sua importância na regulação da homeostase do microbioma intestinal.

O filo *Bacteroidetes* compreende os bacilos Gram-negativos, anaeróbios, alguns aerotolerantes, que habitam o ambiente e o trato digestivos de animais e humanos.[5] Os gêneros que compõem a família *Bacteroidales* são encontrados no microbioma intestinal humano com maior representatividade, destacando-se *Bacteroides*, *Prevotella*, *Alistipes* e *Parabacteroides*. *Bacteroides* estão relacionados com a degradação de polissacarídeos da dieta em carboidratos metabólitos, os quais serão absorvidos pelas células epiteliais. *Prevotella* são produtores de propionato, um importante AGCC.[6]

A presença de butirato no cólon intestinal promove a modulação da população microbiana colônica, induzindo à multiplicação de espécies produtoras de butirato e permitindo um equilíbrio entre a presença de *Eubacterium* e *Bifidobacterium*. Bactérias produtoras de butirato, como *Roseburia*, *F. prausnitzii* e *Eubacterium*, são capazes de fermentar produtos do metabolismo de oligossacarídeos produzidos por bifidobactérias. Produtos intermediários de processos fermentativos de bifidobactérias do microbioma, como lactato, são encontrados em baixas concentrações em indivíduos saudáveis, pois são metabolizados por *Eubacterium* spp. Esses eventos metabólicos ocorrem no intestino desde o nascimento, o que contribui para a modulação da eubiose, isto é, estado de equilíbrio do microbioma com o ambiente.[6]

Devido à presença de produtos ácidos, originados de processos fermentativos, o pH luminal é de, aproximadamente, 5,5. Esse ambiente levemente acidificado possibilita a competição entre as bactérias produtoras de butirato e bactérias que utilizam carboidratos, como *Bacteroides*, além de estimular a produção de butirato. A diminuição desse pH, dificulta a permanência de bactérias do gênero *Eubacterium*, utilizadoras de lactato, as quais, com isso, permitem acúmulo de ácido láctico. Assim, a interação entre os membros da microbiota intestinal induz à transformação do lactato em butirato, evitando a acidificação do meio, modulando o ambiente intestinal.[5,8]

Identificação do microbioma intestinal: metodologia de análise

Até o final dos anos 1990, o microbioma intestinal humano era tradicionalmente avaliado pela análise de isolados a partir de métodos de culturas de anaeróbios estritos e facultativos. Contudo, bactérias cultiváveis representam 20% a 30% do total de bactérias encontradas na mucosa intestinal. Entre os fatores limitantes desses métodos, é possível citar a baixa sensibilidade, a baixa reprodutibilidade, além do longo tempo consumido para as análises e a recuperação de apenas espécies cultiváveis. Com o resultado, pode ocorrer a superestimação ou subestimação da quantidade de algumas espécies presentes no meio.[9-11]

As técnicas moleculares têm contribuído para a aplicação de métodos rápidos e independentes de cultivo, bem como revelado uma grande diversidade do microbioma nas amostras analisadas. Análises filogenéticas baseadas em reação em cadeia da polimerase (PCR) têm sido utilizadas para caracterizar o microbioma de fezes humana. A biblioteca de 16S *rRNA* (RNA ribossomal) vem demonstrando ser uma ótima técnica molecular para evidenciar a composição do microbioma intestinal.[12]

Ribossomos procariotos contêm duas subunidades: 50S, que contém 34 proteínas e as moléculas de *rRNA* 5S e 23S *rRNA*; e 30S, que contém 21 proteínas e a molécula de *rRNA* 16S. O *rRNA* 16S tem sido a molécula mais amplamente empregada para desenvolver a filogenia dos procariotos. Em particular, a análise da sequência de RNA ribossomal fornece uma ferramenta poderosa para a identificação dos microrganismos. A alta especificidade e a natureza cumulativa dos bancos de dados de sequências de RNA ribossômicos têm incentivado a descoberta e o reconhecimento dessa biodiversidade.[12]

O gene *rRNA* apresenta regiões de consenso que são identificadas por todas as bactérias, além de regiões de variabilidade específicas de grupos e espécies particulares. Dentro dessas regiões variáveis, há também pequenas áreas de hipervariabilidade que podem ser únicas para diferentes cepas de um mesmo organismo. Portanto, a sequência do gene que codifica o *rRNA* pode ser usada para identificar espécies diferentes e cepas de espécie particular dentro de uma comunidade bacteriana mista complexa usando tecnologia em série.[12]

Nos últimos anos, uma nova abordagem de análise do gene *16S rRNA* tem reescrito a maneira como se entende o microbioma intestinal. A metodologia de alta eficiência, ou *high throughput*, permite o sequenciamento por síntese de uma grande quantidade de *amplicons* de uma mesma amostra, o que aumenta a profundidade de análise do microbioma.[11]

Microbioma no início da vida

Considerando a importância da microbiota intestinal para o desenvolvimento e a manutenção do sistema imunológico, acredita-se que, durante a gestação, a microbiota intestinal materna terá um papel relevante na modulação imunológica necessária para esse período, assim como auxiliará na modulação de sistemas metabólicos do neonato. Atualmente, sabe-se que os primeiros 1.000 dias de vida (que correspondem à concepção até o 2º ano de vida) serão fundamentais para a saúde do bebê.[13] Nesse contexto, possíveis distúrbios nesse período, como intercorrências alimentares ou pelo uso de medicamentos, podem ter um consequente impacto disbiótico na microbiota intestinal do recém-nascido e, ainda, interferir na saúde da vida adulta, com manifestações inflamatórias, atópicas, diabetes, obesidade e alergias.

Na última década, diversos estudos já apontaram que a colonização do recém-nascido tem início na vida intrauterina, onde bactérias foram encontradas no líquido amniótico, nas membranas uterinas e no mecônio. As principais teorias apontam que células dendríticas do intestino materno "carregam" as bactérias do microbioma intestinal pela circulação até o útero, passando pela barreira placentária. Além disso, bactérias comumente encontradas na microbiota intestinal materna já foram observadas em amostras de placenta, líquido amniótico e mecônio, entre elas *Enterococcus*, *Streptococcus*, *Bifidobacterium* e *Lactobacillus*.[14] Desse modo, acredita-se que membros da microbiota materna possam ser translocados para o feto via corrente sanguínea, inviabilizando a teoria do nascimento estéril. No entanto, essa via de colonização ainda é discutida.[15] Ainda faltam trabalhos que de fato comprovem essa efetiva colonização intrauterina.

No entanto, a passagem de bactérias para o recém-nascido no momento do parto é essencial para a modulação da microbiota intestinal no decorrer da vida. No parto vaginal, a carga de bactérias colonizadoras é proveniente do contato com o epitélio vaginal da mãe, enquanto, durante o parto cesariana, advém do ambiente hospitalar e da equipe médica que entra em contato com esse recém-nascido.[16]

Já foi observado que recém-nascidos de parto vaginal apresentam uma microbiota mais diversa e relacionada com a microbiota vaginal materna, com gêneros como *Lactobacillus* e *Prevotella*, enquanto bebês que nascem por parto cesariana têm uma microbiota geralmente associada ao ambiente e a bactérias encontradas na pele, com gêneros como *Staphylococcus* e *Propionibacterium*, estando, assim, mais propensos a intercorrências hospitalares, além de apresentarem uma microbiota menos saudável em comparação a recém-nascidos de parto vaginal. Recentemente, a evolução desse estudo foi publicada, mostrando que bebês nascidos de parto cesariana que eram expostos à microbiota vaginal materna imediatamente após o parto apresentavam uma evolução na colonização intestinal semelhante à daqueles bebês que nasceram de parto normal, mostrando a importância da microbiota materna na colonização do bebê no parto.[16]

Sabe-se que, geralmente, em recém-nascidos saudáveis e a termo, bactérias anaeróbias facultativas, como *Escherichia coli*, *Enterococcus faecalis* e *Enterococcus faecium* são os primeiros gêneros bacterianos que colonizam o TGI do bebê, decorrente da alta quantidade de oxigênio existente. Dessa forma, assim que o oxigênio é consumido por essas bactérias, o ambiente fica mais adequado para bactérias anaeróbias estritas, como *Bifidobacterium*, *Bacteroides* e *Clostridium*, que, por sua vez, produzem AGCC que controlarão a permanência e a abundância dos gêneros bacterianos anaeróbios facultativos. Esse processo é chamado de sucessão microbiana.[17]

Membros da microbiota intestinal anaeróbios facultativos de recém-nascidos produzem succinato e lactato. Esses compostos estimulam a expressão do gene *FUT2* e a produção de muco (muc-4) pelas células caliciformes. Desse modo, essa sucessão microbiana estimula a maturação do epitélio e mantém a simbiose entre hospedeiro e microbioma. A expressão do gene *FUT2* está relacionada com a fucosilação intestinal, quando ligantes bacterianos interagem com os receptores *Toll-like* do hospedeiro no intestino. Assim, o *FUT2* participa da transferência de fucose para a galactose terminal nas cadeias de glicano das glicoproteínas e glicolipídeos da superfície da célula epitelial. As bactérias comensais clivam a fucose desses glicanos fucosilados, deixando a fucose livre disponível no lúmen intestinal.[18]

Posteriormente, a composição da microbiota se torna mais estável e a comunidade bacteriana normal do adulto é alcançada até os 2 primeiros anos de vida, sendo os filos *Bacteroides* e *Firmicutes* dominantes característicos. A partir desse período, embora a microbiota intestinal permaneça em interação constante com microrganismos do meio ambiente e sua composição se mantenha constante, alterações nesse equilíbrio poderão ser observadas com o uso de antibióticos, tratamento imunossupressor e em condições patológicas que resultem em uma disbiose intestinal. Os fatores ambientais pós-parto, como tipo de alimentação, contaminação ambiental e uso ou não de medicamentos, são igualmente cruciais no desenvolvimento da microbiota do neonato.[17]

Os primeiros gêneros bacterianos que colonizam o TGI são associados a uma função regulatória da consequente colonização, visto que podem modular a expressão gênica das células epiteliais e deixar o ambiente favorável para o seu crescimento, prevenindo o crescimento de bactérias introduzidas posteriormente. Dessa forma, a colonização inicial do intestino apresenta um papel importante no processo de escolha de diversos gêneros bacterianos, podendo trazer consequências em longo prazo.[19]

Nesse sentido, o ambiente em que o recém-nascido está inserido é de extrema importância para determinar como ocorrerá a colonização intestinal. Já foi descrito que a região geográfica em que o bebê nasce pode influenciar o desenvolvimento da microbiota intestinal, até mesmo nos países de um mesmo continente. Além disso, o desenvolvimento da microbiota pode se diferenciar entre crianças que moram em países desenvolvidos e países em desenvolvimento, o que pode estar atribuído à exposição a níveis elevados de contaminantes no ambiente nos países em desenvolvimento. A exposição microbiana no início da vida é influenciada, de acordo com a teoria da higiene, por práticas rigorosas de higiene utilizadas em países desenvolvidos, o que causa um impacto negativo na regulação imunológica, podendo estar associado a maior incidência de doenças alérgicas e autoimunes nesses países.[20]

Em países desenvolvidos, crianças apresentam uma alta prevalência de *Staphylococcus*, normalmente associada à transmissão pela pele dos pais. A presença de *Staphylococcus* e *Streptococcus* evidencia que a transferência dessas bactérias derive inicialmente da microbiota vaginal materna, sendo posteriormente substituídas por microrganismos provenientes da pele dos pais e do ambiente.[21] Um estudo multicêntrico realizado na Europa observou que bebês amamentados com leite materno exclusivo apresentavam em sua microbiota *Bifidobacterium* e *Bacteroides*.[22]

Países em desenvolvimento apresentam um cenário diferente, no qual o contato com bactérias ambientais pode acarretar uma colonização que favoreça a presença de bactérias potencialmente patogênicas. Dessa maneira, o aleitamento exclusivo é de extrema importância e deve ser incentivado nessas sociedades para que seja desenvolvido um padrão de microbiota com baixo potencial patogênico.[23] Concentrações elevadas de *Escherichia*, nos meses iniciais de nascimento, já foram descritas em trabalhos que avaliaram a microbiota de recém-nascidos em diversos países em desenvolvimento, como Brasil, Paquistão e Guatemala.

Porém, sabe-se que cada criança tem um padrão único e variável de colonização; esse fato se explica pelas condições diversas em que cada uma foi exposta no decorrer dos primeiros meses de idade.

A administração de antibióticos durante os primeiros meses de vida do bebê pode causar alterações significativas na composição do microbioma fecal, porém essa alteração depende do antibiótico, da dose e do tempo de administração, o que torna difícil chegar a uma conclusão do exato impacto na composição do microbioma. Nessa faixa etária, sabe-se que antibióticos diminuem a frequência de *Bifidobacterium* e promovem o aumento de *Enterococcus* e enterobactérias. Alguns estudos apontam para um crescimento significativo da colonização por *Klebsiella* sp.[2,24]

Os estudos apontam que há uma tendência a recuperar o padrão do microbioma com o término da administração do antibiótico. Porém, existem algumas correlações entre o uso de antibiótico nos primeiros meses de idade e o desenvolvimento de doenças como asma e outras doenças alérgicas, sugerindo que possam ocorrer alterações não detectáveis na composição da microbiota nesse período, mas que haverá consequências em longo prazo no sistema imunológico e em seu desenvolvimento.[4,25]

A presença ou eliminação de microrganismos no ambiente intestinal é regulada por mecanismos gerados dentro do intestino (imunidade, condições físico-químicas), como também por forças externas (uso de antimicrobianos, contaminação ambiental e tipos de nutrientes). Nesse sentido, a comunidade bacteriana da microbiota intestinal é composta por bactérias favorecidas por esses mecanismos juntamente com muitos outros gêneros bacterianos. Quando esse equilíbrio está alterado, são observadas condições patológicas, como uso de antibióticos, tratamento com imunossupressores ou infecções intestinais. O principal modulador da composição da microbiota, em recém-nascidos, é o leite materno.

Modulação do microbioma neonatal pelo leite humano

Como preconizado pela Organização Mundial da Saúde (OMS), o aleitamento materno exclusivo deve ser realizado pelo menos até o 6º mês de vida do bebê, quando se observa o desenvolvimento motor do bebê para iniciar a deglutição de alimentos não líquidos.[26] Já se sabe que, no aleitamento materno exclusivo, as junções oclusivas das células epiteliais estão afrouxadas, ocorrendo maior absorção de macromoléculas do leite materno, como as imunoglobulinas. Adicionalmente, durante esse período, a microbiota intestinal do bebê é colonizada por bactérias presentes no leite materno e pela fermentação de oligossacarídeos do leite materno. Dessa forma, a modulação benéfica da microbiota pode ser afetada pela introdução precoce de alimentos não líquidos nesse período.[23]

Estudos mostram que o leite materno é capaz de realizar uma inflamação fisiológica no recém-nascido, importante para o equilíbrio e para a interação do epitélio intestinal com os microrganismos. Dessa forma, *Bifidobacterium* e lactobacilos são importantes bactérias da microbiota intestinal pela síntese de componentes que possam inibir e destruir bactérias patogênicas, como também pela inibição competitiva com outros microrganismos pela adesão à mucosa intestinal. Além disso, essas bactérias têm efeito na imunomodulação intestinal, por meio do aumento na atividade das células natural-*killer*, na produção de macrófagos que ativam fagócitos e na secreção de IgA.[27] Esses mecanismos diminuem a permeabilidade no intestino e, também, possíveis reações de hipersensibilidade.

Nas primeiras semanas de vida, o leite administrado para o bebê (fórmula infantil ou leite materno) modifica o seu microbioma intestinal. É observada, desse modo, maior prevalência de *Lactobacillus* e *Bifidobacterium* em bebês alimentados com leite materno, enquanto aqueles que recebem fórmulas infantis apresentam quantidades reduzidas dessas bactérias, com predominância de bactérias como *Clostridium difficile*, *C. perfringens*, *Bacteroides* e enterobactérias.[28]

Amamentação e a modulação da microbiota na primeira infância

A introdução de alimentos sólidos com novos carboidratos não digeríveis, os quais nunca haviam sido parte da dieta anterior, é um importante fator que induz às principais alterações observadas na composição da microbiota intestinal.

Nos últimos anos, os trabalhos mostram que a composição da microbiota muda com a introdução de alimentos sólidos, com o aumento de diversidade bacteriana e a prevalência de *Bacteroides*, *Clostridium*, *Enterococcus* e *Streptococcus*. Bactérias anaeróbias facultativas, como *Bifidobacterium*, continuam dominantes na microbiota, principalmente nos bebês que ainda são amamentados com leite materno, porém em menor abundância.[29]

A introdução de alimentos sólidos ao bebê caracteriza-se por uma fase de transição na microbiota intestinal. Nessa fase de desmame, novos gêneros bacterianos são introduzidos na microbiota com a alimentação, estabelecendo-se um novo padrão de modulação e competição microbiana.[30]

Nessa etapa, os componentes da dieta são fundamentais para manter o equilíbrio na sucessão ecológica que acontece na microbiota. A fermentação de carboidratos no cólon é dependente tanto da presença de bactérias específicas, quanto de potenciais substratos para a fermentação. Há indícios de que o bebê desenvolve parcialmente a capacidade de fermentar carboidratos não digeríveis por conta do trabalho conjunto de bactérias da microbiota, que degradam inicialmente os alimentos, expondo os carboidratos não digeríveis, os quais serão fermentados por outro grupo de bactérias.

Fórmulas infantis ou leites industrializados não são capazes de substituir todos os componentes proporcionados pelo leite materno humano, e a microbiota intestinal de crianças amamentadas exclusivamente com leite materno é mais diversa e estável, em comparação àquelas que recebem fórmulas infantis.[31] Um estudo publicado em 2016 avaliou a microbiota intestinal ao longo dos 6 primeiros meses de vida de crianças amamentadas exclusivamente com leite materno, dieta mista de leite materno e fórmula infantil e crianças em dieta exclusiva com fórmula infantil. Nesse estudo, recém-nascidos expostos à fórmula infantil apresentaram com maior frequência *Enterococcus* e *Clostridium coccoides*, além de maior prevalência de *Clostridium leptum*, comparados àqueles com amamentação exclusiva de leite materno; ainda, essas crianças com dieta exclusiva de leite materno apresentaram menor prevalência de *Clostridium perfringens*.[28] O aumento da permeabilidade intestinal, e a consequente quebra da barreira intestinal, tem um papel importante no desenvolvimento de doenças, como alergias e doenças atópicas.

A introdução de fórmulas artificiais na amamentação do bebê também compreende um tema bastante conhecido. As fórmulas infantis não apresentam todos os carboidratos complexos encontrados no leite materno; porém, algumas delas contêm combinações de oligossacarídeos, como os galacto-oligossacarídeos (GOS) e o fruto-oligossacarídeo (FOS). A investigação do papel dos oligossacarídeos do leite materno (HMO – *human milk oligossacharides*) como prebióticos é bastante relevante, visto que estudos têm demonstrado efeito benéfico desses compostos na saúde infantil em termos de microbiota intestinal e sistema imune, o que pode levar, ainda, à prevenção de doenças do trato digestório, como as alergias na infância.

Uma amamentação mista, com leite materno e fórmula infantil, ajuda a manter os níveis elevados de colonização por *Bifidobacteruim* e *Lactobacillus*, apesar de ser em menor proporção, quando comparado a crianças amamentadas com leite materno exclusivo.[31]

Papel da lactose e dos oligossacarídeos do leite materno

O principal carboidrato (CHO) do leite materno é a lactose, correspondente a 5,3 a 7 g/dL e 70% dos CHO do leite. A lactose é responsável por 50% do seu conteúdo energético.[32] O leite humano maduro contém cerca de 200 tipos de galacto-oligossacarídeos (HMO) na concentração de 5 a 13 g/dL e maiores concentrações no colostro (24 g/L). Uma parte da lactose e HMO não sofre a ação enzimática digestiva e penetra diretamente no intestino do lactente, servindo de substrato ("*fator bifidus*") para o crescimento dos lactobacilos e bifidobactérias por meio do processo fermentativo. Além da acidificação do meio intestinal e da geração dos AGCC, os HMO promovem a modulação do sistema linfoide associado ao intestino (GALT), prevenindo a translocação bacteriana e as reações alérgicas.[33]

Os HMO são glicanos sintetizados a partir de cinco monossacarídeos (glicose, galactose, N-acetilglicosamina, fucose e ácido siálico) encontrados exclusivamente no leite humano em quantidades significativas. As combinações químicas desses monossacarídeos definem a ampla diversidade dos HMO encontrados no leite humano (Figura 3.1). As maiores concentrações desses oligossacarídeos são encontradas no colostro (20 g/L) e, após 2 semanas, já no leite maduro, observa-se uma redução desses açúcares (cerca de 12 a 14 g/L). Outros tipos de leite, como o de vaca e as fórmulas infantis, não têm ou apresentam quantidades muito pequenas de HMO em comparação ao leite humano (cerca de 1 g/L).[32,33]

A composição de HMO durante a lactação pode ser diferente em virtude de variações genéticas presentes na mãe. Uma delas ocorre no processo de fucosilação dos HMO, que é integralmente dependente da expressão de dois genes, o secretor que codifica a enzima FUT2 (alfa-1-2 fucosil transferase) e o do grupo sanguíneo de Lewis, que codifica a enzima FUT3 (alfa-1-3/4 fucosil transferase). Desse modo, é possível estabelecer quatro grupos a partir dos genótipos: FUT2+/FUT3+ (secretora e Lewis positivo); FUT2–/FUT3+ (não secretora e Lewis positivo); FUT2+/FUT3– (secretora e Lewis negativo); e FUT2–/FUT3– (não secretora e Lewis negativo). A depender do genótipo da mãe, são sintetizados diferentes oligossacarídeos, e a ausência de alguns componentes pode acarretar consequências funcionais à microbiota dos lactentes.[34]

No leite humano, existem três principais categorias de HMO: os fucosilados, que correspondem de 35% a 50% do total de oligossacarídeos; os siliados, perfazendo de 12% a 14% e, por fim, os não fucosilados neutros, com uma proporção de 42% a 55% desses compostos.[35] A importância biológica dos HMO provenientes do leite humano para o lactente está relacionada com a sua ação prebiótica, na modulação do tecido linfoide intestinal (GALT), na permeabilidade intestinal, na redução de patógenos (efeito antiadesivo) e na formação de AGCC.

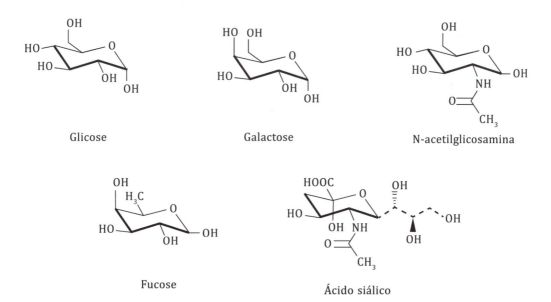

Figura 3.1 – *Estrutura molecular dos cinco monossacarídeos que compõem os HMO (glicose, galactose, N-acetilglicosamina, fucose e ácido siálico).*

Fonte: Adaptada de Bode e Jantscher-Krenn, 2012.[34]

NUTRIÇÃO NA CONSULTA PEDIÁTRICA: COMO CONDUZIR

Os oligossacarídeos podem atuar tanto de forma direta quanto indireta no sistema imune, de maneira sistêmica e, mais especificamente, na mucosa dos lactentes. O mecanismo de modulação dos HMO no sistema imune pode ocorrer no nível do lúmen intestinal, onde esses oligossacarídeos atuam como prebióticos, promovendo o crescimento de bactérias como as dos gêneros *Bifidobacterium, Lactobacillus* e *Bacteroides*, na promoção de efeito antiadesividade de patógenos intestinais, na formação de AGCC, que também promovem o crescimento de bactérias benéficas, e na conjugação de bactérias por meio do ácido siálico. Já no nível da mucosa intestinal, os HMO reduzem a proliferação das células da cripta intestinal e aumentam a maturação das células intestinais e a função de barreira por meio de uma camada protetora de glicoproteínas do muco ou de mucinas, que são produzidas por células caliciformes. Além disso, observam-se uma diminuição da permeabilidade intestinal e a modulação do tecido linfoide intestinal por meio das placas de Peyer. E, por fim, a atividade sistêmica desses oligossacarídeos, que os diferencia dos prebióticos atualmente utilizados. Esses compostos são absorvidos pela corrente sanguínea e atuam na modulação da atividade inflamatória, influenciando tanto a ligação de monócitos, linfócitos e neutrófilos às células endoteliais, quanto a formação de complexos plaquetas-neutrófilos.[35]

Eubiose e disbiose no início da vida

Como visto anteriormente, o microbioma intestinal apresenta-se de forma estável e equilibrada ao longo do trato digestório (eubiose). As alterações no padrão do microbioma intestinal podem incorrer em profundas alterações na composição e na diversidade das bactérias ocasionadas por falta de aleitamento materno, sepse bacteriana, jejum prolongado, ambiente da unidade de terapia intensiva (UTI) neonatal e uso de medicamentos, como os antibióticos e os inibidores da acidez gástrica (bloqueadores H_2 e inibidores da bomba de prótons).

A disbiose rompe o delicado mecanismo imune intestinal e favorece o crescimento e a translocação de bactérias patogênicas para a corrente sanguínea.[2]

Estudos sequenciais do microbioma intestinal em prematuros que desenvolveram enterocolite necrosante (ECN) demonstram que ocorre diminuição da diversidade bacteriana intestinal com predominância do filo *Proteobacteria* fortemente associada à incidência de ECN. Esse filo inclui uma grande variedade de patógenos (*Escherichia coli, Salmonella, Vibrio, Helicobacter, Klebsiella, Pseudomonas* etc.), além de outras bactérias Gram-negativas que contêm na membrana celular compostos lipopolissacarídeos, fortemente associadas à exacerbação da reação inflamatória intestinal. Portanto, pode-se concluir que as mudanças dos filos bacterianos durante a internação do prematuro estão associadas à predisposição da ECN.[36]

A disbiose está presente em outras patologias do sistema digestório no período neonatal, como na onfalocele e na gastrosquise (defeitos congênitos do fechamento da parede abdominal). As alterações do microbioma decorrentes de correções cirúrgicas, jejum, nutrição parenteral e uso de antibióticos ocasionam a falta de diversidade e concentração do microbioma intestinal, e, consequentemente, acentuada perda da diversidade bacteriana.

Porém, sabe-se que cada criança tem um padrão único e variável de colonização, fato que se explica pelas condições diversas em que cada uma foi exposta no decorrer dos primeiros meses de idade. Nesse sentido, o uso de antibióticos no início da vida está associado a importantes modificações na composição da microbiota intestinal, dependendo do tipo de antibiótico utilizado, da dose e do tempo de administração, o que faz com que ainda seja difícil estabelecer uma conclusão da extensão do impacto do seu uso na microbiota. Em recém-nascidos, já se sabe que o uso de antibióticos decresce a abundância de *Bifidobacterium*, facilitando o aumento de outros gêneros, como *Enterococcus* e enterobactérias. Alguns trabalhos também mostram um aumento significativo da colonização por *Klebsiella* sp.

Outros trabalhos mostram que, com o fim da administração de antibióticos, existe uma tendência à recuperação do padrão da microbiota. No entanto, já foram correlacionados o desenvolvimento de doenças alérgicas, asma e chiados com o uso de antibióticos nos primeiros meses de vida, evidenciando que algumas alterações não detectáveis possam ocorrer nesse período, com consequências futuras na microbiota e no sistema imunológico.

O papel do leite humano na disbiose do bebê/criança

Bebês recém-nascidos são altamente suscetíveis a alterações do ambiente intestinal, por apresentarem uma superfície mucosa intestinal particularmente sensível, em razão da imaturidade das células do epitélio intestinal. Podem apresentar respostas inflamatórias exacerbadas, tanto para bactérias comensais quanto patógenas, sofrendo grande influência do ambiente. Nesse contexto, a interação com microrganismos é delicada, sendo possível estabelecer tanto uma microbiota estável quanto uma situação de desequilíbrio, ocasionando a síndrome da resposta inflamatória sistêmica. Neonatos prematuros ou de baixo peso ao nascimento permanecem algum tempo internados em unidade de cuidado intensivo neonatal (UCIN) e, muitas vezes, a administração de dieta enteral trófica é limitada em consequência da imaturidade do sistema digestivo ou estado clínico do recém-nascido.[19]

Bebês graves com dismotilidade intestinal permanecem por longos períodos sob uso de alimentação parenteral e uso constante de antimicrobianos. Estudos desenvolvidos pelo Grupo de Estudos do Microbioma da Fundação de Amparo à Pesquisa do Estado de São Paulo/ Faculdade de Farmácia da Universidade de São Paulo evidenciaram a disbiose da microbiota intestinal de bebês graves, internados por longo tempo em uma UTI neonatal, com desfechos clínicos desfavoráveis, como baixa diversidade microbiana e sepse, associados a antibióticos e gravidade clínica.[37] Nesse contexto, medidas de prevenção de intercorrências clínicas são necessárias em ambientes hospitalares como UTI neonatal.

Diversos trabalhos descrevem a importância da amamentação, principalmente em recém--nascidos prematuros ou de baixo peso ao nascimento, casos em que o leite materno é capaz de prevenir o desenvolvimento de diversas doenças, como displasia broncopulmonar e enterocolite necrosante, além de diminuir a incidência de mortalidade de recém-nascidos de baixo peso e incidência de sepses em UCIN.[19]

Bactérias lácticas, como *Bifidobacterium* e *Lactobacillus*, já foram reconhecidas como importantes para uma adequada modulação e consequente manutenção de uma microbiota intestinal adequada em neonatos, visto que ativam a produção de IgA pela fermentação de oligossacarídeos do leite materno, além de produzirem AGCC, que participam da manutenção da barreira intestinal, a qual apresenta em sua composição células epiteliais, camadas de muco, microbiota e sistema imune.[31]

Visto que o colostro materno apresenta diversos benefícios imunológicos, foram desen-volvidas técnicas alternativas para sua administração, como a colostroterapia. Componentes encontrados no colostro têm a capacidade de promover a maturação de células intestinais, auxiliando na instalação de gêneros benéficos na microbiota local e células imunes para defesa contra bactérias patogênicas.

A colostroterapia é uma técnica segura, viável e bem tolerada, mesmo por prematuros extremos, e evidências mostram seu efeito na redução do tempo de alimentação enteral total. Além disso, em recém-nascidos prematuros a colostroterapia já foi associada a IgA secretora e menor incidência de sepse clínica.

Dados promissores foram observados no nosso grupo utilizando a colostroterapia em recém-nascidos prematuros, em que recém-nascidos que receberam colostroterapia com colostro cru apresentaram maior abundância de *Bifidobacterium*, corroborando o papel modulador do leite materno na microbiota intestinal. Adicionalmente, a microbiota intestinal dessa população se mostrou mais diversa e mais semelhante à de bebês amamentados ao seio materno. Dessa forma, esses dados contribuirão com informações para que sejam estabelecidas terapias adicionais para prematuros de baixo peso, com o objetivo de diminuir a antibioticoterapia profilática e intercorrências clínicas, como sepse.

Uso de probióticos durante a infância

O uso de cepas probióticas em crianças durante o primeiro ano de vida é ainda bastante discutido. A disponibilidade de uma grande quantidade e combinações de cepas dificulta a reprodutibilidade de resultados; consequentemente, as evidências científicas da melhora clínica com o uso de probióticos são limitadas.

Porém, há vários estudos com cepas específicas e/ou combinações de cepas com resultados importantes e desfechos clínicos relevantes.[38] A ação de *Lactobacillus rhamnosus* (LGG) já foi relacionada a melhora da diarreia associada a antibióticos, tratamento e prevenção de gastroenterite aguda, e infecções por *Clostridium difficile*, além de cólica do recém-nascido. A combinação de cepas VSL#3 já foi associada a melhora em quadros de colite ulcerativa e síndrome do intestino irritável.

Um recente estudo mostrou que a administração de uma combinação de *L. acidophilus*, *B. bifudum* e *B. longum* em recém-nascidos prematuros em um hospital na Inglaterra reduziu significativamente a incidência de ECN, quando essa combinação foi administrada nas primeiras 2 semanas de vida dos bebês, e nenhuma intercorrência relacionada com infecções foi reportada.[39]

Uma consideração importante na escolha da cepa a ser usada é que nem todos os probióticos são iguais, devendo-se avaliar separadamente os efeitos clínicos e a segurança de cada um deles. Além disso, não deve ser encorajado o uso de probióticos sem evidências de seus benefícios à saúde.

Considerações finais

O estudo do microbioma intestinal no início da vida abre um importante campo no conhecimento da fisiopatologia e terapêutica de diversas patologias intestinais graves do recém-nascido, como a ECN. Certamente, a possibilidade de identificação do microbioma intestinal pela técnica de extração do DNA permitirá um diagnóstico mais preciso e uma terapêutica mais eficaz através da combinação de pré e probióticos mais adequados à situação clínica.

Ações desenvolvidas na UTI neonatal, como a nutrição enteral mínima e o aleitamento materno, são imprescindíveis para a instalação de uma microbiota saudável, desde que o leite humano extraído fresco seja a maior fonte natural de probióticos, já que, certamente, contém a composição e a concentração bacteriana adequadas e individualizadas para cada recém-nascido. Talvez os efeitos benéficos da chamada "colostroterapia" decorram da colonização precoce do trato digestório do prematuro associada ao fornecimento das imunoglobulinas, em especial a IgA secretória.

Outro aspecto importante reside no uso de medicamentos, em especial antibióticos e inibidores da secreção gástrica, que podem selecionar a microbiota intestinal, diminuindo sua diversidade e ocasionando sobrecrescimento de filos bacterianos, como *Proteobacteria*, que apresentam intensa atividade inflamatória. Protocolos de atendimento devem disciplinar o uso desses medicamentos na UTI neonatal visando minimizar o problema.

Referências bibliográficas

1. Clemente JC, Ursell LK, Parfrey LW, Knight R The impact of the gut microbiota on human health: an integrative view. Cell. 2012; 148(6):1258-70.
2. Peterson LA, Artis D. Intestinal epithelial cells: regulators of barrier function and immune homeostasis. Nature Reviews Immunology. 2014; 14:141-6.
3. Hooper LV, Macpherson AJ. Immune adaptations that maintain homeostasis with the intestinal microbiota. Natures Reviews Immunology. 2010; 10:159-69.
4. Scholtens PA, Oozeer R, Martin R, Amor KB, Knol J. The early settlers: intestinal microbiology in early life. Annu Rev Food Sci Technol. 2012; 3:425-47.
5. Sekirov I, Russell SL, Antunes LC, Finlay BB. Gut microbiota in health and disease. Physiol Rev. 2010; 90:859-904.
6. Flint HJ, Scott KP, Louis P, Duncan SH. The role of the gut microbiota in nutrition and health. Nat Rev Gastroenterol Hepatol. 2012; 9:577-89.
7. Galperin MY. Genome diversity of spore-forming firmicutes. Microbiol Spectr. 2013 Dec; 1(2).
8. Guilloteau P, Martin L, Eeckhaut V, Ducatelle R, Zabielski R, Van Immerseel F. From the gut to the peripheral tissues: the multiple effects of butyrate. Nutrition Research Reviews. 2010; 23(2):366-84.
9. Furrie E. A molecular revolution in the study of intestinal microflora. Gut. 2006; 55(2):141-3.
10. Tannock GW. Molecular assessment of intestinal microflora. American Journal of Clinical Nutrition. 2001; 73:410s-414s.
11. Goodwin S, McPherson JD, McCombie WR. Coming age, 10 ten years of next-generation sequencing technologies. Nature Reviews Genetics. 2016; 17:333-51.
12. Yarza P, Yilmaz P, Pruesse E, Glöckner FO, Ludwig W, Schleifer KH, et al. Uniting the classification of cultured and uncultured bacteria and archaea using 16S rRNA gene sequences. Nature Reviews Microbiology. 2014; 12:635-45.
13. Wopereis H, Oozeer R, Knipping K, Belzer C, Knol J. The first thousand days – intestinal microbiology of early life: establishing a symbiosis. Pediatr Allergy Immunol. 2014; 25:428-38.
14. Funkhouser LJ, Bordenstein SR. Mom knows best: the universality of maternal microbial transmission. PLoS Biol. 2013; 11:e1001631.
15. Perez-Muñoz ME, Arrieta MC, Ramer-Tait AE, Walter J. A critical assessment of the "sterile womb" and "in utero colonization" hypotheses: Implications for research on the pioneer infant microbiome. Microbiome. 2017; 5(1):1-19.
16. Dominguez-Bello MG, Costello EK, Contreras M, Magris M, Hidalgo G, Fierer N, et al. Delivery mode shapes the acquisition and structure of the initial microbiota across multiple body habits in newborn. PNAS. 2010; 107:11971-75.
17. Taddei CR, Brandt K, Carneiro-Sampaio M. Microbiota humana. In: Trabulsi LR, Alterthum F. Microbiologia. 6. ed. Rio de Janeiro: Atheneu; 2015.
18. Kashyap PC, Marcobal A, Ursell LK, Smits SA, Sonnenburg ED, Costelllo EK, et al. Genetically dictated change in host mucus carbohydrate landscape exerts a diet-dependent effect on the gut microbiota. Proc Natl Acad Sci USA. 2013 Oct 15; 110(42):17059-64.
19. Gritz EC, Bandhari V. The human neonatal gut microbiome: a brief review. Frontiers in Pediatrics. 2015; 3:17.
20. Brandt K, Taddei CR, Takagi EH, Oliveira FF, Duarte RT, Irino I, et al. Establishment of the bacterial fecal community during the first month of life in Brazilian newborns. Clinics. 2012; 67:113-23.

21. Adlerberth I, Wold AE. Reduced enterobacterial and increased Staphylococcal colonization of infantile bowel: an effect of hygienic lifestyle? Pediatric Research. 2006; 59(1):96-101.

22. Fallani MAS, Uusijarvi A, Adam R, Khanna S, Aguilera M, Gil A, et al. Determinants of the human infant intestinal microbiota after the introduction of first complementary foods in infant samples from five European centres. Microbiology. 2011; 157:1385-92.

23. Carvalho-Ramos II, Duarte RTD, Brandt KG, Martinez MB, Taddei CR. Breastfeeding increases microbial community resilience. J Pediatr (Rio J). 2018; 94(3):258-67.

24. Tanaka S, Kobayashi T, Songjinda P, Tateyama A, Tsubouchi M, Kiyohara C, et al. Influence of antibiotic exposure in the early postnatal period on the development of intestinal microbiota. Fems Immunology and Medical Microbiology. 2009; 56:80-7.

25. Vael C. The importance of the development of the intestinal microbiota in infancy. Current Opinion in Pediatrics. 2009; 21:794-800.

26. World Health Organization. Indicators for assessing infant and young child feeding practices. Part I: definition. Geneva: World Health Organization; 2008.

27. ESPGHAN Committee on Nutrition. Supplementation of Infant Formula with Probiotics and/or Prebiotics: A Systematic Review and Comment by the ESPGHAN Committee on Nutrition. JPGN. 2011; 52:238-50.

28. Martin R, Makino H, Cetinyurek Yavuz A, Ben-Amor K, Roelofs M, Ishikawa E, et al. Early-Life events, including mode of delivery and type of feeding, siblings and gender, shape the developing gut microbiota. PLoS ONE. 2016; 11(6):e0158498.

29. Taddei CR, Oliveira FF, Duarte RTD, Talarico ST, Takagi EH, Carvalho IIR, et al. High abundance of escherichia during the establishment of fecal microbiota in Brazilian children. Microbial Ecology. 2014; 67:624-34.

30. Laursen MF, Bahl MI, Michaelsen KF, Licht TR. First foods and gut microbes. Front Microbiol. 2017; 8:356.

31. Scholtens PA, Oozeer R, Martin R, Amor KB, Knol J. The early settlers: intestinal microbiology in early life. Annu Rev Food Sci Technol. 2012; 3:425-47.

32. Barile D, Rastall RA. Human milk and related oligosaccharides as prebiotics. Current Opinion in Biotechnology. 2013; 24:214-9.

33. Moreno Villares JM. Prebióticos en las fórmulas para lactantes. An Pediatr. (Barc). 2008; 68(3):286-94.

34. Bode L, Jantscher-Krenn E. Structure-function relationships of human milk oligosaccharides. Adv Nutr. 2012; 3(3):383S-91S.

35. Donovan SM, Comstock SS. Human milk oligosaccharides influence neonatal mucosal and systemic immunity. Ann Nutr Metab. 2016; 69(Suppl.)2:42-51.

36. Aujoulat F, Roudière L, Picaud JC, Jacquot A, Filleron A, Neveu D, et al. Temporal dynamics of the very premature infant gut dominant microbiota. BMC Microbiology. 2014; 14:325.

37. Feferbaum R, Moreira LN, Matuhara AM, Rivero MEJ, Taddei CR. Establishment of intestinal microbiota in surgical newborns with intestinal failure. Clin Nutr. 2017; 36(Suppl. 1):S185.

38. Szajewska H, Kołodziej M, Gieruszczak-Białek D, Skórka A, Ruszczyński M, Shamir R. Systematic review with meta-analysis: Lactobacillus rhamnosus GG for treating acute gastroenteritis in children – a 2019 update. Aliment Pharmacol Ther. 2019; 49(11):1376-84.

39. Robertson C, Savva GM, Clapuci R, Jones J, Maimouni H, Brown E, et al. Incidence of necrotising enterocolitis before and after introducing routine prophylactic Lactobacillus and Bifidobacterium probiotics. Arch Dis Child Fetal Neonatal. 2020; 105:F380-F386.

Capítulo 4

Manejo clínico do aleitamento materno

Marisa da Mata Aprile
Virginia Spinola Quintal

Introdução

O manejo da amamentação é a base para o pediatra ajudar na manutenção do aleitamento materno (AM). Além disso, o pediatra tem a oportunidade de orientar os pais de que o leite humano, por suas qualidades e composição únicas, é específico para cada criança, pois atende às suas necessidades nutricionais, imunológicas e às especificidades da sua maturação na fase em que se encontra da vida. O leite materno é produzido especificamente para cada criança, por um processo dinâmico, ativo e estruturado.[1] Ainda, oferece todas as demais vantagens que podem beneficiar não somente a criança, mas também a mãe, a família e a sociedade, quando a prática da amamentação está efetivada, como é o recomendado: "Aleitamento materno exclusivo nos primeiros 6 meses, que deverá ser oferecido desde a sala de parto até os 2 anos de idade".[2]

Apesar do reconhecimento do leite humano como alimento ideal para o lactente, o índice de AM no Brasil se mantém muito baixo. Vários são os aspectos que intervêm nesse indicador, mas, sem dúvida, a habilidade do profissional em conduzir a lactação é um fato a se considerar.[3]

Este capítulo tem como objetivo ajudar na resolução das dificuldades relacionadas com o AM que aparecem no dia a dia do consultório.

Consulta pediátrica na gravidez

A clínica do AM deve ser iniciada na gravidez. Desde 2014, a Agência Nacional de Saúde Complementar incluiu no rol de procedimentos a consulta pediátrica no pré-natal, no último trimestre da gestação, que deve ocorrer por volta da 32ª semana.

Essa consulta é um momento importante para o estabelecimento de vínculo e a empatia com o pediatra, que deve procurar entender como essa mulher se sente com a proximidade do parto, esclarecer suas dúvidas e diminuir suas ansiedades. Também, deve se inteirar da rotina do pré-natal, de quantas consultas foram realizadas, quais vacinas foram aplicadas, o seu perfil imunológico, de alimentação e seus hábitos (p. ex., ingestão de bebidas alcoólicas, tabagismo) e se faz uso de vitaminas.

Nessa consulta, o profissional conhecerá o pensamento da gestante sobre os tipos de parto, a importância do contato pele a pele precoce e a amamentação. Vale a pena esclarecer que o contato pele a pele leva a criança a adquirir a flora bacteriana protetora da mãe, ajuda para que a pega seja mais adequada e contribui para a maior duração da amamentação.[4] É importante também explicar os benefícios do aleitamento e dar instruções básicas de como amamentar, como posicionar o bebê no colo e sobre a pega adequada.

O exame das mamas é indispensável, devendo-se observar seu formato, a anatomia dos bicos e se está amadurecendo pelo aumento de volume e pelo escurecimento da aréola.

A gestante deve ser tranquilizada, a despeito do formato do bico encontrado, e ser lembrada de que bebês mamam as aréolas, e não os bicos. Não se recomenda mais o preparo das mamas com buchas, puxões nos bicos ou esfregando toalhas.

Banhos de sol nas mamas, pela manhã ou ao final da tarde, podem ser orientados, devendo-se evitar o uso de sabonete e hidratante na aréola – o sabonete pode ressecá-la e o hidratante deixá-la fina e com pouca resistência.

A mãe deverá ser orientada a retornar ao consultório o mais rápido possível após o nascimento do bebê; não deve deixar para a 2ª semana. Fissuras ocorrem nos primeiros dias, muitas vezes devidas ao ingurgitamento mamário, e podem ser fatais para a continuidade da amamentação. Pode-se, ainda, falar sobre cuidados com o recém-nascido (RN): o banho, coto umbilical, sono, posição para dormir etc.

Primeira consulta do recém-nascido ao pediatra

Nessa consulta, o pediatra precisa entender como a gestação ocorreu, assim como o parto e quais as experiências vivenciadas na maternidade, e se houve uso de fórmula durante a internação. É desejável que todos os familiares estejam com os olhos voltados para o RN, mas o pediatra deve ter a sensibilidade de se preocupar com a mãe em primeiro lugar. Entender como está seu emocional, seu cansaço, suas inseguranças. Perguntar como ela se sente para estabelecer uma relação de confiança e perceber quais reais motivos podem estar interferindo no sucesso do aleitamento.

No momento de indagar sobre os antecedentes familiares, será importante incluir os antecedentes de amamentação da mãe (caso já tenha outros filhos), de sua mãe e sogra. O que pensa o pai sobre a amamentação e quais são os conhecimentos que ela tem sobre o AM e como idealizou esse processo dentro de sua realidade de vida.

Exame da mama puerperal

O profissional deve respeitar a cultura da família; mostrar que está disponível para apoiá-la, mostrar-se respeitoso e antecipar que será necessário examinar as mamas, solicitando à mãe autorização para o exame, explicar cada movimento que realizará, já que ela nem sempre espera que o pediatra examine suas mamas. Inicialmente, fazer a inspeção das mamas, observando o formato e o tamanho das mamas e dos bicos.

Tamanho das mamas

Se houver um bom manejo da lactação, o tamanho não será obstáculo, mas mamas gigantes podem dificultar o posicionamento do bebê. É possível lançar mão da tipoia para as mamas. Ela poderá ser montada com uma fralda de tecido amarrada ao pescoço da mãe, e sua largura dependerá do tamanho das mamas (Figura 4.1). As mãos ficarão livres e a mãe terá mais facilidade para posicionar seu filho.

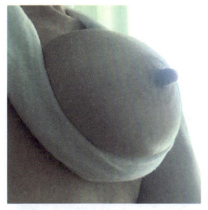

Figura 4.1 – *Mama sustentada por tipoia.*
Fonte: Acervo das autoras.

Ingurgitamento mamário

Causa mais comum de pega incorreta, resulta em dor e formação de fissuras.[5] No ingurgitamento mamário, ocorre congestão vascular e/ou linfática. Deve ser prevenida por meio de mamadas precoces, já na sala de parto, pela não utilização de complementos e por mamadas em livre demanda. O ingurgitamento, quando fisiológico, é discreto e indica que o leite está descendo. Quando se agrava, torna a mama tensa, brilhante e dolorida, havendo distensão tecidual que causa desconforto. Pode ocorrer febre e a aréola edemaciada dificulta a pega (Figura 4.2).

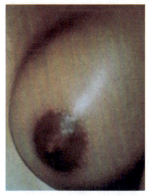

Figura 4.2 – *Ingurgitamento mamário.*
Fonte: Curso IHAC, Ministério da Saúde.

O pediatra deve estar atento porque a mama parecerá estar cheia de leite, mas ele não flui. De maneira geral, esse é um momento de grande angústia porque a mãe tem dor, está desconfortável e o RN chora.

O tratamento é feito por meio de massagens suaves, compressas frias por tempo aproximado de 13 minutos, tendo-se o cuidado de proteger a pele para não queimá-la com o frio. A massagem na mama deve ser leve, com a mão espalmada da base da aréola em relação ao tórax, como uma drenagem linfática. A seguir, com os dedos indicador e médio, massageia-se a aréola, em movimentos circulares até que ela esteja macia pronta para a pega (Figura 4.3).

O aleitamento deve ser continuado, estimulando-se a livre demanda. Acertar a pega é fundamental.

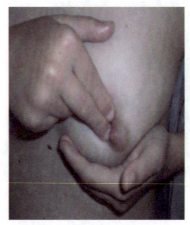

Figura 4.3 – *Massagem na aréola.*
Fonte: Curso IHAC, Ministério da Saúde.

Mamas cheias

A mama cheia pode ser consequência de uma grande produção de leite, início tardio da amamentação, restrição das mamadas, baixa extração de leite da mama e pega ineficaz. A mama cheia, assim como a ingurgitada, dificulta a pega, podendo haver erosão do mamilo e dor. A aréola mostra-se cheia e o leite escorre com facilidade (Figura 4.4). O tratamento consiste na massagem, principalmente na aréola, para que seja esvaziada e facilite a pega, e pela extração do leite antes ou após as mamadas. É comum a criança engasgar-se devido ao excesso de leite que flui na sua boca, caso em que se deve realizar a ordenha antes da mamada.[5]

Mama empedrada

O leite é um fluido semiplástico, isto é, ele muda de estado físico. Nesse caso, o leite se acumula no interior do alvéolo e a pressão exercida pela parede do alvéolo e ductos lhe confere uma mudança intermolecular. Há um rearranjo dos espaços intermoleculares com aumento progressivo na viscosidade do leite, que dará à palpação a sensação de formação de nódulos endurecidos, conhecidos como "leite empedrado".[5,6]

Isso se deve à baixa extração de leite ou à retirada ineficiente de leite de alguns setores da mama. O tratamento consistirá basicamente em massagem, ordenha, aumento da frequência das mamadas e mudanças na posição do bebê no momento de mamar.[6]

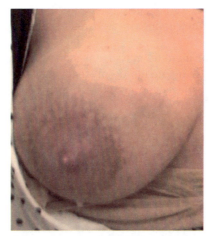

Figura 4.4 – *Mama cheia – observar que o leite flui, a mama e a aréola estão cheias, o mamilo quase não é percebido e apresenta erosão.*
Fonte: Acervo das autoras.

Mamilos planos e pseudoinvertidos

Ao se deparar com mamas com mamilos planos ou pseudoinvertidos, os profissionais devem, inicialmente, fortalecer a autoestima da mãe lembrando que o bebê não retira o leite dos mamilos, e sim da aréola. Há uma grande variação do complexo mamilo-areolar nas mulheres.[7]

Para que a criança consiga abocanhar e sugar a aréola, ela deve estar bem macia; para isso, é necessário massageá-la e fazer a extração do leite.

Como o mamilo apresenta reflexo de ereção, antes de cada mamada pode-se estimulá-lo com movimento de rotação e puxá-lo levemente, um procedimento simples que auxiliará muito na pega. Em seguida, oferece-se o peito fazendo uma prega na aréola e, quando o bebê abrir a boca, introduz-se a aréola sobre a língua. O mamilo pode se formar com a sucção do bebê.

Mamilos invertidos verdadeiros

Embora compreenda uma situação muito rara, se o pediatra estiver ciente de que se trata de mamilo invertido verdadeiro, o mais importante é lembrar que bebês sugam a aréola (Figura 4.5). A confiança da mãe geralmente está abalada e é importante recuperá-la por meio da escuta e do apoio prático. Mais uma vez, deve-se deixar a aréola bem macia e, então, colocá-la o máximo possível dentro da boca da criança, sobre a língua. Deve-se evitar o intermediário de silicone ou outros tipos de bico. É importante que o RN não esteja muito faminto. O início do processo nem sempre é fácil e, se o bebê entrar em choro de desespero, será preciso interromper o procedimento e esperar que ele se acalme.

Não é recomendado o uso de conchas para formação de bicos, já que elas podem comprimir a glândula, ferir e provocar infecção (Figura 4.6).

Pega

A pega incorreta é a causa mais frequente de dor e pode causar verdadeiros desastres na mama, chegando até ao abscesso mamário.

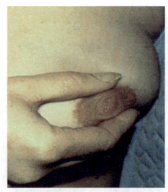

Figura 4.5 – *Mamilo invertido verdadeiro – retrai quando a aréola é comprimida.*
Fonte: Curso IHAC, Ministério da Saúde.

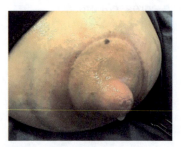

Figura 4.6 – *Lesão na aréola devido ao uso da concha.*
Fonte: Acervo das autoras.

Para facilitar a pega, o posicionamento do RN no colo deve estar correto, ou seja:
1. Barriga do RN voltada para a barriga da mãe.
2. Cabeça e ombros, do RN, alinhados.
3. Mãe relaxada em posição confortável.
4. Caso a mãe esteja com muita dor, após parto cirúrgico e opte por amamentar deitada, é aconselhável que a cabeça do RN esteja apoiada no seu braço (Figura 4.7).

Para facilitar a pega, a mão da mãe deve ser colocada na forma de C abaixo da mama (Figura 4.8) e a parte inferior da aréola precisa estar mais dentro da boca do bebê do que a parte superior. A boca deve estar bem aberta e os lábios virados para fora (boca de peixinho). O queixo deve tocar a mama (Figura 4.9). A mãe, se necessário, poderá usar o dedo indicador da mão que segura a mama e puxar o queixo do bebê para posicionar corretamente a língua.[7]

A Figura 4.10 mostra como a retirada do leite da mama, pela criança, exige trabalho de todo o aparelho fonoarticular. A língua da criança leva o mamilo para o palato mole, a boca é vedada pelo músculo orbicular do lábio, forma-se um vácuo na cavidade oral e a extração do leite se dá por meio de ondulações da língua, que comprimem a aréola no palato.

Esse padrão de sucção explica o motivo pelo qual o uso de mamadeiras e chupetas confunde a pega, causa fissuras nas mamas e diminui a extração de leite. Com o uso de bicos artificiais, o bebê posterioriza a língua, a sucção é feita por meio de movimentos labiais e, via de regra, esses bicos param no palato duro.[8]

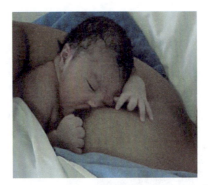

Figura 4.7 – *RN mamando deitado com a cabeça apoiada no braço da mãe.*

Fonte: *Acervo das autoras.*

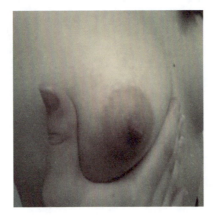

Figura 4.8 – *Mão em C.*

Fonte: *Acervo das autoras.*

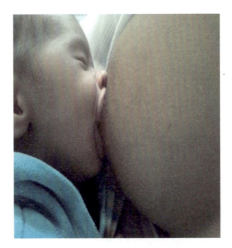

Figura 4.9 – *Boa pega.*

Fonte: *Acervo das autoras.*

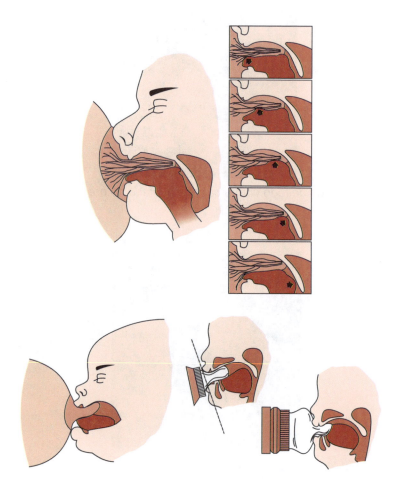

Figura 4.10 – *Posicionamento correto da língua na mama, na pega incorreta e nos bicos de mamadeira ou chupeta.*

Fonte: Adaptada do Curso da IHAC, Ministério da Saúde.

Massagem nas mamas

Todas as mulheres desde a gestação ou pelo menos no período puerperal devem ser orientadas sobre as massagens e a extração do leite das mamas, pois nos primeiros meses o bebê não consegue consumir toda a produção de leite, o que provoca, além de desconforto para a mãe, eventuais complicações, como trauma mamilar, ingurgitamento mamário e ducto bloqueado.[5]

Para a massagem, deve-se usar uma das mãos espalmadas para servir de apoio à mama massageada, enquanto a outra mão faz movimentos circulares curtos (Figura 4.11).

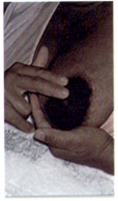 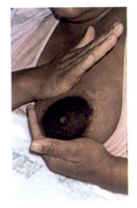 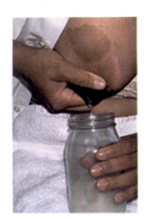

Figura 4.11 – *Massagem e extração do leite.*

Fonte: Curso IHAC, Ministério da Saúde.

Extração do leite

Para extrair o leite, o polegar e o indicador devem correr pela mama até a base da aréola e, com um movimento suave em pinça, deverá apertar e soltar repetidamente (Figura 4.12). Não deve haver dor.

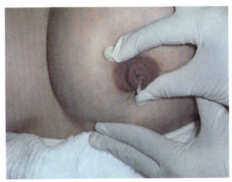

Figura 4.12 – *Extração de leite.*

Fonte: Curso IHAC, Ministério da Saúde.

Para extrair o leite, pode-se usar também bombas elétricas ou manuais, lembrando que estas podem causar danos ao mamilo, devido à pressão de sucção.[9]

Recordando a sequência da consulta: examinamos as mamas, ensinamos a lactante a massagear e a extrair seu leite, colocamos o bebê para mamar e observamos a pega e o posicionamento do bebê no colo da mãe. É possível utilizar o documento de observação da mamada proposto pela Organização Mundial da Saúde/Fundo de Emergência Internacional das Nações Unidas para a Infância/Ministério da Saúde (OMS/UNICEF/MS), de 1992 (Quadro 4.1).

O intervalo entre as consultas na primeira semana deve ser de 2 dias, pois várias situações poderão prejudicar o AM e será importante revertê-las o mais rapidamente possível.

NUTRIÇÃO NA CONSULTA PEDIÁTRICA: COMO CONDUZIR

Quadro 4.1 – Formulário de observação da mamada	
Nome da mãe: _____	
Data: _____	
Nome do bebê: _____	
Idade do bebê: _____	
Sinais de que a amamentação vai bem	**Sinais de possível dificuldade**
SEÇÃO A – Observação geral	
Mãe	
☐ Mãe parece saudável	☐ Mãe parece doente ou deprimida
☐ Mãe relaxada e confortável	☐ Mãe parece tensa e desconfortável
☐ Mamas parecem saudáveis	☐ Mamas avermelhadas, inchadas/doloridas
☐ Mama bem apoiada, com dedos fora do mamilo	☐ Mama segurada com dedos na aréola
Bebê	
☐ Bebê parece saudável	☐ Bebê parece sonolento ou doente
☐ Bebê calmo e relaxado	☐ Bebê inquieto ou chorando
☐ Sinais de vínculo entre a mãe e o bebê	☐ Sem contato visual mãe/bebê, apoio frágil
☐ O bebê busca/alcança a mama se está com fome	☐ O bebê não busca, nem alcança
SEÇÃO B – Posição do bebê	
☐ A cabeça e o corpo do bebê estão alinhados	☐ Pescoço/cabeça do bebê girados ao mamar
☐ Bebê seguro próximo ao corpo da mãe	☐ Bebê não é seguro próximo
☐ Bebê de frente para a mama, nariz para o mamilo	☐ Queixo e lábio inferior opostos ao mamilo
☐ Bebê apoiado	☐ Bebê não apoiado
SEÇÃO C – Pega	
☐ Mais aréola é vista acima do lábio superior do bebê	☐ Mais aréola é vista abaixo do lábio inferior
☐ A boca do bebê está bem aberta	☐ A boca do bebê não está bem aberta
☐ O lábio inferior está virado para fora	☐ Lábios voltados para frente/virados para dentro
☐ O queixo do bebê toca a mama	☐ O queixo do bebê não toca a mama
SEÇÃO D – Sucção	
☐ Sucções lentas e profundas com pausas	☐ Sucções rápidas e superficiais
☐ Bebê solta a mama quando termina	☐ Mãe tira o bebê da mama
☐ Mãe percebe sinais do reflexo da oxitocina	☐ Sinais do reflexo da oxitocina não percebidos
☐ Mamas parecem mais leves após a mamada	☐ Mamas parecem duras e brilhantes

Fonte: OMS/UNICEF/MS, 1992.

Recém-nascidos que relutam para pegar o peito

A mãe relata que a criança chora ao se aproximar do peito, algumas vezes mesmo estando com a boca aberta, mas não faz a pega ou não suga.

A primeira hipótese é a de confusão de bicos. Deve-se verificar se está havendo uso de fórmula láctea, mamadeira ou chupeta, que poderão resultar em dificuldade para abrir a boca e para anteriorizar a língua.[10]

Outras causas consistem em dor decorrente de uma fratura de clavícula, obstrução nasal, dificuldade em abocanhar a aréola devido ao excesso de produção de leite. Ainda, alguém poderá, ao tentar ajudar, estar empurrando a cabeça da criança em direção ao peito, caso no qual ela apresenta como reflexo jogar a cabeça para trás.

Recém-nascidos que choram muito

Na maior parte das vezes, o choro é interpretado como fome, principalmente na 1ª semana, quando o ganho de peso pode não ocorrer fisiologicamente. Representa um dos maiores motivos para introdução precoce e inadequada de complemento lácteo. O choro é a forma de comunicação do RN e pode ocorrer por desconforto (roupas, ambiente), cansaço, dor, necessidade de contato físico (quer colo e os pais não querem deixá-lo mal-acostumado), agitação (mãe que fuma, ingere cafeína ou álcool). A fome também deverá ser considerada. Nessa situação, a família comparece à consulta um tanto desestruturada devido ao cansaço. Nossa postura deverá ser acolhedora, mostrando que compreendemos a preocupação. Assim, aceitamos a queixa e conversamos no sentido de ajudar a família a reconhecer e a descobrir as peculiaridades de seu RN. O contato físico costuma acalmar o bebê, e levá-lo ao seio quando está calmo ajuda na pega. Também ajudam mostrar à mãe posições de aconchego e, certamente, afastar doenças no bebê.

Bebês que dormem muito

Será uma situação preocupante se a criança for prematura ou de baixo peso devido à sua baixa reserva metabólica. O médico deve se certificar se a criança não está recebendo nenhum complemento, se a sonolência não é consequência de algum medicamento prescrito à criança e afastar hipotireoidismo. Se a criança tiver bom peso, nasceu a termo e o espaçamento entre as mamadas for de até 4 horas, o pediatra não tomará nenhuma conduta. Se dormir e pular uma mamada durante a madrugada, não necessitará ser acordado. Caso haja baixo ganho de peso, será importante acordar a criança em intervalos menores. Uma boa prática é trocar as fraldas para que ela desperte. A posição de cavaleiro deixa a criança mais desperta e é usada em bebês sonolentos, prematuros, neuropatas e com fissura palatina (Figura 4.13).

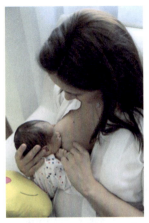

Figura 4.13 – *Posição em cavaleiro. A criança fica praticamente sentada, com o corpo voltado para o corpo da mãe. A cabeça é sustentada pelas mãos da mãe.*

Fonte: Acervo das autoras.

Baixo ganho de peso

Um RN pode ter um baixo ganho de peso por vários fatores, além de, geralmente, um fator interferir no outro como uma cascata, agravando cada vez mais a situação.

Baixa produção de leite

- Pega: a situação mais comum para baixa produção de leite é uma pega inadequada. A criança não faz uma extração de leite suficiente e, consequentemente, há menor produção láctea (fase III da lactogênese).
- Restrição das mamadas: muitos pais acham que a criança deve ter regras desde o início da vida e colocam horário para as mamadas, não obedecendo à livre demanda, sem se darem conta de que muitas vezes a criança parece estar saciada ao relaxar no peito, mas, na verdade, o aconchego fez com que adormeça. Dessa forma, a criança recebe menos leite do que precisa e terá ganhado peso insatisfatório.[10]
- Complementação das mamadas com leite industrializado: a mãe acha, por algum motivo, que tem pouco leite e, no lugar de acertar a pega, aumentar o número de mamadas, descansar e alimentar-se melhor, oferece a mamadeira. Essa situação, além de levar ao desmame devido à confusão de bico, faz com que a produção de leite caia cada vez mais, porque, a cada complementação, há menor estímulo à produção de prolactina.
- Bicos e chupetas: como foi dito anteriormente, o uso de bicos, mamadeira, chupetas e intermediários poderá causar a confusão de bicos e dificultar a pega, com menor ganho de peso. Para que o bebê faça uma boa pega, a língua deverá estar anteriorizada, a boca bem aberta, a fim de conseguir abocanhar parte da aréola (em maior quantidade, a aréola inferior). Quando a criança chora, sua língua fica posteriorizada, momento no qual não se deve tentar fazer com que ela mame, e sim, antes, acalmá-la. O uso de bicos afeta a dinâmica oral e interfere na pega; normalmente, essas crianças ficam com a boca aberta diante da mama e não conseguem abocanhar, pois esperam que o bico entre na cavidade oral e não conseguem levá-lo até o palato mole. Depois de alguns minutos, choram por não conseguirem e, em geral, a mãe interpreta que a criança está rejeitando o peito. Nesses casos, é preciso interferir ajudando o bico e a aréola a entrarem na cavidade oral. O bico deve ser direcionado para o palato, pois, assim, estimulamos o reflexo de pega. O reflexo de procura é estimulado quando o bico roça as comissuras labiais, os lábios ou as bochechas. Para que a criança abocanhe com maior facilidade, a mão deve ser colocada sob o peito em forma de C, e, se a mama for muito grande, é possível ajudá-la utilizando a tipoia na mama.[11]
- Questões maternas levando à baixa produção de leite: fadiga, estresse, ansiedade, falta de confiança, dor ao amamentar, rejeição à maternidade, *blues* (tristeza materna) e, ainda, o uso de medicamentos.
- Gemelares: a fadiga representa um fator muito importante e pouco valorizado, constituindo a principal causa do não sucesso na amamentação de gemelares. As mães devem receber apoio nas suas atividades e nos cuidados dos bebês. No caso de trigêmeos ou mais, a mãe poderá suplementar o leite no copinho e manter os bebês em aleitamento misto usando sistema de rodízio de mamas e de bebês.[12]
- Cirurgia de redução de mamas: técnicas antigas, nas quais o cirurgião inadvertidamente retira parte dos lóbulos mamários; podem ser causa da diminuição de produção de leite.
- Uso de próteses mamárias: a prótese normalmente não deverá afetar a produção de leite, exceto quando é muito volumosa, pois acarretará a compressão da glândula sob a pele e diminuição da produção de leite, por promover hipoplasia da glândula mamária.

Tratamento da baixa produção de leite/baixo ganho de peso

A primeira ação será rever as questões relacionadas com a mãe. Orientá-la a dormir quando o bebê dorme e procurar apoio para as tarefas da casa. Quanto aos líquidos, lembrá-la da necessidade de ingerir 2 a 3 L por dia. Quanto à alimentação, aumentar o consumo de alimentos ricos em gorduras boas, como peixe, nozes, castanhas, azeite de oliva, carne etc. A gordura do leite vem direto da alimentação materna, conseguindo-se, assim, aumentar o aporte energético pela alimentação materna.[13]

Procurar acalmá-la quanto ao ganho de peso e passar confiança quanto à possibilidade de reversão do quadro.

É importante rever e ponderar com a família a questão da chupeta. Nesse caso, também será necessário acertar todos os demais fatores, como pega, posicionamento e restrição de horário.

Quando a perda de peso é significativa, a complementação do leite deverá ser considerada até que a lactante aumente sua produção e a criança ganhe peso. A melhor maneira de complementar o leite, quando a mãe está presente, é pelo método da translactação. Se for prematuro, será necessário que o bebê já apresente sucção forte e ritmada.[14]

Para esse procedimento, são necessários um frasco pequeno para colocar o leite, uma fita para amarrá-lo ao pescoço da mãe, uma sonda nasoenteral n. 4 ou 6 e micropore. O frasco com leite será amarrado ao pescoço da mãe posicionado entre os seios, com uma das pontas da sonda dentro do leite e a outra presa ao lado da aréola com micropore, de modo que a ponta da sonda termine onde começa o mamilo (Figura 4.14).

Esse aparato é denominado suplementador. O frasco deve estar a uma altura que não permita a descida espontânea do leite, mas possibilite que a criança, ao sugar, receba o leite pela sonda. A duração dessa mamada deve ser semelhante à da mamada normal, pois, assim, haverá estímulo à produção de prolactina suficiente para aumentar a produção de leite.

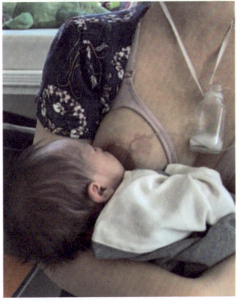

Figura 4.14 – *Translactação.*

Fonte: Acervo das autoras.

Mamilo fissurado

A dor no momento da pega não deve durar mais que alguns segundos. Uma "fisgada" e um "puxão" no início da mamada podem ser normais, geralmente causados por ductos não preenchidos de leite. Se continuada, é sinal de que algo não vai bem e pode promover escoriações, fissuras, mastites e, mais adiante, um abscesso mamário.

A principal causa é a pega inadequada. Para a prevenção, é preciso se atentar à condição da pega, já descrita. Evitar o uso do bico intermediário, pois causa confusão de bico, é difícil de ser retirado e, com ele, o bebê extrai 30% menos leite. No tratamento, podem-se usar pomadas à base de lanolina, ventilar o seio e mudar as posições no momento de cada mamada (cavaleiro e invertida).[15]

A mama fissurada pode grudar no sutiã ou nos protetores; para que isso não aconteça, é possível lançar mão de uma medida caseira que costuma ajudar. Quase todas as mães têm "paninhos de boca" que são feitos de tecido bem macio. Ela deverá enrolá-lo e colocá-lo sobre a aréola abaixo do sutiã. Dessa forma, os mamilos serão arejados, ajudando na cicatrização (Figura 4.15).

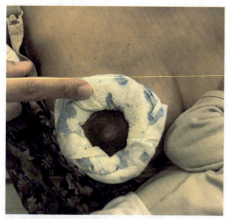

Figura 4.15 – *Protetor caseiro para mamilo.*
Fonte: Acervo das autoras.

Mama empedrada

Devido à estase por baixa retirada de leite, por alta produção, ou, ainda, por ductos bloqueados, é possível encontrar áreas endurecidas, popularmente conhecidas como "leite empedrado".[6]

Pode ser decorrente da extração inadequada do leite. Temos que acertar a pega, retirar os bicos e os complementos, caso estejam sendo usados.

Quando ocorre por excesso de produção, a mãe deverá fazer a retirada do leite excedente, que poderá ser doado a um banco de leite humano (BLH).[16]

No *site* da Rede Nacional de Bancos de Leite Humano, pode-se encontrar o BLH mais próximo à residência.[16] Por meio de contato telefônico, a mãe receberá todas as informações necessárias para ser doadora, a forma de coleta e armazenamento adequados no próprio domicílio, sem que ela tenha que se dirigir ao BLH.

Quando a causa é ducto bloqueado, o profissional deve se certificar se ocorreu pós-cirurgia ou devido à compressão das mamas no sutiã – em geral, ocorre em mamas naturalmente gigantes ou com próteses.

No ducto bloqueado por lesão acidental decorrente de cirurgia redutora, recomendam-se compressas frias no local para diminuir a produção de leite e massagens suaves para diminuir o nódulo. Quando é por compressão, deve-se realizar massagens, extração de leite ou mamadas mais precoces.

Mastite

A mãe apresenta mal-estar, dores no corpo e pode ter febre e calafrios. A maior incidência se dá na 3ª semana pós-parto.[5]

O agente etiológico mais frequente é o *Staphylococcus epidermidis* ou *Staphylococcus aureus*.

O tratamento consiste em compressas frias para melhora da dor, seguidas de massagem e ordenha. Pode-se lançar mão de anti-inflamatórios, analgésicos, antitérmicos e antibióticos. Os antibióticos mais usados são cefalosporinas, amoxacilinas/clavulanato, oxacilina, vancomicina, eritromicina e metronidazol.

As mamadas devem ser mantidas e com maior frequência. A mãe deve retornar para avaliação com frequência para que se possa acompanhar se há formação de coleções (abscesso mamário).

Abscesso mamário

A conduta deverá ser internação e drenagem cirúrgica. A amamentação será mantida na mama sadia e, assim que possível, na mama afetada.

Considerações finais

Apesar de a amamentação ser um evento que sofre influência de vários fatores, é importante que o pediatra tome consciência do seu papel, pois sua atuação será decisiva na manutenção do AM.

Referências bibliográficas

1. Hinde K, German JB. Food in an evolutionary context: Insights from mother's milk. J Sci Food Agric. 2012; 92:2219-23.
2. World Health Organization. Nutrition: Breastfeeding. 2018. Disponível em: www.who.int/nutrition/topics/exclusive_breastfeeding/. Acesso em: 27 abr. 2021.
3. Santiago LB, Santiago FGB. Aleitamento materno: técnica, dificuldades e desafios. Residência Pediátrica. 2014; 4(3)(Supl. 1):S23-S30.
4. Brandt K, Taddei CR, Takagi EH, Oliveira FF, Duarte RTD, Irino I, et al. Establishment of the bacterial fecal community during the first month of life in Brazilian newborns. Clinics. 2012; 67(2):113-23.

5. Issler H. O aleitamento materno no contexto atual. Políticas, prática e bases científicas. São Paulo: Sarvier; 2008.
6. Brasil. Ministério da Saúde. Além da sobrevivência: práticas integradas de atenção ao parto, benéficas para a nutrição e a saúde de mães e crianças. Área Técnica da Criança e Aleitamento Materno. Brasília: Ministério da Saúde; 2010.
7. Giugliani ERJ. O aleitamento materno na prática clínica. J Pediatria. 2000; 76:238-52.
8. Brasil. Ministério da Saúde. Iniciativa Hospital Amigo da Criança: revista atualizada e ampliada para o cuidado integrado. Brasília: Ministério da Saúde; 2010.
9. Brasil. Ministério da Saúde. Departamento de Atenção Básica. Saúde da criança: nutrição infantil: aleitamento materno e alimentação complementar. Brasília: Ministério da Saúde; 2009. (Série A. Normas e Manuais Técnicos Cadernos de Atenção Básica.)
10. Giuliani ERJ. Problemas comuns na lactação e seu manejo. J Pediatr. 2004; 80(5 Supl.):S147-54.
11. Brasil. Ministério da Saúde. Nota Técnica Conjunta n. O1/2010 Anvisa. Disponível em: https://portaldeboaspraticas.iff.fiocruz.br/biblioteca/nota-tecnica-conjunta-no-01-2010-anvisa-e-ministerio-da-saude-sala-de-apoio-a/. Acesso em: 27 abr. 2021.
12. Brasil. Ministério da Saúde. RNBLH. Manual de Processamento e controle de qualidade no Brasil [on-line]. Disponível em: http:/www.fiocruz.br/redeblh. Acesso em: 27 abr. 2021.
13. Brasil. Agência Nacional de Vigilância Sanitária (Anvisa). Banco de leite humano: funcionamento, prevenção e controle de riscos. Brasília: Anvisa; 2008.
14. Brasil. Ministério da Saúde. RNBLH – BLHs no Brasil [on-line]. Disponível em: http:/www.fiocruz.br/redeblh. Acesso em: 27 abr. 2021.
15. Brasil. Ministério da Saúde. Agencia Nacional de Vigilância Sanitária. Resolução RDC n. 171, de 04 de setembro de 2006. Dispõe sobre o Regulamento Técnico para o funcionamento de Bancos de Leite Humano. Diário Oficial da União; Poder Executivo, de 05 de setembro de 2006.
16. Brasil. Ministério da Saúde. Rede BLH-Br. Procedimentos Técnicos para Ordenha, Manipulação e Administração do Leite Humano Cru Exclusivo da Mãe para o próprio filho em Ambiente Neonatal, publicada em 26 de maio de 2017 e atualizada em 2018. Disponível em: http://www.rblh.fiocruz.br. Acesso em: 25 jan. 2021.

Capítulo 5

Alimentação complementar do lactente e primeiros 2 anos de vida

Priscila Maximino
Nathalia Gioia de Paula
Raquel Ricci

Introdução

Segundo a Organização Mundial da Saúde (OMS), a alimentação complementar é definida pelo processo que se inicia quando o aleitamento materno não é mais suficiente para suprir sozinho as necessidades nutricionais do lactente.[1] A Sociedade Brasileira de Pediatria (SBP) define a alimentação complementar como o conjunto de todos os alimentos, além do leite materno, oferecidos durante o período em que a criança continuará a ser amamentada ao seio sem exclusividade deste.[2]

O período de introdução da alimentação complementar é de elevado risco para a criança, tanto pela oferta de alimentos desaconselháveis, quanto pelo risco de sua contaminação devido à manipulação e ao preparo inadequado, favorecendo a ocorrência de doença diarreica e desnutrição. A qualidade nutricional é outro risco em virtude da necessidade aumentada de vitaminas e minerais. Com o crescimento acelerado do 1º ano de vida, o requerimento de nutrientes, como ferro e zinco, aumenta muito além do que o leite materno costuma oferecer; mais de 50% desses nutrientes deverão vir de fontes complementares por meio da alimentação. O Brasil enfrenta desafios importantes no que diz respeito à alimentação infantil em todas as faixas etárias. Mudanças na ingestão alimentar e nos hábitos alimentares mudaram o cenário da desnutrição para o aumento das taxas de sobrepeso e obesidade. Entretanto, o duplo impacto da má alimentação acomete o país de forma desigual, e, em algumas regiões, a crescente prevalência de obesidade coexiste com taxas importantes de desnutrição e carências nutricionais. Os determinantes dessa transição nutricional envolvem a disparidade na distribuição de renda, a estrutura de produção e acesso aos alimentos, e o papel dos programas e políticas, principalmente relacionados com o seu contexto histórico.[2]

A alimentação das crianças brasileiras é caracterizada pelo baixo consumo de frutas, vegetais e fibras, e pela ingestão elevada – e precoce – de frituras, salgadinhos e açúcar, sendo este último responsável pelo desinteresse no consumo de cereais, verduras e legumes e descobertas de outros sabores. Estudos recentes evidenciam a alta prevalência de problemas no processo de introdução da alimentação complementar, como: introdução precoce de alimentos como o leite de vaca; alimentação em consistência inadequada e baixa densidade energética; baixa biodisponibilidade de nutrientes; baixa oferta de frutas e vegetais; contaminação durante o processo de preparo e armazenamento dos alimentos; adição de açúcar ao leite; adição de alimentos processados ricos em açúcar, gordura e sal, frequentemente consumidos pela família.[2,3]

O pediatra é o cuidador de saúde primariamente envolvido no processo de introdução da alimentação complementar, e tem a oportunidade de monitorar as diferentes etapas do processo de desenvolvimento da alimentação na infância. O conhecimento correto e atualizado sobre a alimentação da criança é essencial para a avaliação e a orientação adequadas sobre sua nutrição.[2] Manuais elaborados por especialistas das principais autoridades em Pediatria e Nutrologia do Brasil e do mundo auxiliam os pediatras e familiares nas decisões sobre três aspectos cruciais para o êxito da alimentação complementar: o momento, o conteúdo e o método. Ressalta-se a importância de oferecer orientações individualizadas à realidade biopsicossocial da família e de estruturar um processo acessível e viável que reflita as preferências pessoais e as tradições culturais em cada caso. Desse modo, o pediatra deve explorar as expectativas, vivências e dúvidas dos cuidadores e incentivar uma comunicação recíproca e afetuosa entre quem alimenta e quem é alimentado.

O processo de desenvolvimento da alimentação na infância

O desenvolvimento da alimentação ocorre desde o período intrauterino e durante as diferentes fases da infância, especialmente nos primeiros 2 a 3 anos de vida. Esse processo é influenciado por diferentes fatores – como a família, os amigos, a escola e a mídia – ao longo da vida.[3]

Fatores ambientais e relacionais interferem no estabelecimento de bons hábitos alimentares, sobretudo em estágios precoces da vida, como o momento da introdução da alimentação complementar. Por sua vez, processos fisiológicos de formação, crescimento e organização de tecidos, órgãos e sistemas sofrem influência de fatores ambientais que incidem sobre estágios iniciais do desenvolvimento humano. De acordo com o conceito de programação precoce (*programming*), essa interação define, em grande parte, o estado de saúde ou de doenças de um indivíduo ao longo da vida. Componentes da dieta e dos alimentos são os principais fatores ambientais a influenciar o genoma humano em estágios de formação, modificando o funcionamento do organismo de maneira persistente.[2]

Outro exemplo de programação precoce refere-se à aquisição de preferências e hábitos alimentares, além da construção de uma boa relação com a alimentação, a partir de experiências que ocorrem no início da vida. As preferências alimentares inatas do bebê por doces e salgados podem ser moldadas e modificadas a partir da apresentação de alimentos variados e das experiências compartilhadas com a família nas refeições. Ainda, a exposição mais precoce aumenta o interesse por esses sabores.

Introdução da alimentação complementar: 6 a 12 meses
Práticas parentais

A família desempenha um papel decisivo na maneira como a criança aprende a comer, especialmente por meio de estratégias que os pais e cuidadores usam para estimular a alimentação no estágio de alimentação complementar. Além de decidirem o que a criança comerá, determinarão como ela será alimentada.[3]

A interação entre os pais e o bebê no início da vida tem efeito positivo ou negativo na nutrição e no crescimento, bem como no desenvolvimento social e cognitivo. Os aspectos positivos resultam de práticas adotadas por cuidadores responsivos, que estão atentos e interessados no processo de alimentação da criança e nos seus sinais de fome e saciedade. Quando há reciprocidade nessa relação, o cuidador é capaz de responder com prontidão às necessidades da criança, e a criança, por sua vez, consegue demonstrar seu desejo e comunicar suas necessidades através de diferentes sinais verbais e não verbais. Os aspectos negativos associam-se à adoção de práticas não responsivas, caracterizadas pela falta de reciprocidade entre o cuidador e a criança, pois, em cada situação, um dos dois envolvidos domina o processo. As práticas não responsivas – autoritárias ou permissivas – conferem maior risco para rápido ganho de peso e excesso de peso, tanto na infância quanto na vida adulta.[3]

Método

A transição da fase de amamentação para a alimentação complementar na infância é um momento de considerável aprendizado e, por isso, de previsíveis desafios. A introdução de alimentos e consistências novas é uma das crises previsíveis da infância. Dessa forma, a recomendação mais recente da Sociedade Brasileira de Pediatria é de que a introdução da alimentação complementar deve ser gradual, sob a forma de papas (alimentação de transição), oferecida com colher. Recomenda-se que, no momento da alimentação, o lactente receba os alimentos amassados oferecidos na colher, mas também manipule com as mãos, explorando as diferentes texturas dos alimentos. A colher deverá ter o tamanho adequado ao diâmetro da boca do lactente e ser preferivelmente de silicone, plástico ou de metal emborrachado para evitar o contato metálico direto com a língua. Recomenda-se iniciar com pequenas quantidades do alimento, entre 1 e 2 colheres de chá, colocando o alimento na ponta da colher e aumentando o volume conforme a aceitação da criança.[2] As frutas *in natura*, raspadas, amassadas ou picadas devem ser oferecidas em colher nessa idade. Os sucos (naturais e artificiais) devem ser evitados. A papa principal deve ser amassada, sem peneirar ou liquidificar.

A consistência dos alimentos deve ser progressivamente aumentada, respeitando o desenvolvimento da criança e evitando, desse modo, a administração de alimentos muito diluídos (com baixa densidade energética). A oferta prolongada de alimentos em purê (amassados) deve ser desencorajada e o lactente deve receber alimentos semissólidos em torno do 8º ao 10º mês de vida.[4] A carne não deve ser retirada após o cozimento, mas picada, tamisada (cozida e amassada com as mãos) ou desfiada, pois sua ingestão é fundamental para garantir a oferta adequada, principalmente, de ferro e zinco.[2]

A escolha dos alimentos deve respeitar os alimentos disponíveis em sua região e suas tradições familiares. Deve-se evitar a mistura dos alimentos no prato, oferecendo-os de forma individual, estimulando a percepção de diferentes texturas e o desenvolvimento de habilidades motoras orais. A partir dessas habilidades, preparações mais elaboradas podem ser inseridas na alimentação do lactente combinando consistências, texturas e sabores. A alimentação complementar deve permitir uma pequena liberdade inicial quanto às ofertas e aos horários, possibilitando a adaptação do mecanismo fisiológico da regulação da ingestão.[2] Por fim, é importante considerar o ambiente no qual a alimentação da criança acontece, no intuito de promover um momento prazeroso. Dessa forma, é necessário criar condições para a criança desenvolver o interesse pela alimentação, como: não utilizar distrações; observar se a criança está confortável; reservar um espaço tranquilo para a refeição; estar envolvido completamente no momento; olhar nos olhos da criança; sorrir como incentivo; usar palavras afetuosas e compartilhar as refeições com a criança.[3]

54 NUTRIÇÃO NA CONSULTA PEDIÁTRICA: COMO CONDUZIR

Além das recomendações publicadas oficialmente por comitês profissionais, há outras abordagens sendo difundidas, como *Baby-Led Weaning* (BLW), prática que defende a oferta de alimentos complementares em pedaços, tiras ou bastões. Sua abordagem não inclui alimentação com a colher e nenhum método de adaptação de consistência para preparar a refeição do lactente – como amassar, triturar ou desfiar. Os questionamentos dos pais e profissionais da saúde sobre a segurança e a viabilidade do BLW, o risco de engasgo e asfixia e os impactos sobre o crescimento e desenvolvimento ainda precisam ser esclarecidos. Até o momento, não há evidências de que o método tradicional de colher e progressão gradual da consistência seja menos estimulante ou menos importante. Além disso, as questões comportamentais que o BLW enfatiza – autonomia, responsividade, individualidade, variedade – também devem ser praticadas no método tradicional com a colher.[5]

Conteúdo

As necessidades nutricionais dos lactentes de 6 a 12 meses se baseiam em observações sobre lactentes saudáveis e com crescimento adequado. As recomendações de ingestão pela alimentação complementar refletem a diferença entre as necessidades totais do lactente e os nutrientes obtidos pelo aleitamento materno nos diferentes estágios.

De modo geral, recomenda-se o consumo de alimentos saudáveis, prioritariamente *in natura*, preparados em casa com boas condições de higiene. A introdução de frutas e vegetais no 1º ano de vida contribui para a implementação de hábitos alimentares saudáveis. É importante oferecer frutas como sobremesa após as refeições principais com a finalidade de favorecer a absorção do ferro não heme presente em fontes de ferro não animais.

Todos os grupos alimentares devem ser oferecidos a partir da primeira papa principal: cereais, tubérculos, leguminosas, legumes, verduras e proteínas animais. Os temperos *in natura*, como salsinha, cebolinha, manjericão, alecrim, tomilho, sálvia, coentro, entre outros, são permitidos na elaboração de preparações. A necessidade de energia (kcal/kg) é alta ao longo do 1º ano de vida, e a ingestão de gordura constitui um importante determinante do aporte energético nessa fase da vida. Recomenda-se que a ingestão de gordura corresponda a 40% da ingestão energética dos 6 aos 12 meses de vida, incluindo 100 mg/dia de ácido docosa-hexaenoico (DHA). A alimentação complementar pobre em gorduras resultará em baixa densidade energética, o que pode fazer com que a quantidade necessária seja maior do que a criança é capaz de ingerir. Por sua vez, uma dieta com alto teor de gordura (acima de 50% do aporte energético total) implica redução da variedade de nutrientes e alimentos. Os ácidos graxos poli-insaturados de cadeia longa (LCPUFA), especialmente o DHA, desempenham um importante papel no desenvolvimento da visão e do cérebro; os peixes gordurosos são fontes de DHA e devem ser incluídos na alimentação complementar no 1º ano de vida.

As necessidades de ferro proveniente dos alimentos complementares aumentam muito a partir do 6º mês de vida, quando os estoques endógenos do bebê se esgotam, e frequentemente não são atingidas pela alimentação complementar na prática. Portanto, recomenda-se o uso de alimentos fortificados e de suplementos de ferro.

O alto teor de proteínas da dieta na alimentação dos lactentes foi identificado como fator de risco para o excesso de peso [aumento de índice de massa corporal (IMC)] na infância. Uma ingestão média de 15% de proporção de proteínas no total de energia da dieta corresponde ao teor máximo aos 12 meses de vida, abaixo do qual parece não haver risco de ingestão excessiva de proteínas.

A recomendação atual da Sociedade Brasileira de Pediatria para a população geral de lactentes é de que alimentos que contêm glúten podem ser introduzidos após os 6 meses de vida juntamente com os demais alimentos que compõem a alimentação complementar.

Não se recomenda adicionar sal ao preparo da papa da alimentação complementar para lactentes até 12 meses e, após esta idade, usar sal com moderação. Alimentos ultraprocessados ou com adição de sal e açúcar não devem ser oferecidos antes do 2º ano de vida. O mel, a cafeína e as bebidas açucaradas também não devem ser oferecidos. O leite de vaca integral não deve ser introduzido como bebida antes do 2º ano de vida. Estudos sugerem que lactentes que consomem grande quantidade de leite de vaca têm maior risco de deficiência de ferro e de anemia ferropriva, o que reflete o baixo teor de ferro, a baixa biodisponibilidade de ferro do leite de vaca e a substituição de outros alimentos ricos em ferro.[2,4]

Momento

O leite materno é o único alimento que atende completamente às necessidades nutricionais e emocionais para o crescimento e desenvolvimento adequado dos lactentes nascidos a termo e saudáveis até o 6º mês de vida. Os Departamentos de Nutrologia e de Aleitamento Materno da SBP, a OMS e o Ministério da Saúde (MS) recomendam o aleitamento materno exclusivo até os 6 meses de idade. A partir desse período, está indicada a introdução da alimentação complementar.

De acordo com a Sociedade Europeia de Gastroenterologia, Hepatologia e Nutrologia Pediátrica (ESPGHAN, 2017), há poucas evidências sobre o momento mais oportuno para a introdução de alimentos específicos, resultando em variações nas recomendações em cada país que refletem aspectos culturais e econômicos e a disponibilidade de alimentos nas diferentes regiões do mundo. Para planejar a alimentação da criança, é necessário considerar as limitações fisiológicas do organismo dos lactentes. Entre o 4º e o 6º mês de vida, a criança encontra-se em estágio de maturidade fisiológica renal e gastrintestinal que possibilita a ingestão de alimentos complementares. Já o desenvolvimento neuropsicomotor necessário para viabilizar a introdução segura e efetiva de alimentos complementares ocorre a partir do 6º mês de vida. Conhecer os sinais de prontidão do lactente para introdução de alimentos sólidos é fundamental para o sucesso da alimentação complementar. Ao completar 6 meses de vida, grande parte dos lactentes saudáveis já apresenta a capacidade para se sentar sem apoio, sustentar a cabeça e o tronco, segurar objetos com as mãos e explorar estímulos ambientais. Outras aquisições são: o desenvolvimento oral, o desaparecimento do reflexo de protrusão da língua e o aparecimento dos movimentos voluntários e independentes da língua – estes são os aspectos motores que indicam que se pode iniciar a introdução de outros alimentos.[5]

De acordo com as recomendações do "Manual de Alimentação da infância à adolescência" (SBP, 2018), a primeira papa principal de misturas múltiplas deve ser oferecida a partir dos 6 meses de vida, no horário de almoço ou do jantar (iniciadas no horário em que a família também estiver se alimentando). A segunda papa de misturas múltiplas será oferecida a partir do 7º mês de vida. Dos 6 aos 11 meses, a criança amamentada ao peito estará recebendo 3 refeições com alimentos complementares ao dia (duas papas e uma de fruta). Por volta dos 8 a 9 meses, a criança pode começar a receber a alimentação na consistência habitualmente consumida pela família.

Os efeitos do momento de introdução da alimentação complementar no estado nutricional da criança ainda não foram amplamente estudados. As práticas adotadas na introdução da alimentação complementar são influenciadas pelo crescimento e pela ingestão energética, pois peso, ganho de peso e ingestão energética são preditores de introdução mais precoce de alimentos sólidos. Estudos randomizados controlados evidenciaram a associação de maior risco de obesidade no futuro à introdução de alimentos sólidos antes do 4º mês de vida. Finalmente, a introdução de alimentos potencialmente alergênicos, como ovo e peixe, pode ser realizada a partir do 6º mês de vida, mesmo em crianças com história familiar de atopia. Revisões sistemáticas concluíram que há um risco aumentado de alergia alimentar se os alimentos sólidos são introduzidos antes do 3º mês de vida. Os estudos que avaliaram os benefícios da introdução de alimentos alergênicos a partir dos 6 meses de vida observaram menor risco para o desenvolvimento futuro de alergias. Contudo, a introdução após 1 ano de idade parece aumentar ainda mais os riscos de alergia.[2,4]

Progressão da alimentação complementar: 12 meses a 2 anos

Recomenda-se que o aleitamento natural ou artificial seja mantido até os 2 anos ou mais – dependendo da escolha da mãe e do lactente. Porém, a partir do 1º ano de vida, o aleitamento não deve mais predominar na alimentação do lactente. O aleitamento corresponde a, aproximadamente, 50% e 30% das necessidades de energia e micronutrientes diárias do lactente aos 12 e 24 meses de idade, respectivamente, refletindo a ampliação gradual da alimentação complementar e a redução do volume lácteo para, aproximadamente, 600 mL por dia.

Segundo ano de vida

Caracteriza-se por um período de descobertas e aperfeiçoamento da relação do lactente com a alimentação, quando as escolhas e o consumo ocorrem a partir de preferências.[6] É um momento-chave para o estímulo da autonomia nas refeições, o que inclui o treinamento e o incentivo ao uso de dispositivos adequados para a idade e para o estágio de desenvolvimento (p. ex., uso de talheres pequenos, copo de transição, copo aberto). Nesse estágio, todas as consistências (líquida, pastosa, pastosa heterogênea, macia e sólida) e grupos alimentares devem estar presentes, bem como variadas combinações dos alimentos de cada grupo. Pular refeições importantes, por exemplo, café da manhã e hábitos ruins de lanches são práticas associadas ao excesso de peso nessa faixa etária.

O equilíbrio do controle sobre o processo de alimentação é fundamental para a construção de uma relação positiva com a alimentação durante o avanço da alimentação complementar. Por volta dos 2 anos, as dificuldades alimentares são mais prevalentes, sendo os desajustes relacionais entre o cuidador e o lactente importantes gatilhos para o estabelecimento desse problema.[7-9] Dessa forma, recomenda-se a prática de divisão de responsabilidades entre o cuidador e a criança, que ocorre da seguinte forma: o cuidador encarrega-se de determinar o quê, quando e onde comer; o lactente decide quanto comer.

Além dos aspectos nutricionais, a alimentação do lactente nesse estágio de desenvolvimento tem um papel social importante, contribuindo para o alinhamento dos hábitos do lactente aos hábitos alimentares da família a partir da prática de alimentação compartilhada, que contribui na ampliação do repertório alimentar em itens, consistências, texturas, sabores e preparações mais elaboradas. A inserção do café da manhã à rotina alimentar, junto à família, permite a inclusão de alimentos fontes de energia (pães, bolos sem adição de açúcar, panqueca, biscoitos caseiros sem adição de açúcar) e de derivados lácteos (iogurte natural sem adição de açúcar, queijo branco, queijo amarelo com baixo teor de gordura) e representa uma oportunidade de inclusão de frutas como fonte de fibras, vitaminas e minerais.[10] A oferta de suco de fruta deve ser desencorajada; a Sociedade Americana de Pediatria recomenda um volume máximo de 120 mL de suco por dia, sem prejuízo nutricional para crianças de 1 a 3 anos.

Entre o 1º e o 2º ano de vida, não há restrição ao consumo de proteínas animais, vegetais, carboidratos e leguminosas; recomenda-se atenção à qualidade dos alimentos, do preparo e de eventuais ingredientes adicionados ao preparo, evitando-se o excesso de sal, açúcar, condimentos industrializados e gordura. Nesse período, é necessário aumentar a ingestão de vitaminas D, E e K, complexo B, cálcio, cromo, cobre, flúor, magnésio, manganês, molibdênio, fósforo, potássio, sódio e cloro (*dietary reference intakes*). Diante desses ajustes nutricionais, recomenda-se a ingestão diária das porções descritas na Tabela 5.1. A oferta dessas quantidades pode ser distribuída ao longo do dia, como exibido na Tabela 5.2.[2]

Tabela 5.1 – Ingestão recomendada (porções) para crianças de 12 a 24 meses

Grupo alimentar	Porções (1 a 2 anos)
Fonte de energia – cereais, pães, tubérculos e raízes	5
Fonte de proteína vegetal – leguminosas	1
Fonte de proteína animal	2
Lácteos – leites, queijos e iogurtes	3
Fonte de micronutrientes – vegetais	3
Fonte de micronutrientes – frutas	4
Óleos e gorduras	2
Doces (geleia, doce caseiro sem açúcar)	1

Fonte: Adaptada de Philippi et al., 1999[11]; Ministério da Saúde, 2005.[2]

Tabela 5.2 – Exemplo de rotina de alimentação para o lactente de 12 a 24 meses

Desjejum	• Leite materno ou fórmula infantil de seguimento (volume médio de 200 mL) – 1 porção
Lanche da manhã	• Fonte de micronutrientes (fruta) – 1 porção + • Fonte de energia (carboidrato) – 1 porção
Almoço	• Fonte de energia – 2 porções • Fonte de proteína animal – 1 porção • Fonte de proteína vegetal – ½ porção • Fonte de micronutrientes (legumes + verdura) – 2 porções • Gordura de boa qualidade (adição) – 1 porção • Fonte de micronutrientes (fruta) – 1 porção
Lanche da tarde	• Fonte de micronutrientes (fruta) – 1 porção + • Fonte láctea (leite materno, fórmula infantil ou derivados lácteos – iogurte natural/queijo branco/queijo amarelo com baixo teor de gordura) – 1 porção
Jantar	• Fonte de energia – 2 porções • Fonte de proteína animal – 1 porção • Fonte de proteína vegetal – ½ porção • Fonte de micronutrientes (legumes + verdura) – 1 porção • Gordura de boa qualidade (adição) – 1 porção • Fonte de micronutrientes (fruta) – 1 porção
Lanche da noite	• Leite materno ou fórmula infantil de seguimento (volume médio de 200 mL) – 1 porção

Fonte: Nutricionistas Priscila Maximino e Raquel Ricci.

Finalmente, é importante lembrar que, ao completar 2 anos, a criança tem sua velocidade de crescimento estatural e o ganho de peso ponderal reduzidos, com consequente diminuição das necessidades nutricionais e do apetite. Portanto, a alimentação e a nutrição perdem o papel central entre os demais processos do desenvolvimento e se tornam secundárias às aquisições e ao aprimoramento de funções cognitivas, emocionais e sociais.

Referências bibliográficas

1. World Health Organization (WHO). 55th World Health Assembly. Infant and Young Children Nutrition; 2002.
2. Manual de Alimentação da infância à adolescência. 4. ed. rev. e ampl. Departamento de Nutrologia, Sociedade Brasileira; 2018.
3. Silva GAP, Costa KAO, Giugliani ERJ. Infant feeding: beyond the nutritional aspects. J Pediatr Rio J. 2016; 92(3 Suppl 1):S2-7.
4. Fewtrell M, Bronsky J, Campoy C, Domellöf M, Embleton N, Fidler Mis N, et al. Complementary feeding; a position paper by the ESPGHAN CoN. Journal of Pediatric Gastroenterology and Nutrition. 2017; 64(1):119-32.
5. Sociedade Brasileira de Pediatria. A Alimentação Complementar e o Método BLW (Baby-Led Weaning). Guia Prático de Atualização. n. 3. São Paulo: Departamento Científico de Nutrologia. Sociedade Brasileira de Pediatria; 2017.
6. Ramos M, Stein LM. Desenvolvimento do comportamento alimentar infantil. Jornal de Pediatria. 2000; 76(Supl. 3):S229-37.
7. Kerzner B. Clinical investigation of feeding difficulties in Young children: a practical approach. Clin Pediatr (Phila). 2009; 48(09):960-5.
8. Kerzner B, Milano K, MacLean WC Jr, Berall G, Stuart S, Chatoor I. A practical approach to classifying and managing feeding difficulties. Pediatrics. 2015; 135(02):344-53.
9. Almeida CAN, Mello ED, Ribas Filho D. Consenso da Associação Brasileira de Nutrologia sobre o uso de suplementos alimentares para crianças com dificuldades alimentares. International Journal of Nutrology. 2018; 11(Suppl. S1):S4-S15.
10. Brasil. Ministério da Saúde. Secretaria de Atenção Primária à Saúde. Departamento de Promoção da Saúde. Guia alimentar para crianças brasileiras menores de 2 anos. Ministério da Saúde, Secretaria de Atenção Primária à Saúde, Departamento de Promoção da Saúde. Brasília: Ministério da Saúde; 2019.
11. Philippi ST, Ribeiro LC, Latterza AR, et al. Pirâmide alimentar adaptada: guia para escolha dos alimentos. Rev Nutr. 1999; 12(1):65-80.

Capítulo 6

Composição e indicação das fórmulas infantis, das dietas enterais e dos suplementos nutricionais

Rubens Feferbaum
Patrícia Zamberlan
Mário Cícero Falcão

Fórmulas infantis

O leite humano é considerado o alimento ideal para o recém-nascido (RN) e o lactente. Sabe-se que o leite produzido por mães saudáveis é suficiente para suprir a todas as necessidades nutricionais durante os primeiros 6 meses de vida, de maneira exclusiva, e até 2 anos ou mais, com a alimentação complementar.[1]

O leite humano apresenta uma composição nutricional balanceada, que inclui todos os nutrientes essenciais, além de um grande número dos condicionalmente essenciais e de cerca de 45 tipos diferentes de fatores bioativos; muitos desses fatores contribuem para o crescimento e o desenvolvimento do lactente, bem como para a maturação de seu trato gastrintestinal. Entre eles, destacam-se fatores antimicrobianos, agentes anti-inflamatórios, enzimas digestivas, vários tipos de hormônios e fatores de crescimento.[2]

Os inúmeros benefícios do aleitamento materno para o organismo infantil incluem aspectos higiênicos, imunológicos, psicossociais e cognitivos, bem como aqueles relativos à prevenção de doenças futuras. Ainda, devem ser consideradas as vantagens econômicas provenientes do menor custo e do efeito anticoncepcional, bem como os benefícios do aleitamento sobre o organismo materno.[2]

Infelizmente, uma boa parcela de lactentes, por algum motivo, não recebe leite materno, situação na qual o pediatra tem a incumbência de prescrever a melhor alternativa. Na ausência ou impossibilidade do leite materno, existe a indicação de fórmulas infantis.

Fórmulas infantis são produtos lácteos modificados para a obtenção de composição nutricional semelhante à do leite materno humano, sendo definidas como o produto em pó ou líquido, destinado à alimentação de lactentes (0 a 36 meses), sob prescrição, em substituição total ou parcial do leite humano, para satisfazer às necessidades nutricionais desse grupo etário. Essas formulações devem seguir as especificações nutricionais descritas na legislação vigente, além de atenderem aos padrões do *Codex Alimentarius* da Food and Agriculture Organization (FAO)/Organização Mundial da Saúde (OMS), serem nutricionalmente adequadas e seguras, aceitáveis em paladar e odor, e estarem facilmente disponíveis para aquisição.[3,4]

O modelo da fórmula é sempre o leite humano. Para que esse modelo seja, ao menos, parcialmente alcançado, é necessário reduzir o conteúdo proteico e adequar a relação proteínas do soro/caseína (no leite materno é 60:40 e no leite de vaca é de 20:80). Além disso, deve haver redução do teor de gorduras (saturadas), adição de gorduras vegetais (insaturadas) e de ácidos graxos essenciais (ácidos linoleico e linolênico), bem como de lactose para tornar o pH intestinal mais ácido, melhorando, assim, a absorção de cálcio, ferro, minerais, elementos-traço e vitaminas 12.[5]

As fórmulas infantis devem conter, ainda, densidade calórica entre 67 e 70 kcal/100 mL, na qual, com a ingestão usual de 150 a 200 mL/kg/dia (100 a 135 kcal/kg/dia), ocorre ganho ponderal adequado (20 a 30 g/dia). De modo geral, apresentam concentrações superiores de nutrientes, quando comparadas às do leite humano, para compensar sua menor biodisponibilidade.[6]

Classificação das fórmulas infantis

As fórmulas infantis são classificadas em:[1]
- Poliméricas completas (macronutrientes intactos, especialmente a proteína).
- Proteínas naturais (não são utilizadas).
- Proteínas purificadas à base de caseína e/ou proteínas do soro (leite de vaca ou de cabra).
- Proteínas não lácteas – soja e arroz.
- Oligoméricas completas.
- Parcialmente hidrolisadas.
- Extensamente hidrolisadas.
- Aminoácidos.

As fórmulas completas são as que fornecem quantidades diárias adequadas de todos os nutrientes, podendo ser utilizadas de forma exclusiva.

Nas fórmulas poliméricas, os macronutrientes, especialmente a proteína, apresentam-se na sua forma intacta. Já as oligoméricas são quimicamente constituídas e compostas por nutrientes pré-digeridos, com as proteínas parcialmente hidrolisadas, extensamente hidrolisadas (oligopeptídeos) ou totalmente hidrolisadas (aminoácidos).

Fórmula de partida e seguimento

Fórmula infantil de partida é o produto, em forma líquida ou em pó, utilizado sob prescrição, especialmente fabricado para satisfazer, por si só, as necessidades nutricionais dos lactentes sadios durante os primeiros 6 meses de vida (5 meses e 29 dias). Para tal, apresentam composição nutricional similar à do leite humano, com densidade calórica entre 0,67 e 0,70 kcal/mL; osmolalidade em torno de 300 mOsm/kg; quantidade de proteína de 1,2 a 1,4 g/100 mL; relação proteínas do soro/caseína de 60/40 ou 70/30; adição de gordura vegetal (para a oferta de ácidos graxos essenciais) e dos ácidos graxos poli-insaturados de cadeia longa das séries ω-6 e ω-3 (docosaexaenoico e araquidônico); além de lactose (acidifica o meio intestinal melhorando a absorção de cálcio), minerais, elementos-traço, vitaminas e nutrientes considerados condicionalmente essenciais, como taurina e carnitina. Algumas fórmulas existentes no mercado contêm proteínas parcialmente hidrolisadas em sua composição.[3]

Fórmula infantil de seguimento refere-se ao produto, em forma líquida ou em pó, utilizado quando indicado, para lactentes sadios a partir do 6º mês de vida até 12 meses de idade incompletos (11 meses e 29 dias) e para crianças sadias de primeira infância (12 meses a 3 anos de idade), constituindo-se o principal elemento líquido de uma dieta progressivamente diversificada. Apresentam teor proteico semelhante ao das fórmulas de partida, porém maiores quantidades de ferro. Algumas fórmulas de seguimento existentes no mercado contêm proteínas parcialmente hidrolisadas em sua composição.[4]

As fórmulas infantis (infantil e seguimento) à base de leite de cabra surgiram no mercado recentemente como mais uma alternativa segura e adequada de alimentar RN, lactentes e crianças de primeira infância que não podem receber o leite materno, seja parcial ou exclusivamente. O leite de cabra é conhecido por ser naturalmente mais fácil de digerir graças ao seu perfil proteico, que proporciona a formação de um coalho mais suave no estômago, conferindo melhor digestibilidade.[7]

Fórmulas à base de soja

As fórmulas à base de soja (proteína isolada e purificada de soja) são isentas de lactose e deveriam também ser isentas de sacarose, estabelecendo a maltodextrina como o carboidrato predominante. As gorduras derivam-se de óleos vegetais, devendo ser, preferencialmente, acrescidas dos ácidos graxos poli-insaturados de cadeia longa das séries ω-6 e ω-3 (docosaexaenoico e araquidônico), e de metionina, que melhora a qualidade biológica da proteína.[8]

A Academia Americana de Pediatria (AAP), por meio do seu Comitê de Nutrição, recomenda o uso de fórmulas à base da proteína isolada e purificada de soja nas seguintes situações: galactosemia, deficiência de lactase e alergia à proteína do leite de vaca (APLV) IgE-mediada. Esse mesmo comitê não recomenda o uso dessas fórmulas em crianças com idade inferior a 6 meses.[8]

Fórmulas isentas de lactose

A intolerância à lactose é causada por uma deficiência de lactase, que pode ser congênita ou adquirida. A deficiência secundária ou transitória constitui o tipo mais comum de deficiência de lactase e se origina de lesões sofridas pelas células da borda em escova da mucosa intestinal que perdem, então, a capacidade de produzir a enzima. Essa deficiência, na maioria das vezes uma condição temporária, pode ocorrer após uma infecção intestinal por bactérias, vírus, protozoários e/ou fungos.[9]

Diante da suspeita clínica de uma deficiência de lactase, o primeiro passo é a exclusão da lactose na dieta. Isso é de grande importância no caso dos lactentes, cuja principal fonte alimentar é o leite. Essa condição clínica implica também na suspensão do leite humano, que pode ser transitória ou definitiva, e na introdução de uma fórmula infantil sem lactose ou uma fórmula à base da proteína isolada de soja, já que essas fórmulas também são isentas de lactose, como descrito anteriormente.[10]

Atualmente, existem no mercado formulações isentas de lactose, que foram elaboradas com o objetivo de atender às demandas nutricionais e dietoterápicas de RN e lactentes com intolerância à lactose. Em geral, o carboidrato predominante é a maltodextrina, com elevada densidade calórica e pouco efeito na osmolalidade, o que reduz complicações, como diarreia, má-absorção e enterocolite necrosante.[10]

A proteína é soro e caseína, e as gorduras compostas por óleos vegetais. Basicamente, seguem a mesma composição das fórmulas infantis à base de leite de vaca, com isenção da lactose. Elas devem também, preferencialmente, ser acrescidas dos ácidos graxos poli-insaturados de cadeia longa das séries ω-6 e ω-3 (docosaexaenoico e araquidônico).[9]

Fórmulas antirregurgitação

O refluxo gastresofágico (RGE), que se manifesta sob a forma de regurgitação, é tão comum em RN que pode ser considerado fisiológico durante o período neonatal. Estima--se que ocorra em cerca da metade das crianças do nascimento até os 2 primeiros meses de vida.[11]

Entre os vários fatores que contribuem para a alta incidência de RGE e a regurgitação entre os lactentes estão imaturidade do esfíncter esofágico inferior, pequeno tamanho do estômago, esôfago curto e disfunção peristáltica. Entretanto, como a função do esfíncter, bem como a anatomia e a função do esôfago amadurecem com a idade, essas causas de regurgitação tendem a ser resolvidas à medida que a criança se desenvolve.[11]

O RGE pode também ser secundário a algumas condições patológicas como a APLV e a algumas anormalidades específicas da motilidade gastrintestinal, quando, então, passa a ser chamado de doença do refluxo gastresofágico (DRGE).[12]

Existem tratamentos eficientes e econômicos para reduzir os sintomas do RGE e, ao mesmo tempo, assegurar que a criança receba a quantidade de nutrientes necessária ao seu crescimento e desenvolvimento. A Sociedade Europeia de Gastroenterologia, Hepatologia e Nutrição Pediátrica, desde 1996, tem normas para o manejo da condição, incluindo a tranquilização dos pais e o manejo dietético por meio de fórmulas espessadas.[13]

De modo geral, as fórmulas antirregurgitação apresentam composição semelhante à das fórmulas infantis padrão, seguindo a normatização do *Codex Alimentarius*.

A principal diferença reside na fonte de carboidratos. Geralmente, o carboidrato encontrado nessas fórmulas, além da lactose e maltodextrina, é o amido de arroz ou milho pré-gelatinizado, que, em contato com o pH ácido do estômago, se espessa, prevenindo a regurgitação, ou a goma de jataí, que naturalmente já é um espessante. Elas devem também ser acrescidas de ácidos graxos poli-insaturados de cadeia longa das séries ω-6 e ω-3.[13]

Fórmulas extensamente hidrolisadas

São aquelas cuja proteína é submetida a um processo de hidrólise, resultando em oligopeptídeos e aminoácidos, que são moléculas pequenas que desencadeiam menor res-posta imunológica. Por isso, foram desenvolvidas para crianças impossibilitadas de digerir a proteína intacta do leite (vaca ou cabra) ou alérgicas a ela. Devem conter uma mistura de 40% a 50% de peptídeos menores do que 1.500 dáltons e 40% a 50% de aminoácidos livres.[14]

Na prática clínica, normalmente são utilizadas nos casos de APLV ou da soja e de má-absorção, seja por doença gastrintestinal ou hepatobiliar, como fibrose cística, sín-drome do intestino curto (SIC), atresia de vias biliares (AVB), colestase, diarreia crônica ou persistente.[15]

Apresentam um teor proteico que varia de 0,20 a 0,25 g/mL, podendo ser a fonte pro-teica a proteína do soro, a caseína ou o arroz, sempre de forma extensamente hidrolisada.[14]

Em geral, são isentas de lactose e sacarose e a fonte de carboidratos é uma mistura de maltodextrina e amidos complexos modificados.

Os lipídios são uma mistura de óleos vegetais e triglicerídeos de cadeia média (TCM), em torno de 40%, a fim de facilitar a absorção. Elas devem também ser acrescidas de ácidos graxos poli-insaturados de cadeia longa das séries ω-6 e ω-3.[15]

As fórmulas extensamente hidrolisadas são formulações completas e atendem ao *Codex Alimentarius*, em todos os nutrientes essenciais. No entanto, apresentam como desvantagens o fato de serem pouco palatáveis e terem alto custo.[15]

Fórmulas de aminoácidos

São aquelas que têm em sua composição proteica 100% de aminoácidos livres.[16]

Geralmente, apresentam as mesmas características das fórmulas extensamente hidrolisadas com relação aos demais nutrientes, e apresentam indicações clínicas específicas, diante de casos graves de disfunção intestinal ou de alergias alimentares.[14]

Com relação à APLV, são indicadas em crianças nas quais não se obteve sucesso no tratamento com fórmulas extensamente hidrolisadas, pois, quanto mais extensa a hidrólise, menor a antigenicidade.[16]

A Tabela 6.1 sintetiza as principais características nutricionais e indicações das fórmulas infantis.[17-19]

Compostos lácteos

A legislação brasileira define composto lácteo (Instrução Normativa n. 28 de 12/06/2007/ MAPA – Ministério da Agricultura, Pecuária e Abastecimento) como o produto em pó resultante da mistura do leite e produto(s) ou substância(s) alimentícia(s) láctea(s) ou não láctea(s) ou ambas adicionado ou não de produto(s) ou substância(s) alimentícia(s) láctea(s) ou não láctea(s) ou ambas permitida(s) no presente Regulamento, apta(s) para alimentação humana, mediante processo tecnologicamente adequado. Os ingredientes lácteos devem representar no mínimo 51% massa/massa (m/m) do total de ingredientes (obrigatórios ou matéria-prima) do produto.

Conforme o Manual de Nutrologia da Sociedade Brasileira de Pediatria (2018)[20] o consumo do leite, na forma de composto lácteo, pode contribuir para diminuir ou prevenir as deficiências nutricionais, devendo sempre estar associado à alimentação saudável. Não devem ser utilizados antes de 1 ano de vida e não há especificação de faixa etária para sua indicação, embora sejam comercializados visando à idade entre 1 e 5 anos.

Os compostos lácteos desenvolvidos para a faixa etária pediátrica contêm, em sua maioria, maior quantidade de soro de leite que facilita a digestão e quantidade adequada de proteínas com perfil de aminoácidos de alto valor biológico, além de serem enriquecidos com vitaminas e minerais, como cálcio, ferro, zinco, vitamina A, ômegas (especialmente ômega-3) e prebióticos, contribuindo com a oferta de nutrientes e minimizando eventuais carências nutricionais passíveis de acontecer devido à seletividade alimentar própria dessa idade. Não devem ser adicionados de sacarose ou monossacarídeos e conter como principal carboidrato a lactose.

Dietas enterais

Na prática clínica, o termo "nutrição enteral" se refere ao uso de nutrição com dispositivos (sondas ou gastrostomias) para nutrição (parcial ou total). Segundo a Agência Nacional de Vigilância Sanitária (Anvisa), as dietas para nutrição enteral são:

> alimento para fins especiais industrializado apto para uso por tubo e, opcionalmente, por via oral, consumido somente sob orientação médica ou de nutricionista, especialmente processado ou elaborado para ser utilizado de forma exclusiva ou complementar na alimentação de pacientes com capacidade limitada de ingerir, digerir, absorver ou metabolizar alimentos convencionais ou de pacientes que possuem necessidades nutricionais específicas determinadas por sua condição clínica.[21]

Tabela 6.1 – Características nutricionais e indicações das fórmulas infantis						
Fórmula	kcal/mL	Fonte proteica	Fonte de carboidrato	Fonte de gordura	Fonte de fibra	Indicações
Fórmula à base de leite de vaca ou cabra	0,6 a 0,7	Proteína do soro Caseína	Lactose Maltodextrina	Óleos vegetais Gordura láctea Óleo de peixe	FOS GOS	Indicada como alimentação de rotina para crianças quando o leite materno está indisponível ou insuficiente
Fórmula à base de soja	0,6 a 0,7	Proteína isolada de soja com metionina	Maltodextrina	Óleos vegetais Óleo de peixe	—	Indicada para crianças com APLV com mais de 6 meses, intolerância à lactose, galactosemia, glicogenose tipo I
Fórmula isenta de lactose	0,6 a 0,7	Proteína do soro Caseína	Maltodextrina	Óleos vegetais Óleo de peixe	—	Indicada para crianças com intolerância à lactose, galactosemia, glicogenose tipo I
Fórmula antirregurgitação	0,6 a 0,7	Proteína do soro Caseína	Lactose Maltodextrina Amido de milho Amido de arroz Goma de jataí	Óleos vegetais Gordura láctea Óleo de peixe	—	Indicada para crianças com RGE
Fórmula extensamente hidrolisada	0,6 a 0,8	Caseína extensamente hidrolisada Proteína do soro extensamente hidrolisada	Lactose Maltodextrina Amido	Óleos vegetais Óleo de peixe TCM	—	Indicada para crianças com APLV ou à proteína de soja (com ou sem diarreia) e portadoras de má-absorção, como síndrome do intestino curto, fibrose cística ou doença hepática
Fórmula de aminoácidos	0,6 a 0,8	Aminoácidos livres	Maltodextrina Amido	Óleos vegetais Óleo de peixe TCM	—	Indicada para crianças que continuam com sintomas com o uso de fórmulas extensivamente hidrolisadas; crianças com má-absorção grave
Fórmula com aumento de densidade calórica	1,0	Proteína do soro Caseína	Lactose Maltodextrina	Óleos vegetais Gordura láctea Óleo de peixe	FOS GOS	Indicada para RN e lactentes com necessidades calóricas aumentadas ou que requerem restrição de líquidos. Pode ser utilizada em crianças com dificuldade para manutenção e/ou ganho de peso

FOS: fruto-oligossacarídeos; GOS: galacto-oligossacarídeos; TCM: triglicerídeos de cadeia média; APLV: alergia à proteína do leite de vaca.

Fonte: De Almagro García et al., 2017; Vandenplas et al., 2017; Quinn, 2014.[17-19]

A oferta nutricional de dietas (incluindo o leite humano) fornecidas diretamente ao trato digestivo funcionante, por meio de sondas ou ostomias em estômago, duodeno ou jejuno, deve ser utilizada quando não existir possibilidade de ingestão adequada por via oral e na ausência de contraindicações do uso do trato digestório.

Em linhas gerais, quando existe uma incapacidade em se ingerir via oral 60% a 70% do aporte proteico e calórico, indica-se a terapêutica nutricional enteral.

Dietas para nutrição enteral devem ser utilizadas, de forma exclusiva ou complementar, em crianças acima de 1 ano de idade. São produzidas industrialmente, com menos manipulação no preparo, melhor adequação de viscosidade e fluidez e maior estabilidade dos seus componentes, além de apresentarem osmolalidade definida. Pelas vantagens descritas, as dietas artesanais com alimentos *in natura* e módulos nutricionais não são recomendadas.[22]

De modo geral, as dietas enterais apresentam densidade calórica entre 1 e 1,5 kcal/mL e são constituídas por polímeros de glicose, óleos vegetais e triacilgliceróis de cadeia média, proteínas derivadas do leite de vaca ou da soja, vitaminas, minerais, oligoelementos e nutrientes condicionalmente essenciais. Essas dietas, geralmente, não contêm lactose e glúten e podem conter sacarose, além de serem ou não acrescidas de fibras.[23]

As dietas para nutrição enteral se diferenciam em seu teor de proteínas e lipídeos e podem ser classificadas como elementares (monoméricas), semielementares (oligoméricas), poliméricas ou especializadas.[24]

Além disso, podem ser em sistema aberto ou fechado. No sistema aberto, as dietas podem ser na forma de pós ou líquidos e requerem manipulação para o preparo e a administração, conforme as boas práticas de manipulação, em área restrita e própria para essa atividade.[23]

Já as dietas em sistema fechado não apresentam as exigências daquelas em sistema aberto, visto que são comercializadas prontas para o uso, em embalagens hermeticamente fechadas. Assim, as dietas em sistema fechado são mais seguras em relação àquelas em sistema aberto, sob o ponto de vista microbiológico e nutricional.[23]

A indicação do tipo de dieta depende de:[22]

1. Necessidades nutricionais ajustadas para a idade e a condição clínica.
2. Presença de intolerância ou alergia alimentar.
3. Funcionalidade digestória.
4. Local de administração da dieta.
5. Característica da dieta: osmolalidade, viscosidade e densidade calórica.

As dietas elementares contêm aminoácidos, polímeros de glicose e baixos teores de lipídeos, com apenas cerca de 2% a 3% de calorias derivadas de triglicerídeos de cadeia longa.[24]

As dietas semielementares contêm peptídeos de comprimento de cadeia variável, açúcares simples, polímeros de glicose ou amido e lipídeos, principalmente como triglicerídeos de cadeia média. São indicadas em casos de síndromes de má-absorção e outras situações com comprometimento funcional do trato digestório.[24]

As dietas poliméricas apresentam proteínas intactas, carboidratos complexos e principalmente triglicerídeos de cadeia longa. São indicadas em casos sem necessidade de restrição hídrica e sem comprometimento funcional do trato digestório.[24]

Essas dietas podem ser:[22]

- Normocalóricas: apresentam densidade calórica de 1 kcal/mL.
- Hipercalóricas: apresentam densidade calórica de 1,5 kcal/mL.
- Acrescidas ou não com um *mix* de fibras, na dependência de tolerância a esses nutrientes (a presença de distensão abdominal pode ser uma intolerância a fibras).

As formulações hipercalóricas são recomendadas para crianças que necessitam de maiores aportes proteico e calórico e/ou restrição hídrica.[24]

Já as dietas especializadas contêm substâncias biologicamente ativas, como glutamina, arginina, nucleotídeos e ácidos graxos poli-insaturados de cadeia longa.[24]

Suplementos nutricionais orais

Segundo a RDC n. 243/2018 da Anvisa,[25] suplementos alimentares são produtos para ingestão oral, apresentados em formas farmacêuticas (cápsulas, comprimidos, líquidos, pós, barras, géis, pastilhas, gomas de mascar), destinados a suplementar a alimentação de indivíduos saudáveis com nutrientes, substâncias bioativas, enzimas ou probióticos, isolados ou combinados, uma vez que o racional técnico para a definição dos parâmetros de composição dos produtos, incluindo os limites mínimos e máximos de constituintes, foi definido com base em análises de risco para indivíduos saudáveis. Além disso, a restrição a indivíduos saudáveis é importante para diferenciar esta categoria das categorias de alimentos para fins especiais e de medicamentos, destinados a pessoas doentes ou com condições metabólicas específicas.

Os suplementos alimentares apresentam requisitos específicos de composição, além de regras específicas para o uso de aditivos em suplementos, podendo ser classificados em:[25]

- Suplementos de micronutrientes (vitamínico mineral): produtos contendo apenas vitaminas e/ou minerais.
- Fortificantes: produtos habitualmente formulados para serem acrescentados a outros alimentos, contendo macronutrientes, acrescidos ou não de micronutrientes. Para alimentos enriquecidos ou fortificados, é permitido o enriquecimento ou fortificação, desde que 100 mL ou 100 g do produto pronto para consumo forneçam no mínimo 15% e 30% da IDR de referência para líquidos e sólidos, respectivamente.
- Modulares: contêm um único nutriente, usualmente recomendados como suplementação de uma alimentação oral deficitária. Podem ser de carboidratos, proteínas ou lipídeos.
- Completos: destinados a fornecer todos os nutrientes que uma dieta equilibrada forneceria em determinado aporte energético, incluindo macro e micronutrientes de forma balanceada.

De modo geral, na prática clínica pediátrica, os suplementos são recomendados para ajustar os requerimentos nutricionais diários em situações de difícil manejo alimentar convencional (como nas chamadas dificuldades alimentares ou em situações de doença, nas quais ocorre aumento metabólico e/ou anorexia), visando à prevenção ou à recuperação da subnutrição.

O objetivo principal da suplementação alimentar oral consiste em ofertar macro e/ou micronutrientes, com boa digestibilidade e tolerabilidade. Os suplementos disponíveis comercialmente para crianças encontram-se sob a forma líquida, pronta para beber, ou em pó, para a diluição em líquidos.[26] De modo geral, a base é a proteína láctea, sendo muitas vezes acrescidos de sacarose para melhorar a palatabilidade.

A suplementação oral pode ser indicada nos intervalos da alimentação, não substituindo nenhuma refeição no caso de não utilização de suplementos completos. O uso noturno pode ser útil quando há necessidade de corrigir hábitos diários, garantindo a reposição das falhas eventuais diurnas por tempo limitado.

Referências bibliográficas

1. Eriksen KG, Christensen SH, Lind MV, Michaelsen KF. Human milk composition and infant growth. Curr Opin Clin Nutr Metab Care. 2018; 21(3):200-6.
2. Falcão MC. Dynamics of lipid composition of infant formulas and their clinical implications. BRASPEN J. 2020; 35(3):294-306.
3. Brasil. Ministério da Saúde, Secretaria de Vigilância Sanitária, RDC nº 43 de 19/09/2011. Dispõe sobre o regulamento técnico para fórmulas infantis para lactentes. Disponível em: http://www.ibfan.org.br/site/wp-content/uploads/2014/06/Resolucao_RDC_n_43_de_19_de_setembro_de_2011.pdf. Acesso em: 5 jan. 2021.
4. Brasil. Ministério da Saúde, Secretaria de Vigilância Sanitária, RDC nº44 de 19/09/2011. Dispõe sobre o regulamento técnico para fórmulas infantis de seguimento para lactentes e crianças de primeira infância. Disponível em: http://bvsms.saude.gov.br/bvs/saudelegis/anvisa/2011/res0044_19_09_2011.html. Acesso em: 5 jan. 2021.
5. Ahern GJ, Hennessy AA, Ryan CA, Ross RP, Stanton C. Advances in Infant Formula Science. Annu Rev Food Sci Technol. 2019; 10:75-102.
6. Milbrandt TP. Standard Infant Formula and Formula Feeding-Cow Milk Protein Formulas. Pediatr Rev. 2017; 38(5):239-40.
7. Park YW, Haenlein GFW, Wendorff WL (editors). Handbook of milk of non-bovine mammals. 2. ed. Nova Jersey/EUA: Wiley-Blackwell; 2017.
8. Bhatia J, Greer F; American Academy of Pediatrics Committee on Nutrition. Use of soy protein-based formulas in infant feeding. Pediatrics. 2008; 121(5):1062-8.
9. Gaffey MF, Wazny K, Bassani DG, Bhutta ZA. Dietary management of childhood diarrhea in low- and middle-income countries: a systematic review. BMC Public Health. 2013; 13(Suppl 3):S17.
10. MacGillivray S, Fahey T, McGuire W. Lactose avoidance for young children with acute diarrhoea. Cochrane Database Syst Rev. 2013 Oct 31; 2013(10):CD005433.
11. Vandenplas Y, Hauser B. An updated review on gastro-esophageal reflux in pediatrics. Expert Rev Gastroenterol Hepatol. 2015; 9(12):1511-21.
12. Salvatore S, Savino F, Singendonk M, Tabbers M, Benninga MA, Staiano A, et al. Thickened infant formula: What to know. Nutrition. 2018; 49:51-56.
13. Chao HC, Vandenplas Y. Comparison of the effect of a cornstarch thickened formula and strengthened regular formula on regurgitation, gastric emptying, and weight gain in infantile regurgitation. Dis Esophagus. 2007; 20(2):155-60.
14. Borschel MW, Baggs GE, Oliver JS. Comparison of growth of healthy term infants fed extensively hydrolyzed protein- and amino acid-based infant formulas. Nutrients. 2018; 10(3):289.
15. Nocerino R, Pezzella V, Cosenza L, Amoroso A, Di Scala C, Amato F, et al. The controversial role of food allergy in infantile colic: evidence and clinical management. Nutrients. 2015; 7(3):2015-25.
16. Meyer R, Groetch M, Venter C. When should infants with cow's milk protein allergy use an amino acid formula? A practical guide. J Allergy Clin Immunol Pract. 2018; 6(2):383-99.
17. De Almagro García MC, Moreno Muñoz JA, Jiménez López J, Rodríguez-Palmero Seuma M. New ingredients in infant formula. Health and functional benefits. Nutr Hosp. 2017; 34(Suppl. 4):8-12.
18. Vandenplas Y, Ludwig T, Bouritius H, Alliet P, Forde D, Peeters S, et al. Randomised controlled trial demonstrates that fermented infant formula with short-chain galacto-

oligosaccharides and long-chain fructo-oligosaccharides reduces the incidence of infantile colic. Acta Paediatr. 2017; 106(7):1150-8.

19. Quinn EA. Too much of a good thing: evolutionary perspectives on infant formula fortification in the United States and its effects on infant health. Am J Hum Biol. 2014; 26(1):10-7.

20. Sociedade Brasileira de Pediatria. Departamento de Nutrologia. Manual de Alimentação: orientações para alimentação do lactente ao adolescente, na escola, na gestante, na prevenção de doenças e segurança alimentar. 4. ed. São Paulo: SBP; 2018.

21. Agência Nacional de Vigilância Sanitária. Resolução da Diretoria Colegiada n. 21, de 13 de maio de 2015. Dispõe sobre o regulamento técnico de fórmulas para nutrição enteral [Internet]. Disponível em: http://portal.anvisa. gov.br/documents/10181/3416920/RDC_21_. Acesso em: 5 dez. 2020.

22. Braegger C, Decsi T, Dias JA, Hartman C, Kolacek S, Koletzko B, et al. ESPGHAN Committee on Nutrition. Practical approach to paediatric enteral nutrition: a comment by the ESPGHAN committee on nutrition. J Pediatr Gastroenterol Nutr. 2010; 51(1):110-22.

23. Bissacotti AP, Benedetti FJ. Enteral nutrition in a closed system for pediatrics: choose based on availability in Brazilian trade and labeling. BRASPEN J. 2020; 35(1):70-6.

24. Sociedade Brasileira de Pediatria. Documento Científico. Departamento Científico de Suporte Nutricional. Nutrição enteral em pacientes pediátricos. 2018.

25. Brasil. Ministério da Saúde, Secretaria de Vigilância Sanitária, RDC n. 243 de 26/07/2018. Dispõe sobre os requisitos sanitários dos suplementos alimentares. Disponível em: https://www.in.gov.br/materia/-/asset_publisher/Kujrw0TZC2Mb/content/id/34379969/do1-2018-07-27-resolucao-da-diretoria-colegiada-rdc-n-243-de-26-de-julho-de-2018-34379917. Acesso em: 11 jan. 2021.

26. Romaldini CC, Fróes e Souza MS. Suplementos nutricionais. In: Feferbaum R, da Silva APA, Marco D. Nutrição enteral em Pediatria. São Caetano do Sul: Yendis; 2012. p. 397-402.

Capítulo 7

Nutrição e neurodesenvolvimento

Mário Cícero Falcão
Rubens Feferbaum

Introdução

A infância representa um período da vida com excelentes oportunidades e grandes vulnerabilidades para o neurodesenvolvimento. Nesse período, muitos aspectos do desenvolvimento do cérebro estão passando por rápida expansão anatômica e funcional, constituindo a fase pós-natal da "janela crítica dos 1.000 dias", com elevada necessidade de nutrientes, devido ao rápido crescimento físico.[1]

As complexas interações que existem entre o estado nutricional, bem como os ambientes sociais e físicos e as exposições que eles acarretam, são particularmente potentes durante esse período de rápida mudança. Além disso, as interações são bidirecionais, de modo que a criança em desenvolvimento não apenas responde ao seu ambiente, mas também esse ambiente estimula a criança. Isso ocorre desde a vida fetal, pois o cérebro do recém-nascido também reflete as exposições maternas que ocorreram durante a gestação.[2]

O conceito de neurodesenvolvimento inclui vários domínios comportamentais: motor, mental, sensorial e socioemocional. É importante entender que esses comportamentos são a expressão da atividade do cérebro. Portanto, compreender o desenvolvimento do cérebro e os papéis que os nutrientes desempenham na sua formação e função são essenciais para práticas eficazes de saúde infantil.[1]

O cérebro jovem, em particular, é altamente suscetível às experiências do início da vida, tanto positivas quanto negativas, e, portanto, deve-se prestar atenção aos elementos que apoiam o desenvolvimento desse órgão. Embora esse cérebro jovem seja altamente plástico e demonstre potencial para recuperação de insultos do início da vida, a maior parte das evidências sugere que sua vulnerabilidade supera sua plasticidade, portanto o apoio ao desenvolvimento normal (p. ex., por meio de nutrição adequada) é muito mais eficiente do que tentar restaurar uma trajetória de neurodesenvolvimento após um período de privação.[2]

O cérebro não é um órgão homogêneo, sendo composto por diversas regiões (hipocampo, corpo estriado, córtex, cerebelo etc.), que passam por diversos processos (mielinização, liberação e recaptação de neurotransmissores etc.) e com diferentes trajetórias de desenvolvimento.[3]

Exemplos de processos incluem a mielinização, que ocorre em um ritmo acelerado desde a 32ª semana de gestação até os 2 a 3 anos de idade; sinaptogênese, que começa no período pré-natal e continua ao longo da infância e os sistemas de neurotransmissores, principalmente de dopamina.[2]

A vulnerabilidade de qualquer uma dessas regiões a déficits de nutrientes dependerá do momento do evento, com base na necessidade do nutriente da região naquele momento. Esse princípio básico existe desde a concepção até o final do desenvolvimento do cérebro, mas é particularmente acentuado durante os períodos de rápido crescimento e diferenciação do cérebro.[3]

O rápido desenvolvimento do cérebro constitui um processo altamente desgastante do ponto de vista metabólico. O cérebro jovem é responsável por 60% do consumo de energia do corpo, valor que contrasta com o do cérebro adulto, que é de 20%. Do ponto de vista metabólico, destacam-se: glicose, proteínas (especialmente aminoácidos de cadeia ramificada), lipídeos (ácidos graxos poli-insaturados de cadeia longa), oxigênio, ferro (citocromos), zinco, selênio e iodo (por meio da regulação da tireoide). Assim, as deficiências desses nutrientes têm efeitos negativos mais profundos no cérebro do que outros elementos.[4,5]

O Quadro 7.1 mostra a ação e o local de ação de alguns dos mais importantes neuronutrientes.[6]

Quadro 7.1 – Ações e locais de ação de alguns neuronutrientes		
Nutriente	**Ações**	**Local de ação**
Proteína e energia	Proliferação e diferenciação celular	Todo o cérebro
Ferro	Sinaptogênese, síntese de fator de crescimento, mielina, síntese de monoaminas, metabolismo energético neuronal e glial	Córtex, hipocampo, substância branca, corpo estriado e lobo frontal
Zinco	Síntese de DNA, liberação de neurotransmissores	Sistema nervoso autônomo, hipocampo e cerebelo
Cobre	Síntese de neurotransmissores, metabolismo energético neuronal e glial, atividade antioxidante	Cerebelo
LCPUFA	Sinaptogênese e mielina	Córtex e retina
Colina	Síntese de neurotransmissores e mielina, metilação de DNA	Todo o cérebro

Fonte: Georgieff, 2007.[6]

A seguir, serão abordados os impactos da deficiência de ferro e de ácido docosaexaenoico no neurodesenvolvimento e os benefícios do aleitamento materno no desenvolvimento cognitivo da criança.

Impacto da deficiência de ferro no neurodesenvolvimento infantil

Esse micronutriente tem a mais rica base de evidências para ilustrar vários conceitos gerais amplamente aplicáveis em neurodesenvolvimento infantil: poderosas interconexões no desenvolvimento do cérebro e do comportamento, e papéis de tempo, duração e gravidade da deficiência. O déficit de ferro não é apenas a deficiência mais prevalente de micronutrientes nessa faixa etária, mas também sua erradicação é desafiadora e ainda não foi atingida.[2]

O ferro é necessário para muitos processos do sistema nervoso central que amadurecem rapidamente na primeira infância. Assim, efeitos difusos e sutis podem ser esperados diante de uma deficiência de ferro, ressaltando-se alterações na arquitetura do desenvolvimento do cérebro (mielina, dendritos, neurotransmissores e neurometabolismo em regiões cerebrais específicas), lembrando que esses processos são regulados por genes e proteínas.[2]

No desenvolvimento comportamental, alterações em áreas sensoriais, motoras, cognitivas, de linguagem e socioemocionais são relacionadas com deficiência de ferro. Esses efeitos são potencializados com outros déficits de nutrientes na infância, particularmente os nutrientes que afetam a química, a anatomia e o metabolismo do cérebro, por exemplo, zinco, cobre, iodo e selênio.[5]

Estudos iniciais mostrando deficiência de ferro fetal e neonatal e alteração no neurodesenvolvimento incluíram recém-nascidos com outros fatores para déficit do neurodesenvolvimento, como prematuridade, diabetes materno ou restrição de crescimento intrauterino, portanto com pouca validade.[2]

Entretanto, estudos bem delineados, envolvendo recém-nascidos de termo de gestações sem complicações, mostraram alterações em curto e longo prazos, com resultados piores quando a deficiência de ferro começa mais cedo, dura mais tempo e/ou é mais grave.[2]

No Quadro 7.2, há um resumo das alterações bioquímicas, estruturais e comportamentais da deficiência de ferro no cérebro em formação.[7]

Quadro 7.2 – Alterações cerebrais bioquímicas, estruturais e comportamentais na deficiência de ferro	
Alterações bioquímicas	↓ metabolismo oxidativo (hipocampo e córtex frontal) ↑ concentrações neuronais intracelulares de glutamato ↓ concentrações estriatais de dopamina Perfis de ácidos graxos e mielina alterados (todo o cérebro)
Alterações estruturais	Árvores dendríticas truncadas no hipocampo Massa cerebral global e regional reduzidas, tanto durante a depleção de ferro quanto após a reposição das reservas
Alterações comportamentais	Déficits de curto (neonatal) e longo prazo na memória de reconhecimento Déficits de longo prazo na memória de procedimentos Problemas com a navegação e a identificação espacial

Fonte: Collard, 2009.[7]

Os resultados de estudos clínicos randomizados com suplementação profilática de ferro em baixas doses (no lugar do tratamento) mostrou resultados menos consistentes em comparação aos estudos que comparam o neurodesenvolvimento em lactentes com ou sem deficiência de ferro. Após esses resultados, a profilaxia da deficiência de ferro sofreu alterações em relação ao início e às doses, independentemente da dieta láctea (leite materno ou fórmula infantil), conforme recomenda a Sociedade Brasileira de Pediatria (Quadro 7.3).[8]

Quadro 7.3 – Recomendação de suplementação de ferro	
Peso de nascimento	*Recomendação*
Recém-nascidos de termo, de peso adequado para a idade gestacional em aleitamento materno exclusivo ou não	1 mg/kg/dia a partir do 3º mês até o 24º mês de vida
Recém-nascidos de termo, de peso adequado para a idade gestacional em uso de menos de 500 mL de fórmula infantil/dia	1 mg/kg/dia a partir do 3º mês até o 24º mês de vida
Recém-nascidos de termo com peso inferior a 2.500 g	2 mg/kg/dia a partir de 30 dias durante 1 ano; depois, 1 mg/kg/dia por mais 1 ano
Recém-nascidos pré-termo com peso de nascimento entre 2.500 e 1.500 g	2 mg/kg/dia a partir de 30 dias durante 1 ano; depois, 1 mg/kg/dia por mais 1 ano
Recém-nascidos pré-termo com peso de nascimento entre 1.500 e 1.000 g	3 mg/kg/dia a partir de 30 dias durante 1 ano; depois, 1 mg/kg/dia por mais 1 ano
Recém-nascidos pré-termo com peso de nascimento inferior a 1.000 g	4 mg/kg/dia a partir de 30 dias durante 1 ano; depois, 1 mg/kg/dia por mais 1 ano

Fonte: SBP, 2018.[8]

Impacto da deficiência de DHA no neurodesenvolvimento infantil

Os ácidos graxos ômega-3 de importância para o ser humano são o ácido eicosapentae-noico (EPA) e o ácido docosaexaenoico (DHA), que recebem o nome de LCPUFAS, sigla derivada do inglês para "ácidos graxos poli-insaturados de cadeia longa", uma vez que a conversão do precursor, ácido alfalinolênico, em EPA e DHA passa por processos de elongação e dessaturação da molécula.[9]

As fontes naturais de ácido alfalinolênico são óleos vegetais (linhaça, canola etc.), sementes e oleaginosas. Já EPA e DHA são encontrados somente em peixes, como salmão, atum, cavala, bacalhau, sardinha e arenque. Apesar de o ácido alfalinolênico, no ser humano, ser convertido em EPA e DHA, não se sabe ao certo qual porcentagem é realmente convertida, embora se estime que seja bastante baixa, da ordem de 5% para EPA e 0,5% para DHA. Sabe-se que crianças, especialmente as mais jovens, devido à imaturidade enzimática, não conseguem converter todo o DHA necessário ao seu desenvolvimento, principalmente neurológico, a partir do ácido alfalinolênico.[9]

Ações biológicas do DHA

Basicamente, as ações biológicas dos ácidos graxos ω-3 são: prevenir aterosclerose e alterações cardiovasculares, participar do desenvolvimento normal da placenta e do crescimento fetal, do desenvolvimento e metabolismo neural, da visão e da imunidade.

Ressalta-se, então, a importância do DHA nos vários estágios da vida, desde a vida intrauterina até a adulta, influenciando, além do desenvolvimento visual e cognitivo, o crescimento, a saúde óssea e a função imunológica e prevenindo doenças cardiovasculares.[10]

O DHA está envolvido na regulação do crescimento celular pela modulação gênica. A prova disso é o efeito do DHA na maturação funcional da retina, situação em que esse ácido promove um efeito direto na diferenciação dos fotorreceptores. Vale lembrar que esse efeito se inicia na vida intrauterina, mas somente termina no final da primeira infância, mostrando a importância de níveis adequados de DHA no feto, no recém-nascido, no lactente e no pré-escolar.[11]

O DHA constitui uma parte muito importante das diferentes estruturas cerebrais, entre as quais se destacam:[10,11]

a) 65% dos lipídios totais do cérebro são LCPUFAS e, desta porcentagem, mais de 85% são constituídos por DHA.

b) DHA acumula-se principalmente nos fosfolipídios cerebrais do córtex cerebral.

c) DHA é componente fundamental da mielina.

d) As maiores concentrações de DHA encontram-se no córtex cerebral e nos cones e bastonetes da retina.

O DHA também tem funções relevantes como componente funcional do sistema nervoso central, como:[12]

a) Intervém na expressão de proteínas relacionadas ao processo de aprendizado e de plasticidade cerebral.

b) Tem função relevante no processo de geração de energia nos neurônios.

c) No córtex pré-frontal tem relação com o desenvolvimento das funções executivas, particularmente durante os primeiros 5 anos de vida.

Também é possível apontar que a deficiência de DHA provoca uma troca de ácidos graxos na membrana celular, mais evidente nas células nervosas e retinianas, onde ocorre uma alteração na permeabilidade celular. Essa permeabilidade é ainda mais afetada quando ocorre a substituição de um ácido graxo poli-insaturado por saturado, colocando em risco a integridade da célula, com alteração da molécula de fosfolipídio e prejuízo na sua função.[12]

O Quadro 7.4 resume as consequências da deficiência de DHA no desenvolvimento cognitivo e visual da criança.[13]

Quadro 7.4 – Deficiência de DHA e prejuízo do desenvolvimento cognitivo e visual em crianças	
Prejuízo do desenvolvimento cognitivo	• Menor número de células nervosas • Menos DHA nas células nervosas • Menor produção de neurotransmissores (acetilcolina, dopamina e norepinefrina) • Menor deposição de mielina • Menor número de sinapses
Prejuízo do desenvolvimento visual	• Inadequada maturação funcional da retina • Menor diferenciação dos fotorreceptores

Fonte: Campoy et al., 2012.[13]

Em resumo, os benefícios da suplementação de DHA durante o 1º ano de vida concentram-se em três grandes áreas: desempenho cognitivo, visão e imunidade.[13]

Com relação ao desempenho cognitivo, os estudos mostram melhores notas em testes de quociente de desenvolvimento aos 18 meses de idade, melhores testes de quociente de inteligência aos 5 anos de idade e melhores notas em olimpíadas mundiais de matemática em idade escolar; na visão, destacam-se melhor acuidade visual aos 12 meses de idade e na imunidade, menor incidência de afecções respiratórias (infecções de vias aéreas superiores e sibilância) e menor frequência de manifestações alérgicas, como asma e dermatite atópica.[13]

DHA e gestação

O feto incorpora entre 67 e 75 mg diários de DHA, principalmente na 2ª semana da gestação. Esse DHA é dependente da dieta materna e, sabe-se que a ingestão de alimentos-fontes de DHA, já descritos, é limitada pela gestante, pelo risco de o peixe estar contaminado por metais pesados, principalmente pelo mercúrio, que pode apresentar alguma neurotoxicidade.[14]

No Quadro 7.5 há um resumo dos benefícios do DHA para a gestante e o feto.[14]

Quadro 7.5 – Benefícios do DHA durante a gestação	
Para a gestante	Redução do risco de parto prematuro Redução do risco de depressão pós-parto
Para o feto	Melhor desempenho mental e neurológico Melhor acuidade visual

Fonte: Escolano-Margarit et al., 2011.[14]

Além disso, a suplementação de DHA na gestação promove no recém-nascido: maiores períodos de sono e melhor organização do sono, em comparação a recém-nascidos cujas mães não suplementaram DHA. A qualidade do sono sugere maior maturidade do sistema nervoso central, portanto o DHA tem impacto positivo na organização do sono. Melhor qualidade do sono no recém-nascido relaciona-se com melhor desempenho cognitivo na infância.[14]

Pelo exposto, atualmente se recomenda a suplementação de DHA durante a gestação, pelos inúmeros benefícios já descritos. O I Consenso da Associação Brasileira de Nutrologia sobre recomendações de DHA durante gestação, lactação e infância (2014) recomenda uma suplementação mínima de 200 mg na gestação.[15]

DHA e lactação

O DHA no estágio pós-natal, desde os primeiros anos de vida, tem ações biológicas importantíssimas, conforme resumido no Quadro 7.6.

Quadro 7.6 – Benefícios do DHA durante a lactação	
Benefícios do DHA	**Recém-nascido e lactente**
Visão	Melhor acuidade visual aos 12 meses de idade
Desempenho cognitivo	Melhores testes de quociente de desenvolvimento aos 18 meses de idade Melhores testes de quociente de inteligência aos 5 anos de idade
Imunidade	Menor incidência de afecções respiratórias, infecções de vias aéreas superiores, sibilância, asma e dermatite atópica

Fonte: Colombo et al., 2013.[16]

A alimentação ideal para o recém-nascido e o lactente é o leite da sua própria mãe. A quantidade de DHA presente no leite materno também é dependente da ingestão dietética desse nutriente. Como já descrito, a ingestão de alimentos-fonte de DHA pela população brasileira, incluindo a lactante, não é adequada.[15]

A Organização Mundial da Saúde (OMS) recomenda que o leite humano contenha 0,2% a 0,36% de DHA (em relação ao total de lipídeos).[9] No entanto, vários relatos brasileiros apontam uma baixa concentração de DHA no leite de mães brasileiras. Ciente de tal fato, como já dito, o I Consenso da Associação Brasileira de Nutrologia sobre recomendações de DHA durante gestação, lactação e infância (2014) recomenda a ingestão mínima de 200 mg de DHA durante a lactação.[15]

DHA e infância

Há um interesse crescente sobre o papel dos ácidos graxos poli-insaturados de cadeia longa no desenvolvimento cognitivo durante a infância; portanto, o DHA é crítico para o funcionamento adequado do cérebro e é considerado um nutriente essencial para o desenvolvimento do cérebro humano. Além disso, verificou-se que o seu consumo é mais efetivo durante a janela de oportunidade para o crescimento e desenvolvimento das crianças, desde o nascimento até os 5 anos de idade. Estudos epidemiológicos correlacionam baixas concentrações de DHA com um risco aumentado de déficit do desenvolvimento visual e mental em crianças e um risco aumentado de demência e declínio cognitivo em adultos.[9,11,13,14,16]

Segundo as atuais evidências, existem recomendações precisas de ingestão de DHA diária em diversas faixas etárias. O Quadro 7.7, baseado no I Consenso da Associação Brasileira de Nutrologia sobre recomendações de DHA durante gestação, lactação e infância de 2014[15] e na publicação da OMS de 2010,[17] resume essas recomendações.

Quadro 7.7 – Recomendações de ingestão diária de DHA		
Gestante		Mínimo de 200 mg/dia
Lactante		Mínimo de 200 mg/dia
Crianças	0 a 6 meses	0,2% a 0,36% do total de lipídeos
	6 a 24 meses	10 a 12 mg/kg/dia
	2 a 4 anos	100 a 150 mg/dia
	4 a 6 anos	150 a 200 mg

Fonte: Nogueira-de-Almeida et al., 2014; FAO/WHO, 2010.[15,17]

Considerações finais

Como relatado, a infância apresenta períodos sensíveis e rápidos de crescimento do cérebro, que coincidem com o surgimento de quase todas as funções cognitivas, comportamentais e socioemocionais. Ao longo desse período, o cérebro é moldado e refinado por meio de processos que incluem mielinização, arborização dendrítica e sinaptogênese. Esses processos adaptativos são modulados pela atividade neural e respondem a influências ambientais, nutricionais, genéticas e hormonais.

Em termos de componentes, o leite humano, com sua composição única de nutrientes, promove ótimo crescimento físico, desenvolvimento do sistema imunológico e a maturação do cérebro com todas as suas funções neurocognitivas. Para tal, o leite materno contém macronutrientes e micronutrientes, LCPUFAS, fosfolipídios, fatores neurotróficos, biofatores e hormônios importantes para a mielinização, a sinaptogênese, a formação da árvore dendrítica e a síntese de neurotransmissores. Assim, ele deve ser ofertado de maneira exclusiva até 6 meses de idade e com a alimentação complementar até 2 anos ou mais.

Referências bibliográficas

1. Cusick SE, Georgieff MK. The role of nutrition in brain development: The golden opportunity of the "First 1000 Days". J Pediatr. 2016; 175:16-21.
2. Krebs NF, Lozoff B, Georgieff MK. Neurodevelopment: the impact of nutrition and inflammation during infancy in low-resource settings. Pediatrics. 2017; 139(Suppl. 1):S50-S58.
3. Deoni S, Dean D 3rd, Joelson S, O'Regan J, Schneider N. Early nutrition influences developmental myelination and cognition in infants and young children. Neuroimage. 2018; 178:649-59.
4. Georgieff MK, Ramel SE, Cusick SE. Nutritional influences on brain development. Acta Paediatr. 2018; 107(8):1310-21.
5. Chmielewska A, Dziechciarz P, Gieruszczak-Białek D, Horvath A, Pieścik-Lech M, Ruszczyński M, et al. Effects of prenatal and/or postnatal supplementation with iron, PUFA or folic acid on neurodevelopment: update. Br J Nutr. 2019; 122(s1):S10-S15.
6. Georgieff MK. Nutrition and the developing brain: nutrient priorities and measurement. Am J Clin Nutr. 2007; 85(2):614S-620S.
7. Collard KJ. Iron homeostasis in the neonate. Pediatrics. 2009; 123(4):1208-16.
8. Sociedade Brasileira de Pediatria (SBP). Departamentos de Nutrologia e Hematologia-Hemoterapia. Consenso sobre anemia ferropriva: mais que uma doença, uma urgência médica! 2018. Disponível em: https://www.sbp.com.br/fileadmin/user_upload/21019f-Diretrizes_Consenso_sobre_anemia_ferropriva-ok.pdf. Acesso em: 27 abr. 2021.
9. Agostoni C. Role of long-chain polyunsaturated fatty acids in the first year of life. J Pediatr Gastroenterol Nutr. 2008; 47(Suppl. 2):S41-4.
10. Qawasmi A, Landeros-Weisenberger A, Bloch MH. Meta-analysis of LCPUFA supplementation of infant formula and visual acuity. Pediatrics. 2013; 131(1):e262-72.
11. Makrides M, Collins CT, Gibson RA. Impact of fatty acid status on growth and neurobehavioral development in humans. Matern Child Nutr. 2011; 7(Suppl. 2):80-8.
12. Hadders-Algra M. Effect of long-chain polyunsaturated fatty acid supplementation on neurodevelopmental outcome in full-term infants. Nutrients. 2010; 2(8):790-804.
13. Campoy C, Escolano-Margarit MV, Anjos T, Szajewska H, Uauy R. Omega 3 fatty acids on child growth, visual acuity, and neurodevelopment. Br J Nutr. 2012; 107(Suppl. 2):S85-106.
14. Escolano-Margarit MV, Ramos R, Beyer J, Csábi G, Parrilla-Roure M, Cruz F, et al. Prenatal DHA status and neurological outcome in children at age 5.5 years are positively associated. J Nutr. 2011; 141(6):1216-23.
15. Nogueira-de-Almeida CA, Ribas Filho D, Mello ED, Bertolucci PHF, Falcão MC. I Consenso da Associação Brasileira de Nutrologia sobre recomendações de DHA durante gestação, lactação e infância. International Journal of Nutrology. 2014.
16. Colombo J, Carlson SE, Cheatham CL, Shaddy DJ, Kerling EH, Thodosoff JM, et al. Long-term effects of LCPUFA supplementation on childhood cognitive outcomes. Am J Clin Nutr. 2013; 98(2):403-12.
17. FAO/WHO. Expert consultation on fats and fatty acids in human nutrition. Geneva: WHO. Report of an Expert Consultation. 2010. p. 1-166.

Seção
2

Nutrição na infância e na adolescência

Capítulo 8

Interpretação das curvas de crescimento

Claudio Leone

Curvas de crescimento

O crescimento físico é uma das características mais marcantes da infância e da adolescência, e uma nutrição adequada é o substrato fundamental para que esse aspecto evolua adequadamente.[1]

Assim, é evidente que avaliar a alimentação da criança e do adolescente é fundamental para avaliar também o seu crescimento, ações básicas de responsabilidade de todos os profissionais de saúde, médicos inclusive, que participam da atenção/assistência a essa faixa etária. A recíproca também é verdadeira, ou seja, a avaliação do crescimento de uma criança ou um adolescente é um item importante para a elaboração do diagnóstico relativo à alimentação e ao estado nutricional nessas etapas da vida.[2]

Curvas de crescimento são a representação gráfica dos valores dos diversos parâmetros de crescimento, peso, estatura, circunferência craniana e assim por diante que as crianças e os adolescentes alcançam nas diferentes idades. Obviamente, são valores obtidos para o sexo masculino e o feminino, de crianças e adolescentes, que, por suas características genéticas e de ambiente de vida, permitem pressupor que são normais e, por isso, apresentam um crescimento que pode ser considerado normal.[3]

Todos os estudos realizados para elaborar as curvas de crescimento evidenciaram que esses parâmetros apresentavam uma importante variabilidade, mesmo entre indivíduos normais, de mesmo sexo e mesma idade. Além disso, a tendência do crescimento, isto é, a sua evolução com a idade era diferente segundo o sexo e as dimensões corporais da criança ou do adolescente. Crianças normais, mas miúdas, pequenas, tendem a crescer com uma velocidade menor que as macrossômicas, normalmente "grandonas".

Como consequência, os gráficos ou curvas de crescimento têm sido elaborados segundo o sexo, de maneira a representar tanto a variabilidade aceitável dos valores de peso, estatura etc. – *intra* cada grupo de idade – quanto as diferenças na tendência de sua evolução pela idade.[4]

80 NUTRIÇÃO NA CONSULTA PEDIÁTRICA: COMO CONDUZIR

Desde a década de 1960, diversos estudos e curvas de crescimento têm sido elaborados, em diferentes épocas, populações e regiões, nem sempre utilizando os mesmos critérios e metodologias, dificultando suas comparações e a sua generalização como referencial de crescimento universal.

Assim, se analisadas de maneira estritamente técnica, as curvas correspondem apenas a um "retrato" do crescimento de um conjunto (amostra) de crianças e adolescentes de determinado local (ou locais), com características de seus antepassados, além de aspectos socioeconômicos e culturais próprios de um momento definido de sua história. Todas essas peculiaridades fazem com que não possam ser consideradas de fato um "padrão" de crescimento normal, que possa ser utilizado por todos.[5]

Apesar disso, uma curva metodologicamente bem elaborada, tecnicamente correta, independentemente de sua origem, pode ser muito útil na prática diária como referencial, com a qual é possível comparar o crescimento da criança, ou crianças, e adolescentes que precisamos avaliar, desde que os resultados sejam criteriosamente interpretados.[6]

Em 2006, a Organização Mundial da Saúde (OMS) apresentou as curvas de crescimento decorrentes de sua pesquisa *WHO Multicentre Growth Reference Study*, propondo a sua utilização, totalmente livre e gratuita, como referencial de crescimento para crianças menores de 5 anos de idade.[7] Um ano depois, a OMS apresentou também as curvas do *WHO Reference Study*, a serem utilizadas, também livremente, como referencial para a avaliação de crianças a partir dos 60 meses de idade até adolescentes de 19 anos incompletos.

Os dois estudos, com as respectivas curvas, estão disponibilizados para acesso livre, e seu *download* pode ser feito gratuitamente nos *sites* da OMS: <www.who.int/toolkits/child-growth-standards> e <www.who.int/toolkits/growth-reference-data-for-5to19-years>, que, ainda, disponibiliza os dois *softwares* correspondentes – o *WHO Anthro Survey Analyser* e o *AnthroPlus* –, que podem ser instalados em computador pessoal e facilmente operacionalizáveis para o atendimento de rotina da criança individualmente. Ambos permitem gerar relatórios e gráficos que podem ser impressos e/ou arquivados digitalmente, facilitando o acompanhamento da tendência de crescimento da criança. Os *softwares* possibilitam avaliar também dados de crescimento de grupos de crianças e adolescentes, o que é útil particularmente para pesquisadores do campo do crescimento e da nutrição dessas faixas de idade.

Atualmente, as curvas da OMS têm sido recomendadas para uso nos países que não dispõem de curvas próprias de suas populações ou cujas curvas estejam desatualizadas.

Por essas razões, o Ministério da Saúde (MS) optou, pouco após a sua divulgação, pela utilização das curvas da OMS de 2006 e 2007 no Sistema Único de Saúde (SUS), recomendando-as também para outros serviços de saúde.[8] Com essa finalidade, o MS disponibiliza os gráficos com as curvas em português, que podem ser baixados também livremente a partir do seu *site*.

As curvas da OMS disponibilizam curvas (e respectivas tabelas de valores) para vários parâmetros de crescimento, mas, na prática diária, as mais utilizadas são as das medidas de peso, estatura e perímetro cefálico, além dos valores do índice de massa corpórea (IMC), que não é uma medida direta, mas o resultado do quociente do peso (em kg) dividido pelo quadrado da estatura (em metros):

$$IMC = peso \ (kg) \div estatura^2 \ (m)$$

Os gráficos desses quatro parâmetros são elaborados por sexo e apresentam linhas que representam os valores em função da idade (Figura 8.1).

Como se observa na Figura 8.1, que representa o peso para menores de 5 anos, nos eixos do gráfico estão representados os valores de peso (na vertical) e de idade (na horizontal). No interior desse retângulo, que é quadriculado, estão presentes diversas linhas curvas (oblíquas), cujas inclinações se modificam segundo a idade.

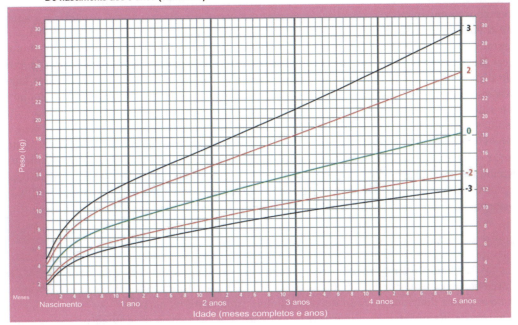

Figura 8.1 – *Exemplo da curva de referencial do peso segundo a idade para meninas proposta pelo Ministério de Saúde, a partir dos dados da OMS (2006).*

Fonte: MS/OMS, 2006.

A linha oblíqua mais central corresponde à evolução, segundo a idade, dos valores da mediana, média, percentil 50 ou escore-z 0 (para fins práticos coincidentes nesses gráficos), do parâmetro antropométrico representado (peso, comprimento etc.). As demais linhas representam a evolução dos valores que, progressivamente, se distanciam da mediana, para mais ou para menos, mas que ainda podem ser interpretados como variações da normalidade.

Como consequência, ao se traçar uma linha vertical no gráfico, perpendicularmente a uma das idades representadas no eixo horizontal, ela cruzará as diferentes linhas de evolução (inclinadas) daquele parâmetro, evidenciando a variação desde o menor até o maior valor "possível" de ser observado para aquela idade.

Como todos os valores no gráfico são tratados a partir de um modelo estatístico, correspondente a uma curva de Gauss, o valor central (média, mediana ou escore-z 0) é o mais frequentemente verificado na população normal.

À medida que os valores se afastam desse valor central, acima ou abaixo do mesmo, diminui a frequência com que são observados na população de crianças ou adolescentes normais daquela idade, de modo que, quando se atingem as linhas mais distantes, pode-se afirmar que se trata de valores muito pouco frequentes na população.[9]

Nesses gráficos, as curvas representam os valores absolutos distribuídos na forma de escores-z ou de percentis.

Curvas de escore-z

A distribuição em escores-z corresponde à classificação dos valores de cada parâmetro de acordo com a sua diferença em número de desvios-padrão a partir do valor médio para aquele sexo, naquela idade. Assim como a média, o desvio-padrão é também específico para cada sexo e idade.

Nessa distribuição, cada desvio-padrão de diferença, para mais ou para menos, é definido como uma unidade de escore-z. Assim, a distância do valor observado em determinado paciente, em relação à média, é descrita como escore-z 1, escore-z 2 ou escore-z 3 etc. quando o valor for superior à média, e como escore-z –1, escore-z –2, escore-z –3 etc. se o valor absoluto em kg ou em cm for menor que o valor médio para o seu grupo de idade e sexo.

Quanto maior for o número de escores-z que o valor dista da média, menos frequente será o valor na população considerada normal. Por exemplo, um escore-z 3, ou –3 (pois a distribuição de frequência dos valores na população ocorre na forma de uma curva de Gauss) é observável apenas em menos de 0,01% da população, enquanto entre os escores-z 1 e –1 se situam os valores observados em 68,2% da população normal daquela idade e sexo.

Curvas de percentil

A distribuição em percentil (p) corresponde à apresentação, para cada idade e sexo, dos valores normais ordenados de maneira crescente, reunidos em grupos, cada grupo correspondendo a 1% da distribuição total de valores observada entre os normais.

Assim, na ordenação dos valores, o percentil 1 (p1) corresponde ao primeiro grupo de valores da distribuição, que reúne os menores valores, observados em apenas 1% da população. No p2, encontra-se também 1% dos valores superiores aos valores do p1 e, ao mesmo tempo, menores que os 98% seguintes. Já entre o p99 e o p100, está o grupo que reúne 1% dos valores, os maiores observáveis na população. Dessa ordenação resulta um valor de parâmetro (em quilos, metros, centímetros etc.) correspondente a cada centil (ou percentil, como se denomina).

Como a frequência dos valores observada na população também assume a distribuição característica da curva de Gauss, os percentis obedecem à mesma distribuição. Os valores medianos são os observados com maior frequência e, à medida que os valores se afastam desses valores centrais da distribuição (média, mediana ou p50), a sua frequência na população decresce progressivamente.

Para exemplificar, o p50 corresponde à mediana, o que significa que 50% da população apresenta um valor de peso, estatura etc. igual ou menor que ele e que 50% da população apresenta valores maiores. Entretanto, quando se considera apenas o valor exato do p50 (excluindo os maiores ou os menores que ele), verifica-se que ele é o mais frequente na população, correspondendo a 20% desta, isto é, 1 indivíduo em cada 5 apresenta um peso (ou uma estatura etc.) mediano.

Ainda, usando como exemplo o p5, que delimita o grupo dos 5% menores valores daquele parâmetro na população, quando se considera apenas o seu valor exato, excluindo os menores ou maiores, verifica-se que sua frequência na população é de 4,5%.

Como o crescimento de todos os parâmetros é, entre outros fatores, nutrição-dependente, a interpretação adequada do crescimento da criança e do adolescente como um todo torna-se uma ferramenta útil capaz de contribuir para a elaboração do diagnóstico nutricional da criança, tanto para a falta quanto para o excesso.[10]

Interpretação das curvas

Na avaliação de rotina, quando se utilizam as curvas na forma de gráficos, seja de percentis ou de escore-z, a classificação de uma criança é obtida diretamente no gráfico a partir da localização do valor absoluto do parâmetro (peso em kg, estatura em cm etc.) e da idade, que estão respectivamente representados nas coordenadas abscissa (na vertical) e ordenada (na horizontal) do gráfico. Com isso, muito raramente há a necessidade de se recorrer a cálculos complexos em cada ocasião em que se faz a avaliação.

O crescimento/estado nutricional pelos gráficos pode ser avaliado de duas maneiras: uma primeira **pontual**, que se baseia exclusivamente no valor de um momento isolado, ou seja, na idade em que se realiza/realizou a avaliação, e uma segunda, dita **continuada**, na qual se avalia a tendência de crescimento dos valores de um parâmetro antropométrico em mais de uma idade.

Avaliação pontual

É a avaliação feita em um dado momento (idade) da vida da criança ou do adolescente, como se não houvessem sido feitas avaliações anteriores.

Nessas circunstâncias, utiliza-se o conceito de chance, baseado na posição que a criança ocupa na distribuição de valores do gráfico, específica para o grupo de sexo e idade em que está incluída.

Assim, quanto mais semelhante for seu peso, sua estatura, seu IMC etc. com o valor central do gráfico (p50 ou escore-z 0), que é o de maior frequência na população, maior será a sua chance de ser normal. Quanto mais afastado do valor central for o valor que a criança apresenta, tanto em direção a valores menores quanto maiores, menor será a chance de ser normal ou, dito de outra maneira, maior será o seu risco (probabilidade) de ter alguma alteração nutricional/crescimento.

A Figura 8.2 ilustra essa forma de avaliação: os três pontos assinalados no gráfico correspondem a três meninos com a mesma idade, 10 meses. O menino do ponto 2 tem um peso exatamente igual ao escore-z 0 para a sua idade, portanto, com grande chance de ser normal. O menino correspondente ao ponto 1 se encontra próximo da linha que define o escore-z 2, que tem uma frequência na população normal próxima de 2%, o que lhe confere uma chance pequena de ser normal e, portanto, está em grande risco de ter sobrepeso ou obesidade. Por sua vez, o ponto da criança 3 está abaixo do escore-z –3, o que lhe confere uma chance muito pequena de ser normal, abaixo de 0,01%, o que representa um risco muito grande de ser desnutrida, já que os escores-z negativos correspondem a valores menores que a mediana.

Coerente com essa interpretação, o MS, baseando-se nos estudos da OMS, propôs os pontos de corte que devem ser utilizados para definir a classificação de risco nutricional ou de crescimento para os diferentes grupos de idade. Os pontos de corte para os principais parâmetros estão apresentados nas Tabelas 8.1 a 8.3.[11,12]

Os pontos de corte foram selecionados a partir de dados populacionais e conceitos epidemiológicos e podem ser utilizados quase universalmente. Obviamente, se forem aplicados utilizando outras curvas de crescimento que não as da OMS, precisam ser avaliados de maneira crítica para verificar se não há riscos de gerar algumas distorções na elaboração do diagnóstico.

Mais detalhes quanto aos pontos de corte podem ser encontrados em publicações do MS,[11,12] facilmente baixáveis a partir do próprio site do MS: <http://189.28.128.100/dab/docs/portaldab/publicacoes/protocolo_sisvan.pdf>.

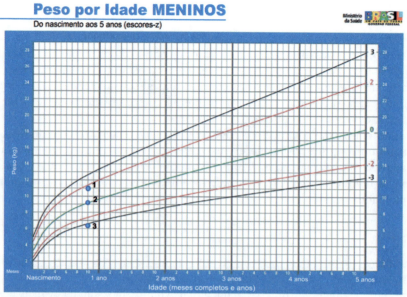

Figura 8.2 – *Localização do peso de três crianças de mesma idade e sexo na curva de crescimento de peso para a idade proposta pelo Ministério da Saúde/OMS (2006).*
Fonte: MS/OMS, 2006.

Tabela 8.1 – Pontos de corte de peso por idade para crianças de 0 a 5 anos de idade*		
Valores críticos		*Diagnóstico nutricional*
< Percentil 0,1	< Escore-z −3	Peso muito baixo para a idade
> Percentil 0,1 e < Percentil 3	> Escore-z −3 e < Escore-z −2	Peso baixo para a idade
≥ Percentil 3 e < Percentil 97	> Escore-z −2 e < Escore-z +2	Peso adequado ou eutrófico
≥ Percentil 97	≥ Escore-z +2	Peso elevado para a idade

*Observação: este não é o índice antropométrico recomendado para a avaliação do excesso de peso entre crianças acima de 5 anos.
Fonte: MS/OMS, 2006.

Tabela 8.2 – Pontos de corte de IMC* por idade para crianças e adolescentes		
Valores críticos		*Diagnóstico nutricional*
< Percentil 3	< Escore-z −2	Baixo IMC para idade
≥ Percentil 3 e < Percentil 85	≥ Escore-z −2 e < Escore-z +1	IMC adequado ou eutrófico
≥ Percentil 85 e < Percentil 97	≥ Escore-z +1 e < Escore-z +2	Sobrepeso
≥ Percentil 97	≥ Escore-z +2	Obesidade

*O IMC está sendo proposto como mais adequado para avaliar o estado nutricional das crianças acima de 5 anos e dos adolescentes.
Fonte: MS/OMS, 2006/2007.

Tabela 8.3 – Pontos de corte de estatura por idade para crianças e adolescentes		
Valores críticos		**Diagnóstico nutricional**
< Percentil 3	< Escore-z –2	Baixa estatura para a idade
≥ Percentil 3	≥ Escore-z –2	Estatura adequada para a idade

Fonte: MS/OMS, 2006/2007.

Um aspecto importante na utilização desses critérios, e que deve ser sempre considerado, é que a avaliação antropométrica pelas curvas compreende um dos elementos que contribui para o diagnóstico nutricional da criança ou do adolescente, já que, em nível individual, deve resultar da análise de grande conjunto de fatores de proteção e/ou de risco próprios da criança e do ambiente como um todo em que ela está imersa.

A classificação antropométrica a partir de referenciais utilizada de maneira exclusiva tem valor como instrumento de triagem e em estudos populacionais. Deve-se enfatizar que, para o diagnóstico nutricional/crescimento individual, a avaliação antropométrica baseada nas curvas não pode nem deve ser o único critério utilizado na sua elaboração.[12]

Avaliação continuada

A avaliação continuada (*follow-up*, em inglês), ou acompanhamento do crescimento, é uma maneira de otimizar a utilização das curvas, pois a repetição seriada dos dados de antropometria combina dois aspectos: o primeiro deles é o de reforçar o diagnóstico inicial, elaborado na avaliação pontual; e o segundo, muito importante, é o de permitir a avaliação da tendência de evolução de seus parâmetros por comparação com a tendência descrita pelo gráfico da curva de crescimento.

Essa avaliação da dinâmica de crescimento deve ser feita repetindo-se as mensurações em intervalos regulares, compatíveis com a idade da criança ou do adolescente, além de compreender um mínimo de três avaliações, nos casos mais graves, quando é necessário viabilizar mais rapidamente uma intervenção.

Nos casos em que as alterações nutricionais não sejam muito graves, é preferível realizar a análise da tendência no mínimo após quatro avaliações seriadas.

Tais cuidados são necessários, já que, por se tratar de modelos matemáticos/estatísticos, as curvas apresentam as tendências como linhas contínuas e perfeitamente regulares, diferentemente do que ocorre com o crescimento não tão regular que cada criança apresenta, que é um processo biológico resultante da somatória de pausas e acelerações normalmente observadas nos seres vivos.

Por esse motivo, deve-se analisar a tendência, já que a simples união dos pontos obtidos nas avaliações não resulta tão regular quanto as curvas. O que é necessário, a partir de três ou mais pontos, é delinear uma curva própria da criança que seja como um comportamento médio da tendência revelada pelos pontos no gráfico.

Feito isso, o esperado a partir da avaliação pontual inicial é que essa linha "média" de crescimento da criança evolua no gráfico mantendo-se paralela à curva mais próxima no gráfico, sem grandes desvios desta, para mais ou para menos – é o que se denomina canal de crescimento da criança. Isso é válido tanto para crianças macrossômicas, constitucionalmente grandes, quanto para as de porte mediano ou pequenas, as mais miúdas, porém todas normais apesar do porte físico.

Quando sistematicamente, após pelo menos três avaliações, a curva de crescimento da criança tende a se desviar no gráfico em direção a valores inferiores, para curvas abaixo da que se esperaria estar em paralelo, é possível que esteja indicando uma evolução para magreza, magreza extrema (baixo peso) e/ou baixa estatura, possivelmente em decorrência de desnutrição.

Do mesmo modo, desvios para curvas acima da esperada indicam uma progressão mais intensa do que a esperada, sugerindo uma tendência de evolução para o excesso de peso, incluindo sobrepeso e até mesmo obesidade.

Entretanto, esses desvios para mais ou para menos podem ser os "desejados" quando se tratar de crianças ou adolescentes que, na avaliação pontual inicial, estavam em elevado risco de alterações nutricionais/crescimento, como baixo peso, baixa estatura, excesso de peso, sobrepeso, obesidade ou alta estatura. Os desvios da tendência da curva nesses casos podem ser interpretados como uma possível evolução para recuperação do estado nutricional em resposta ao tratamento. Isso indica, portanto, que a avaliação continuada é um instrumento útil também para monitorar a resposta às intervenções instituídas. As Figuras 8.3 e 8.4 ilustram essas situações.

Dessas possíveis interpretações, fica evidente que a utilização das curvas de crescimento assume uma importância muito grande no atendimento de crianças e adolescentes, tanto os saudáveis quanto os portadores de alguma doença. Entretanto, não se deve esquecer de que a sua utilização é apenas um elemento que, por mais importante que seja, não deve ser o único a ser utilizado para compor o quebra-cabeça que define o diagnóstico de saúde/doença de uma criança ou de um adolescente.

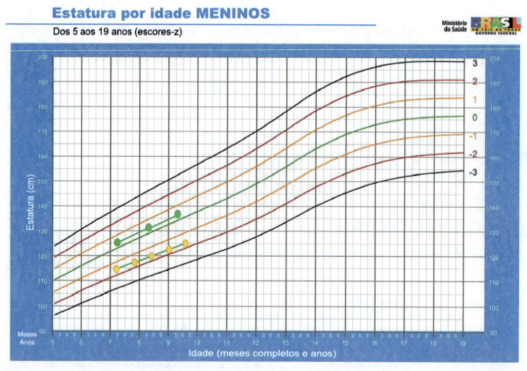

Figura 8.3 – *Tendências de crescimento de duas crianças de portes físicos distintos, que se mantêm paralelas às curvas do gráfico que lhes são mais próximas, indicativas de uma condição provavelmente normal.*

Fonte: MS/OMS, 2006.

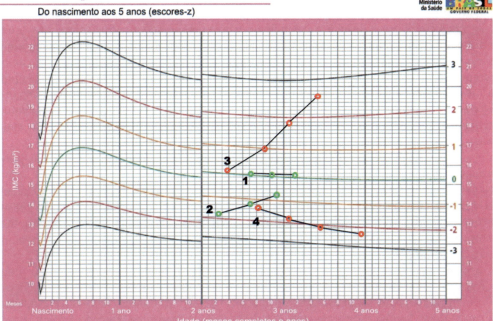

Fonte: WHO Child Growth Standards, 2006 (http://www.who.int/childgrowth/en/)

Figura 8.4 – *Evolução do índice de massa corpórea (IMC) de quatro crianças, de idades muito semelhantes, indicando quatro tendências evolutivas. A criança 1, que apresenta uma tendência condizente com a curva esperada para o seu IMC; a criança 2 que, apesar de em situação de risco para baixo peso na avaliação inicial, mostra uma evolução de tendência crescente, sugerindo uma possível recuperação nutricional; a criança 3, que, apesar da situação de normalidade na primeira avaliação, mostra um afastamento crescente nas avaliações sucessivas, indicando uma evolução para excesso de peso e talvez obesidade; e a criança 4, que, estando na avaliação inicial próxima ao limite inferior da normalidade, afasta-se progressivamente de sua curva esperada de crescimento, encaminhando-se para o baixo peso.*

Fonte: MS/OMS, 2006.

Referências bibliográficas

1. Böhles H. Nutrition and growth. In: Benso I, Nicoletti I, Gilli G (eds.). Physiological and pathological auxology. Firenze: Edizioni Centro Studi Auxologici; 2004.
2. Marcondes E, Setian N, Carrazza FR. Desenvolvimento físico (crescimento) e funcional da criança. In: Marcondes E, Costa Vaz FA, Ramos JLA, Okay Y (eds.). Pediatria básica, Tomo I. 9. ed. São Paulo: Sarvier; 2002.
3. Leone C. Avaliação do crescimento. In: Pessoa JHL (ed.). Puericultura – conquista da saúde da criança e do adolescente. São Paulo: Atheneu; 2013.

4. Leone C. Human growth: parameters and reflections about growth references. Journal of Human Growth and Development. 2014; 24:7-10.
5. Leone C. Curvas, crescimento e estado nutricional. Revista Paulista de Pediatria. 2008; 26:204-5.
6. Rolland-Cachera MF, Peneau S. Assessment of growth: variations according to references and growth parameters used. Am J Clin Nutr. 2011; 94(suppl.):1794S-8S.
7. De Onis M, Onyango A, Borghi E, Siyam A, Blössner M, Lutter C. Worldwide implementation of the WHO Child Growth Standards. Public Health Nutrition. 2012; 15(9):1603-10.
8. Brasil. Ministério da Saúde. Secretaria de Atenção à Saúde. Departamento de Atenção Básica. Saúde da Criança: Crescimento e Desenvolvimento. Cadernos de Atenção Básica, n. 33. Brasília: Ministério da Saúde; 2012.
9. Leone C, Gallo PR. O crescimento da criança e do adolescente. In: Silva LR. Diagnóstico em Pediatria. Rio de Janeiro: Guanabara Koogan; 2009.
10. Leone C, da Silva RRF. Indicadores antropométricos e uso de curvas de referência. In: Escrivão MAMS, Liberatore Jr RDR, da Silva RRF (coords.). Obesidade no paciente pediátrico da prevenção ao tratamento. Série Atualizações Pediátricas. São Paulo: Atheneu; 2013.
11. Brasil. Ministério da Saúde. Protocolos do Sistema de Vigilância Alimentar e Nutricional – SISVAN na assistência à saúde. Brasília: Ministério da Saúde; 2008.
12. Brasil. Ministério da Saúde. Secretaria de Atenção à Saúde. Departamento de Atenção Básica. Orientações para a coleta e análise de dados antropométricos em serviços de saúde. Norma Técnica do Sistema de Vigilância Alimentar e Nutricional – SISVAN/Ministério da Saúde, Secretaria de Atenção à Saúde, Departamento de Atenção Básica. Brasília: Ministério da Saúde; 2011.

Capítulo 9

Avaliação nutricional laboratorial

Mario Cícero Falcão
Tulio Konstantyner

Introdução

O crescimento é uma característica importante da infância, constituindo um ótimo indicador do estado nutricional. Especialmente nos primeiros anos de vida, desvios do crescimento estão associados a doenças, tanto em curto quanto em longo prazo, portanto seu monitoramento se torna uma valiosa ferramenta para a avaliação do bem-estar da criança e do adolescente.[1]

A avaliação nutricional representa uma etapa fundamental para o acompanhamento desse processo de crescimento, incluindo:[1,2]

- Avaliação clínica: consiste basicamente no exame físico, com especial atenção a aspecto geral, pele, mucosas, tecido subcutâneo, cabelo, olhos, lábios, língua, gengivas e dentes.
- História alimentar: pela aplicação de inquéritos alimentares; o tipo de inquérito a ser aplicado depende da idade da criança, do objetivo da avaliação e da disponibilidade de tempo do avaliador; os inquéritos mais utilizados são: registro alimentar de 24 horas, registro diário, pesos e medidas e questionário de frequência de consumo alimentar.
- Antropometria: aferição das dimensões corporais: peso, comprimento/estatura, perímetro cefálico (até 2 anos), índice de massa corpórea, circunferência do braço e dobra cutânea tricipital.
- Avaliação laboratorial: esse item será descrito detalhadamente a seguir.
- Avaliação da composição corpórea: bioimpedância elétrica, tomografia computadorizada, pletismografia e DEXA (*dual-energy x-ray absorptiometry*).

Quanto à avaliação nutricional laboratorial, apesar da existência de muitos métodos bioquímicos, vale ressaltar que doenças, drogas e condições ambientais não relacionadas com a nutrição podem interferir nos resultados. Além disso, é importante não esquecer que a avaliação nutricional por meio de análises laboratoriais tem suas limitações, pois envolve coletas de insumos biológicos, tempo e custos. A seguir, serão discutidas a avaliação laboratorial do crescimento físico, dos perfis lipídico e glicídico, de proteínas, vitaminas, ferro e outros minerais.

Avaliação laboratorial do crescimento físico

A avaliação laboratorial é recomendada para crianças e adolescentes com crescimento físico anormal para elucidação diagnóstica e seguimento clínico. Muitas doenças sistêmicas se iniciam com o comprometimento do crescimento, mesmo antes do aparecimento de sintomas específicos.

Na interpretação dos resultados, deve-se sempre levar em consideração o método laboratorial usado, o estado nutricional, a idade óssea, o estadiamento puberal, o estado inflamatório, a distribuição hídrica e a hidratação, e não apenas a idade cronológica e o sexo.

A dosagem de cálcio, fósforo e fosfatase alcalina é útil para a avaliação da mineralização óssea e investigação e acompanhamento de deficiência de vitamina D e hiperparatireoidismo. A solicitação deve ser realizada para grupos de risco, desde recém-nascidos prematuros, que apresentam maior risco de desenvolver doença metabólica óssea, até crianças e adolescentes com distúrbios nutricionais e/ou erros alimentares, que resultam na ingestão insuficiente de cálcio, fósforo e vitamina D.[3] Os valores de referência de cálcio, fósforo e fosfatase alcalina, segundo a faixa etária, são descritos na Tabela 9.1.[3]

Tabela 9.1 – Valores de referência de cálcio, fósforo e fosfatase alcalina, segundo a faixa etária	
Cálcio*	• Prematuro: 1,6 a 2,8 mmol/L • Recém-nascido de termo até 10 dias: 1,9 a 2,6 mmol/L • 10 dias até 2 anos: 2,3 a 2,8 mmol/L • 2 a 12 anos: 2,2 a 2,7 mmol/L
Fósforo	• Recém-nascido: 1,45 a 2,91 mmol/L • 10 dias até 2 anos: 1,29 a 2,1 mmol/L • 3 a 9 anos: 1,03 a 1,87 mmol/L • 10 a 15 anos: 1,07 a 1,74 mmol/L • > 15 anos: 0,78 a 1,42 mmol/L
Fosfatase alcalina	• Lactente: 150 a 420 UI/L • 2 a 10 anos: 100 a 320 UI/L • Adolescente do sexo masculino: 100 a 390 UI/L • Adolescente do sexo feminino: 100 a 320 UI/L

*Para converter Ca de mmol/L em mg/dL, deve-se multiplicar o valor por 4,006.

Fonte: Koletzko et al., 2015.[3]

Com relação à investigação hormonal, deve-se sempre começar pela função tireoidiana. O hipotireoidismo constitui uma das causas hormonais de atraso do crescimento físico. No Brasil, a triagem neonatal inclui a dosagem do hormônio estimulador da tireoide (TSH) por imunofluorimetria em amostra de sangue coletada em papel-filtro (teste do pezinho). Quando o TSH for superior a 20 µUI/mL, o recém-nascido deve ser convocado para medida do T4 (total ou livre) e TSH em amostra de soro para confirmação do diagnóstico de hipotireoidismo congênito.[4,5] A dosagem de tireoglobulina venosa contribui com a definição da sua etiologia. Os valores de referência entre 4 e 30 dias de vida (faixa de normalidade) são: TSH < 9 µUI/mL; T4 livre entre 0,8 e 2,3 ng/dL; T4 total entre 7 e 16 µg/dL; e tireoglobulina entre 2,0 e 35,0 ng/dL.[6]

A dosagem do fator de crescimento insulina-símile (IGF-1) e de sua proteína carreadora (IGFBP-3) pode ser utilizada como triagem para avaliação da deficiência do hormônio de crescimento (GH). O IGF-1 é produzido no fígado sob estímulo do GH e age na placa de crescimento ósseo via seu receptor tecidual específico.[7]

Valores de IGF-1 acima da média para idade e sexo são forte evidência contra o diagnóstico de deficiência de GH, que deve ser confirmado pela realização de testes provocativos da secreção de GH. Os testes provocativos envolvem estímulos como administração de insulina, clonidina, levodopa e glucagon.[8]

A dosagem de GH basal e após estímulo é utilizada na investigação da sua deficiência e está indicada nos seguintes casos: (1) baixa estatura; (2) redução da velocidade de crescimento; (3) presença de condição predisponente, como lesão intracraniana e irradiação do sistema nervoso central (SNC); (4) deficiência de outros hormônios hipofisários; e (5) sinais e sintomas de hipopituitarismo no período neonatal (hipoglicemia, icterícia prolongada, micropênis, defeitos de linha média).[8] Nos casos de suspeita de deficiência isolada de GH, são necessários dois testes provocativos alterados para se estabelecer o diagnóstico. O ponto de corte utilizado é uma concentração de GH inferior a 5 ng/mL.[8]

Avaliação laboratorial do perfil lipídico

O perfil lipídico inclui colesterol total e frações (CT, HDL-c, LDL-c e VLDL-c), triglicérides (TG) e apoproteínas A1 e B. Recomenda-se a investigação nas crianças que:
- Estejam com excesso de peso (sobrepeso ou obesidade).
- Apresentem manifestações clínicas de dislipidemia ou risco cardiovascular familiar.
- Sejam acometidas por outras doenças, como hipotireoidismo, síndrome nefrótica, imunodeficiência, hipertensão ou diabetes melito.
- Utilizem contraceptivos, imunossupressores, corticosteroides, antirretrovirais e outras medicações capazes de induzir a elevação do colesterol.[9]

Considera-se risco cardiovascular familiar quando houver em pais, avós, tios ou tias, história de doença cardiovascular antes dos 55 anos para os homens e dos 65 anos para as mulheres e pais com aumento da fração LDL (lipoproteína de baixa densidade) do colesterol acima de 240 mg/dL, manifestação de aterosclerose prematura ou história familiar de dislipidemia desconhecida.[10]

A amostra de sangue deve ser coletada adequadamente após 12 horas de jejum e encaminhada a laboratório confiável de análises clínicas. Alternativamente, pode-se colher com 8 horas de jejum o perfil lipídico, desde que o valor do LDL-c seja dosado e não calculado.[11,12]

As recomendações para dosagem consistem em evitar estase venosa prolongada durante a coleta (pode aumentar os valores dos lipídios), evitar medicamentos com interferência no perfil lipídico, manter dieta habitual e evitar variação recente no peso, não realizar atividade física vigorosa 24 horas antes do exame, nem consumir álcool nas 72 horas antecedentes, dar um intervalo de mínimo de 8 semanas entre a coleta e um procedimento cirúrgico.[11]

A triagem para dislipidemia não deve ser realizada em recém-nascidos e lactentes, mas é universalmente indicada entre 9 e 11 anos de idade. A avaliação do perfil lipídico pode ser realizada em crianças a partir de 2 anos, quando já estão estabelecidos valores de normalidade para sexo e idade, que foram publicados pela Academia Americana de Pediatria. A Sociedade Brasileira de Cardiologia recomenda os valores da *I Diretriz de Prevenção da Aterosclerose na Infância e na Adolescência* (2005) para determinação do perfil lipídico adequado na faixa etária entre 2 e 19 anos (Tabela 9.2).[13]

Tabela 9.2 – Valores séricos do perfil lipídico para faixa etária entre 2 e 19 anos			
Variáveis lipídicas	**Valores (mg/dL)**		
	Desejáveis	*Limítrofes*	*Elevados*
CT	< 150	150 a 169	≥ 170
LDL-c	< 100	100 a 129	≥ 130
HDL-c	≥ 45	—	—
TG	< 100	100 a 129	≥ 130

Fonte: Giuliano et al., 2005.[13]

Principalmente em crianças e adolescentes obesos, a alteração lipídica leva a menor secreção do fluxo de apolipoproteínas (Apo) e de fosfolípides dos quilomícrons e do VLDL-c, que são utilizados na maturação do HDL-c. A relação ApoB/ApoA1 é considerada preditora de risco cardiovascular, o que torna importante associar dosagens de ApoA1 e ApoB quando for possível, utilizando o ponto de corte sugerido por Kwiterovich (2008) (Tabela 9.3).[14]

Tabela 9.3 – Valores séricos de apolipoproteínas			
Apolipoproteína	**Valores (mg/dL)**		
	Desejáveis	*Limítrofes*	*Alterados*
B	< 90	90 a 109	> 110
A1	> 120	110 a 120	< 110

Fonte: Kwiterovich, 2008.[14]

Desse modo, a elevação das concentrações séricas de TG, LDL-c e ApoB e a redução das de HDL-c e ApoA promovem a instalação do processo aterogênico e aumentam o risco de morbimortalidade por doenças cardiovasculares.[14]

Os valores plasmáticos dos lipídios e das lipoproteínas são influenciados por vários fatores metabólicos, inclusive o tempo de jejum.[9] A Tabela 9.4 apresenta valores de referência diferentes conforme o jejum estabelecido para a coleta.

Alternativamente, em vez de usar um ponto de corte fixo para o valor normal, recomenda-se avaliar os níveis de lipídios específicos para a idade e o sexo, sendo anormal acima do percentil 95 e limítrofe entre 90 e 95 para CT, LDL-c e TG. Para HDL-c, é considerado anormal abaixo do percentil 5 e limítrofe entre 5 e 10 (Tabela 9.5).[15]

Seção 2 – Nutrição na infância e na adolescência 93

Tabela 9.4 – Valores de referência para o perfil lipídico em indivíduos entre 2 e 19 anos, "em jejum" e "sem jejum"		
Lipídeos	**Nível aceitável (mg/dL)**	
	Em jejum	**Sem jejum**
Colesterol total	< 170	< 170
LDL colesterol	< 110	< 110
HDL colesterol	> 45	> 45
Triglicérides: 0 a 9 anos 10 a 19 anos	< 75 < 90	< 85 < 100
Não HDL-c	< 120	—
Apolipoproteína B	< 90	—

Valores de colesterol total ≥ 230 mg/dL podem indicar hipercolesterolemia familiar.

Quando os valores de triglicérides forem superiores a 440 mg/dL, solicitar a avaliação dos triglicérides após um jejum de 12 horas. Não HDL-c = colesterol total – HDL-c.

Fonte: Sociedade Brasileira de Pediatria, 2020.[9]

Tabela 9.5 – Valores de lipídios e lipoproteínas em indivíduos de 5 a 19 anos, conforme o sexo e a faixa etária						
	Sexo					
	Masculino			**Feminino**		
Idade (anos)	**5 a 9**	**10 a 14**	**15 a 19**	**5 a 9**	**10 a 14**	**15 a 19**
Percentil	**Colesterol total (mg/dL)**					
50	153	161	152	164	159	157
90	183	191	183	189	191	198
95	186	201	191	197	205	208
	Triglicerídeos (mg/dL)					
50	48	58	68	57	68	64
90	70	94	125	103	104	112
95	85	111	143	120	120	126
	LDL-c (mg/dL)					
50	90	94	93	98	94	93
90	117	123	123	125	126	129
95	129	133	130	140	136	137
	HDL-c (mg/dL)					
5	38	37	30	36	37	35
10	43	40	34	38	40	38
50	55	55	46	52	52	51

Fonte: Daniels e Greer, 2008.[15]

Avaliação laboratorial do perfil glicídico

Os exames mais utilizados na prática clínica para avaliar o perfil glicídico de crianças e adolescentes são a glicemia de jejum, a insulina sérica basal e o teste de tolerância oral à glicose.[16] O *clamp* euglicêmico-hiperinsulinêmico é o padrão-ouro para se determinar a resistência insulínica, embora seja um exame complexo, caro e invasivo, não sendo realizado de rotina.[17]

A insulina de jejum é um método simples, que tem se mostrado cada vez mais confiável para identificação de hiperinsulinismo. Valores de insulinemia basal acima de 15 µUI/mL sugerem o diagnóstico de resistência insulínica independentemente do IMC do indivíduo, um valor médio e que pode sofrer variação conforme sexo, estádio puberal e gestação.[16]

A avaliação da insulinemia durante a realização de teste de tolerância à glicose oral (GTT oral) também pode oferecer o diagnóstico de resistência insulínica. Qualquer pico superior a 150 µUI/mL ou um valor superior a 75 µUI/mL no tempo de 120 minutos do teste são sugestivos de hiperinsulinemia. A soma dos valores de insulina no GTT oral maior que 300 também indica resistência à insulina.[18]

A insulinemia e a glicemia, ambas em jejum, compõem a fórmula do índice HOMA-IR (*homeostasis model assessment-insulin resistance*), que vem sendo utilizado para avaliação de resistência insulínica com bons resultados e tem boa correlação com o *clamp* euglicêmico-hiperinsulinêmico. Valores maiores que 3,43 indicam resistência insulínica.[19]

$$\text{HOMA-IR} = \frac{\text{glicemia de jejum (mmol/L)* × insulinemia de jejum (µUI/mL)}}{22,5}$$

*Para converter a glicemia de mg/dL em mmol/L, multiplique o valor por 0,05.

A glicemia é utilizada para a investigação de diabetes. Os critérios para o diagnóstico, segundo a Academia Americana de Diabetes (ADA), são:[16]
- Glicemia de jejum ≥ 126 mg/dL, coletada em duas situações diferentes.
- Glicemia > 200 mg/dL em qualquer horário associada a sintomatologia típica (poliúria, polidipsia, emagrecimento).
- Glicemia > 200 mg/dL após 2 horas de sobrecarga oral de glicose (teste de tolerância oral à glicose).

Ainda, a ADA define como glicemia de jejum alterada quando o valor está entre 100 e 125 mg/dL e intolerância à glicose quando a glicemia, 2 horas após sobrecarga oral de glicose, fica entre 140 e 199 mg/dL.[16]

Valores de hemoglobina glicada acima de 6,5% são usados para o diagnóstico de diabetes em adultos, porém seu uso em crianças é desaconselhado e na adolescência ainda é controverso.[20]

Avaliação laboratorial de proteínas

Para a mensuração do *pool* proteico do organismo, podem ser dosadas as proteínas séricas de curta duração, como pré-albumina e proteína ligada ao retinol, e as proteínas de média duração, como a transferrina, que refletem o estado proteico recente e o equilíbrio entre síntese e degradação.

O estado proteico pode ser avaliado por meio da dosagem das proteínas totais e albumina séricas, mas podem ser incluídas as proteínas de fase aguda (proteína C reativa, alfa-1-antitripsina, complemento C3, ferritina e fibrinogênio). No entanto, essas proteínas são produzidas pelo fígado e podem ser influenciadas por fatores fisiológicos e patológicos que podem ser independentes das variáveis nutricionais.

A **pré-albumina**, também chamada de transtirretina, é uma das menores proteínas séricas produzidas pelo fígado. Ela tem meia-vida curta, de 1,9 dia, e sua síntese é dependente de oferta nutricional e função hepática adequadas.[21]

A concentração sérica de pré-albumina flutua mais rápido em resposta a uma alteração na taxa de síntese quando comparada à albumina. Por essa razão, a quantificação de pré-albumina tem grande utilidade como marcador do estado nutricional. Além disso, a pré-albumina tem alto *turnover* metabólico, com queda rápida dos níveis por privação e pronta recuperação com o aumento da oferta proteica.[21]

Vale ressaltar que a pré-albumina diminui em situações de estresse, inflamação e trauma devido à diminuição da síntese, ao aumento da degradação e ao desvio metabólico para a produção de mediadores inflamatórios, motivo pelo qual é considerada uma proteína negativa da fase aguda.[21]

Em linhas gerais, os valores de referência de pré-albumina sérica variam de 20 a 30 mg/dL (método imunoturbidimétrico), sendo considerada em adultos depleção leve entre 10 e 15 mg/dL, moderada entre 5 e 10 mg/dL e grave menor que 5 mg/dL.[22] Na Tabela 9.6, estão listados os valores de referência para crianças.

Tabela 9.6 – Valores de referência de pré-albumina sérica em crianças	
Idade	*Valores de referência*
Recém-nascidos	6,0 a 21,0 mg/dL
1 a 5 anos	14,0 a 30,0 mg/dL
6 a 9 anos	15,0 a 33,0 mg/dL
10 a 13 anos	20,0 a 36,0 mg/dL
14 a 17 anos	22,0 a 45,0 mg/dL

Fonte: Clifford et al., 2011.[22]

Como a pré-albumina tem meia-vida curta, ela é um marcador precoce de déficit nutricional. Assim, sua dosagem é útil no monitoramento da resposta à terapia nutricional em doenças agudas.[23]

Os níveis séricos de proteína ligada ao retinol dependem de função hepática íntegra e de adequados estoques de vitamina A e zinco.[23] Com meia-vida de 12 horas, é o transportador específico da vitamina A dos hepatócitos para tecidos de todo o organismo e circula no plasma ligada à pré-albumina. Essa interação forma um complexo estável, protegendo contra perdas renais na filtração glomerular.

Em condições normais, as proteínas de baixo peso molecular, como a proteína ligada ao retinol, são reabsorvidas pelas células tubulares. No entanto, disfunções dessas células promovem o aumento da excreção urinária desse tipo de proteína.[23] Assim, essa avaliação pode ser realizada em amostra de urina isolada, de 24 horas (valores de referência: até 0,4 mg/L por ensaio imunoenzimométrico com anticorpos monoclonais anti-RBP).

A transferrina é outra proteína sérica que pode ser utilizada como parâmetro nutricional, embora essa utilização como marcador agudo seja limitada pela meia-vida de 8 dias e pelo fato de ser dependente do estoque de ferro.[23] Ela é a proteína plasmática responsável pelo transporte de ferro, que aumenta na maioria das anemias por deficiência de ferro. Sua determinação está indicada na investigação das anemias microcíticas e da hemocromatose. Contudo, ela diminui ante infecções crônicas, síndrome nefrótica, insuficiência renal crônica e doenças hepáticas graves. Além disso, por ser uma das proteínas de fase aguda classificadas como negativas, sua concentração fica menor na vigência de agressões infecciosas, inflamatórias ou traumáticas agudas.

Pelo método eletroquimioluminométrico, o valor de referência para adultos do gênero masculino é 65 a 175 µg/L e feminino é 50 a 170 µg/L. A Tabela 9.7 mostra os valores normais de transferrina de acordo com a idade.

Tabela 9.7 – Valores de referência de transferrina segundo a idade	
Idade	*Valores de referência*
Recém-nascidos	100 a 250 µg/L
1 mês até 12 meses	40 a 100 µg/L
12 meses até 12 anos	50 a 120 µg/L

Fonte: Cardoso e Falcão, 2007.[23]

A mensuração em sangue das **proteínas totais** reflete o estado nutricional e pode ser útil no diagnóstico de doenças renais (perda proteica) e hepáticas (falta de síntese).[23] Além das proteínas totais, é realizada a dosagem das frações, que consiste no fracionamento das proteínas totais em dois grandes grupos, de albumina e outro com as restantes, em que a maior parte é de globulina.[23] Ressalta-se que a meia-vida da albumina é de 14 dias, portanto sua determinação é indicada em depleções proteicas crônicas.

Os valores de referência pelo método colorimétrico são: proteínas totais entre 6 e 8,1 g/dL, albumina entre 3,5 e 5,2 g/dL, globulina entre 1,7 e 3,5 g/dL e relação albumina/globulina entre 0,9 e 2,0.

Essa avaliação proteica é útil nas hipoproteinemias, quer por defeito de síntese, como ocorre nas hepatopatias e na desnutrição, quer por perdas, como na síndrome nefrótica e nas enteropatias perdedoras de proteínas.

As possíveis causas que levam à diminuição das proteínas totais na faixa etária pediátrica são: desnutrição; doenças hepáticas, que prejudicam a produção de albumina e de globulina no fígado; doenças renais, devido à proteinúria; hipertireoidismo; deficiência de cálcio e vitamina D; insuficiência cardíaca; e síndrome de má-absorção.

Já as possíveis causas que promovem o aumento das proteínas totais consistem em: aumento da produção de anticorpos em algumas doenças infecciosas; câncer, principalmente no mieloma múltiplo; doenças autoimunes, como artrite reumatoide e lúpus eritematoso sistêmico; doenças granulomatosas; amiloidose; e hepatites B, C e autoimune.

A globulina ligada à tiroxina, também produzida pelo fígado, é uma das três proteínas, juntamente com transtirretina e albumina, responsáveis pelo transporte sanguíneo dos hormônios tireoidianos (tiroxina e tri-iodotironina). Ao contrário da transtirretina e da albumina, a proteína ligada à tiroxina tem apenas um sítio de ligação para os hormônios.[24]

Dessas três proteínas, a proteína ligada à tiroxina, apesar de estar presente em menores concentrações, é a que apresenta maior afinidade hormonal, pois transporta a maior parte da tiroxina plasmática.

O aumento da globulina ligada à tiroxina circulante promove elevação dos hormônios tireoidianos, ocorrendo o inverso diante da redução dela. Situações como hiperestrogenismo (gravidez e uso de anticoncepcionais) são as causas mais comuns do aumento da globulina ligada à tiroxina. Já sua diminuição ocorre na síndrome nefrótica e com o uso de andrógenos e corticosteroides.[24]

A dosagem de globulina ligada à tiroxina também é indicada para a avaliação de lactentes com baixos níveis de tiroxina total, detectados pelos testes de triagem neonatal para hipotireoidismo, com o objetivo de fazer o diagnóstico diferencial entre deficiência congênita de globulina ligada à tiroxina (ligada ao X, com incidência de 1:10.000) e hipotireoidismo congênito (1:4.000).[24] O método para determinação de globulina ligada à tiroxina é o imunoensaio competitivo quimioluminescente e os valores de referência são de 14 a 31 mg/L.

A resposta de fase aguda, também denominada síndrome da resposta inflamatória sistêmica, constitui-se em uma sequência de eventos, em resposta ao trauma tecidual e/ou à infecção. Pode ser caracterizada pela presença de febre, leucocitose com neutrofilia e elevado número de células jovens, hipoalbuminenia e aumento sérico das proteínas de fase aguda.[25]

A seguir, serão discutidas algumas proteínas da fase aguda, como proteína C reativa, alfa-1-antitripsina, complemento C3, ferritina e fibrinogênio.

Proteína C reativa

A proteína C reativa (PCR) é uma das principais proteínas de fase aguda, pois sua concentração pode aumentar precocemente de 10 a 100 vezes nas primeiras 24 horas de processos infecciosos e inflamatórios. A dosagem de PCR pode ser usada para discriminar processo infeccioso bacteriano, quando está elevada, de processo infeccioso viral, quando permanece em níveis relativamente baixos. Esse marcador também tem utilidade no seguimento das doenças reumáticas e nas vasculites sistêmicas.

- Valores de referência (método imunoturbidimetria) nos processos infecciosos e/ou inflamatórios.
  - Entre 1,0 e 5,0 mg/dL: infecções virais e inflamações leves.
  - Entre 5,1 e 20,0 mg/dL: infecções bacterianas e inflamações sistêmicas.
  - Acima de 20,0 mg/dL: infecções graves, grandes queimados e politrauma.

Alfa-1-antitripsina

Trata-se de um exame útil no diagnóstico de deficiência congênita de alfa-1-antitripsina (AAT) e para a avaliação de fase aguda de inflamação. Existe a possibilidade de que crianças ou adultos com essa carência apresentem hepatite crônica ativa e cirrose. A ATT aumenta na artrite reumatoide e em infecções bacterianas, vasculites e neoplasias.

- Valores de referência (método imunonefelométrico): de 88 a 174 mg/dL.

Complemento C3

A dosagem do complemento C3 é utilizada para a avaliação de portadores de doenças com a presença de imunocomplexos, que ativam a via clássica do complemento, como lúpus eritematoso sistêmico, glomerulonefrites e crioglobulinemias. Níveis elevados do C3 podem ser detectados nos processos inflamatórios e infecciosos agudos.

- Valores de referência (método imunonefelométrico): de 67 a 149 mg/dL.

Ferritina

Essa avaliação tem indicação no diagnóstico diferencial das anemias e no acompanhamento das alterações de armazenamento de ferro. A ferritina representa a principal proteína do sistema reticuloendotelial, responsável pelo armazenamento de ferro, havendo uma relação direta entre seu nível sérico e a quantidade de ferro armazenado. A ferritina também se eleva de maneira inespecífica em processos inflamatórios.

Pelo método eletroquimioluminométrico, os valores de referência para adultos são de 26 a 446 mg/L (homens) e 15 a 149 µg/L (mulheres). A Tabela 9.8 mostra os valores normais em crianças e adolescentes de acordo com a idade.

Tabela 9.8 – Valores de referência de ferritina segundo a idade	
Faixa etária	**Valores de referência**
Recém-nascidos	25 a 200 µg/L
1 mês	200 a 600 µg/L
2 a 5 meses	50 a 200 µg/L
6 meses a 15 anos	10 a 150 µg/L

Fonte: Cunha et al., 1999.[25]

Fibrinogênio

É um polipeptídio complexo, produzido pelo fígado. Além de sua importância primária como proteína da coagulação, quando, sob a ação proteolítica da trombina, forma fibrina, a malha do coágulo sanguíneo, é também uma proteína de fase aguda e, portanto, eleva-se em todas as situações que envolvem dano, infecção ou inflamação tissular.

- Valores de referência (método de Clauss): de 200 a 400 mg/dL.

Avaliação laboratorial de vitaminas
Vitamina D

A vitamina D apresenta-se sob duas formas: calciferol/ergocalciferol (D2) e colecalciferol (D3). O seu metabolismo no organismo humano ocorre em duas etapas de hidroxilação; a primeira no fígado, transformando-se em 25-OH-vitamina D, e a segunda no rim, quando se transforma em $1,25(OH)_2$ vitamina D (forma ativa da vitamina).[26] As principais fontes alimentares de vitamina D são carnes, peixes e frutos do mar, como salmão, sardinha e mariscos, e alimentos, como ovo, leite, fígado, queijos e cogumelos.[27]

Ações fisiológicas básicas da vitamina D incluem absorção intestinal de cálcio e fósforo, estimula a mineralização óssea, ação conjunta com paratormônio na homeostase da calcemia e mobilização óssea de cálcio e fósforo. Ações biológicas da $1,25(OH)_2$ vitamina D abrangem:

- Regulação da pressão arterial (saúde cardiovascular).
- Neurodesenvolvimento e neuroproteção.
- Imunomodulação: imunidade inata e resposta autoimune.
- Estimulação da secreção de insulina.
- Inibição da proliferação celular (controle da angiogênese e regulação da apoptose).

A deficiência da vitamina D altera o metabolismo do cálcio e fósforo, prejudicando o crescimento, e déficits mais graves evoluem para osteomalácia e raquitismo. Já quadros de toxicidade mostram náuseas, vômitos e hipercalcemia.

A dosagem de 25-OH-vitamina D tem indicação na definição de estados de carência vitamínica, assim como na definição diagnóstica de casos de intoxicação por vitamina D.[26]

São valores de referência (método imunoensaio competitivo quimioluminescente):

- População saudável (até 60 anos): acima de 20 ng/mL.
- Grupos de risco: 30 a 60 ng/mL.
- Risco de toxicidade e hipercalcemia: acima de 100 ng/mL.
  (Unidades da 25-OH-vitamina D: nmol/L ou ng/mL, conversão: 1 ng/mL = 2,5 nmol/L).

São considerados grupos de risco em pediatria: lactentes amamentados sem suplementação, com pele escura e necessidade de rigorosa fotoproteção; obesidade; má-absorção de lipídeos; hepatopatia; insuficiência renal crônica; pacientes com raquitismo/osteomalácia; hiperparatireoidismo; doenças inflamatórias; doenças autoimunes; uso de drogas: rifampicina, isoniazida, fenobarbital ou fenitoína. Na Tabela 9.9, são exibidas as doses de suplementação de vitamina D, segundo a faixa etária.[26]

Tabela 9.9 – Doses de suplementação diária de vitamina D, segundo a faixa etária		
Faixa etária	*UI/dia*	*UL (UI/dia)*
0 a 6 meses	400	1.000
7 a 12 meses	400	1.500
1 a 3 anos	600	2.500
4 a 8 anos	600	3.000
9 a 18 anos	600	4.000

Fonte: Misra et al., 2008.[26]

Vitamina A

A vitamina A pertence ao grupo de vitaminas lipossolúveis e pode ser encontrada em duas fontes. Nos alimentos de origem animal está na forma de retinoides e naqueles de origem vegetal, o nutriente está na forma de grupos de carotenoides, que incluem o betacaroteno. Entre suas funções, destacam-se: auxilia na visão, no crescimento, na formação de dentes, na síntese de colágeno, na renovação celular, além de ações antioxidante e no sistema imunológico.[28]

As mais importantes fontes naturais de vitamina A são: fontes animais (fígado de boi, leite e produtos lácteos, gema de ovo), fontes vegetais (cenoura, laranja, abóbora, batata-doce, manga, mamão papaia, damasco, pêssego, espinafre, brócolis).

A avaliação da vitamina A (retinol) sérica reflete a quantidade de vitamina A e caroteno ingeridos e absorvidos. Em crianças, a carência de vitamina A causa distúrbios de crescimento e esqueléticos, alterações da mucosa intestinal, xeroftalmia e maior propensão para infecções respiratórias. Em adultos, a deficiência de visão noturna é o sintoma mais comum.

Contudo, o excesso de vitamina A pode ser tóxico, ocasionando hipertensão intracraniana, dores ósseas e descamação cutânea. Valores de referência (método cromatografia líquida de alta eficiência): de 0,3 a 0,7 mg/L.

Vitamina C

A vitamina C inclui dois compostos bioativos: o ácido ascórbico (forma reduzida) e o ácido deidroascórbico (forma oxidada). Ela está presente em frutas cítricas, tomates, brócolis etc. e apresenta inúmeras ações biológicas, como facilitação de absorção de ferro, síntese de colágeno, hormônios suprarrenais, neurotransmissores e imunidade celular. O ácido ascórbico é um potente agente redutor e age como cofator para algumas metaloenzimas, como o zinco. A deficiência desse nutriente causa escorbuto, fraqueza muscular e maior suscetibilidade a infecções de vias aéreas superiores e pneumonias.[29]

A deficiência de vitamina C resulta em imunidade prejudicada e maior suscetibilidade a infecções. Por sua vez, as infecções afetam significativamente os níveis de vitamina C devido à inflamação, com alterações em seu metabolismo.[30]

A vitamina C é um micronutriente essencial para os seres humanos, com funções pleiotrópicas relacionadas com sua capacidade de doar elétrons. Trata-se de um potente antioxidante e um cofator para uma família de enzimas biossintéticas e reguladoras de genes. Ela também contribui para a defesa imune, apoiando várias funções celulares do sistema imunológico inato e adaptativo.[30]

Ainda, reforça a função de barreira epitelial contra patógenos e promove atividades oxidantes na pele, protegendo, assim, contra o estresse oxidativo ambiental. A vitamina C se acumula em células fagocíticas, como neutrófilos, e atua na quimiotaxia, na fagocitose e na geração de espécies reativas de oxigênio, facilitando a morte de patógenos. Também é necessária para apoptose e depuração dos neutrófilos destruídos em sítios de infecção pelos macrófagos, diminuindo, assim, a necrose e potenciais danos teciduais. O papel da vitamina C nos linfócitos é menos claro, sendo necessária para proliferação e diferenciação dos linfócitos B e T, provavelmente por efeitos reguladores gênicos.[29,30] Valores de referência (método de cromatografia líquida de alta eficiência): de 0,2 a 2,0 mg/dL.

Vale destacar que, após ingestão de vitamina C, os valores plasmáticos aumentam rapidamente, em 1 a 2 horas, e atingem o pico entre 3 e 6 horas. A via de excreção é renal. Valores tóxicos não estão estabelecidos.

Vitaminas B

A avaliação nos níveis de **vitamina B$_6$** (piridoxina) é útil para o diagnóstico de sua deficiência, que, na faixa etária pediátrica, pode ser resultante de desnutrição, anemia, má-absorção ou uso de medicamentos, como a isoniazida.

Essa deficiência ocorre em indivíduos que foram submetidos à cirurgia bariátrica, especialmente quando envolve a realização de derivação intestinal.[31] O quadro clínico da carência de piridoxina pode ocasionar queimação oral e neuropatia periférica. A vitamina B$_6$ é um cofator essencial para a ativação de diversas enzimas, entre as quais a glicogênio fosforilase e diversas transaminases e descarboxilases de aminoácidos. Os valores de referência (método cromatografia líquida de ultraeficiência) são de 8,7 a 27,2 ng/mL.[31]

O **ácido fólico** é uma vitamina do complexo B (**vitamina B$_9$**), que tem ação conjunta com vitamina B$_{12}$ para hematopoiese e síntese do DNA. Necessário para o desenvolvimento do sistema nervoso fetal, sua deficiência acarreta anemia megaloblástica e, na gestação, provoca malformações e defeitos do fechamento do tubo neural (encefaloceles, meningoceles e anencefalias).[32]

As principais fontes de ácido fólico são verduras de folhas escuras, aspargos, brócolis, frutas cítricas, fígado e grãos, lembrando que o cozimento prolongado destrói entre 50% e 95% do ácido fólico nos alimentos. O ácido fólico é adicionado em cereais (trigo).

A concentração de folato nas hemácias retrata melhor a condição nutricional do indivíduo do que sua concentração sérica. Em geral, a deficiência de folato é subsequente a um déficit de ingestão.[32] Os valores de referência (método imunoensaio competitivo quimioluminescente) são acima de 3,9 ng/mL.

Vale observar que o ácido folínico e o metotrexato, por terem estrutura química semelhante à do ácido fólico, podem falsamente elevar os níveis de ácido fólico.

Diferentemente da maioria das vitaminas hidrossolúveis, a vitamina B_{12}, chamada de cobalamina, destaca-se por ser armazenada em grande quantidade no organismo humano. Graças a essa capacidade, uma deficiência dessa vitamina demora mais tempo para apresentar suas manifestações clínicas.[33] Ela está presente em alimentos de origem animal, especialmente em peixes de águas frias e profundas, como salmão, truta e atum; fígado; carne de porco; leite e derivados; ovos e ostras.[33]

A vitamina B_{12} é fundamental para a hematopoese (formação, integridade e maturação das hemácias) e a produção de mielina. As principais condições de sua deficiência são: anemia megaloblástica, caracterizada por hemácias grandes, imaturas e disfuncionais (megaloblastos); neuropatia periférica e degeneração da medula espinal. Na deficiência dessa vitamina, a mielina que recobre os nervos sofre alterações, processo conhecido como desmielinização, situação que ocorre tanto em neurônios periféricos quanto em centrais.[33]

Na raça humana, a vitamina B_{12} provém estritamente de produtos de origem animal oriundos da dieta. O seu metabolismo necessita do fator intrínseco para sua absorção e da transcobalamina para seu transporte.

A deficiência de vitamina B_{12} pode decorrer de secreção deficiente do fator intrínseco, síndromes de má-absorção, uso de anticonvulsivantes, contraceptivos, ácido acetilsalicílico e colchicina. As deficiências de ferro e folato podem causar deficiência da vitamina B_{12}, entretanto a maior causa do déficit dessa vitamina são as dietas restritivas (vegetariana e veganas).[33]

São valores de referência (método imunoensaio competitivo por eletroquimioluminescência): normal > 300 ng/L, limítrofe entre 190 e 300 ng/L e deficiente < 190 ng/L.

Vitamina E

Existem oito formas químicas da vitamina E: alfa, beta, gama e deltatocoferol e alfa, beta, gama e deltatocotrienóis. Destes, o alfatocoferol é a forma biologicamente mais ativa e a mais estudada.

A vitamina E (tocoferol) contribui para a manutenção das membranas celulares e dos sistemas vascular e nervoso. Seu mecanismo de ação não é totalmente conhecido. Sabe-se que os tocoferóis são antioxidantes e protegem a integridade das membranas celulares, além de atuarem nos processos anti-inflamatórios, na inibição da agregação plaquetária e no sistema imunológico.[34]

Tanto a deficiência de vitamina E quanto a de vitamina A decorrem de má-nutrição ou má-absorção intestinal. Em crianças, a carência de tocoferol pode causar neuropatias motoras e sensitivas, processos reversíveis. É possível que baixos níveis séricos de vitamina se associem à abetalipoproteinemia, pela incapacidade de formação de VLDL e quilomícrons nas células intestinais.[34]

As fontes alimentares de vitamina E são: óleos vegetais (em especial, gérmen de trigo e girassol), nozes, amendoim, avelãs, amêndoas, vegetais de folhas verdes escuras (espinafre e brócolis), azeite de oliva e óleo de soja, manteiga e banana.

São valores de referência (método cromatografia líquida de alta eficiência): adultos: 5,0 a 20,0 mg/L; deficiência < 3,0 mg/L e excesso > 40 mg/L.

Avaliação laboratorial de ferro

A deficiência de ferro (DF) é o estado insuficiente de ferro para manter as funções fisiológicas normais dos tecidos e constitui a causa mais frequente de anemia.

Os pontos de corte da concentração de hemoglobina (Hb) mais utilizados na faixa etária pediátrica para diagnóstico de anemia em nível do mar seguem as recomendações da OMS (Tabela 9.10).[35]

Tabela 9.10 – Concentrações de hemoglobina para o diagnóstico de anemia (nível do mar)				
		Concentrações de hemoglobina (g/dL)		
Idade	Sem anemia	Anemia		
		Leve	Moderada	Grave
6 a 59 meses	≥ 11,0	10,0 a 10,9	7,0 a 9,9	< 7,0
5 a 11 anos	≥ 11,5	11,0 a 11,4	8,0 a 10,9	< 8,0
12 a 14 anos	≥ 12,0	11,0 a 11,9	8,0 a 10,9	< 8,0
≥ 15 anos ♀	≥ 12,0	11,0 a 11,9	8,0 a 10,9	< 8,0
Gestantes	≥ 11,0	10,0 a 10,9	7,0 a 9,9	< 7,0
≥ 15 anos ♂	≥ 13,0	11,0 a 12,9	8,0 a 10,9	< 8,0

Fonte: WHO, 2017.[35]

O hematócrito, que é a percentagem de volume ocupada pelas hemácias no volume total de sangue, também é um exame útil. Consideram-se inadequados valores abaixo de 33% e 34% para crianças entre 6 e 60 meses e entre 5 e 11 anos de idade, respectivamente.[36]

O volume corpuscular médio (VCM), a concentração de Hb corpuscular média (CHCM) e a *red distribution width* (RDW) são os índices hematimétricos que contribuem com a avaliação da DF. Eles representam o que ocorre na medula óssea e/ou o que acontece no ambiente extramedular (sangue periférico, baço e fígado).[37]

A anemia ferropriva caracteriza-se por ser microcítica (VCM < 83 fL) e hipocrômica (CHCM < 32 g/dL) e apresenta anisocitose (RDW > 14%). Leucopenia, plaquetose e reticulopenia podem estar presentes. A contagem dos reticulócitos se relaciona diretamente à eritropoiese, pois o volume de Hb presente nos reticulócitos representa o volume de ferro disponível para a formação das hemácias. A referência para crianças é de 0,5% a 2% (valor relativo) e de 25.000 a 85.000/mm³ (valor absoluto).[36,38]

A anemia ferropriva é o estágio final da DF, resultante do desequilíbrio entre a oferta e a demanda no organismo ao longo do tempo. A OMS recomenda a avaliação combinada de hemograma, ferritina e receptor de transferrina (TRF) para classificar a DF de acordo com três estágios progressivos:[39]

1. Depleção das reservas de ferro, mas nenhuma função fisiológica prejudicada (ferritina diminuída).
2. Deficiência de ferro com estoques de ferro esgotados e funções fisiológicas comprometidas (ferritina diminuída e aumento do receptor de TRF).
3. Anemia ferropriva é a persistência de DF por tempo suficiente para reduzir a massa de hemácias (Hb circulante diminuída, ferritina diminuída e aumento do receptor de TRF).

Esses exames devem ser complementados com marcadores inflamatórios (PCR e alfa-1-glicoproteína ácida), pois a avaliação do perfil laboratorial do ferro é menos precisa nessas condições clínicas.[39] A Tabela 9.11 apresenta os marcadores laboratoriais para avaliação do estágio de DF.

Tabela 9.11 – Marcadores laboratoriais para avaliação do estágio de deficiência de ferro			
Marcador	**Depleção das reservas de ferro**	**Deficiência de ferro**	**Anemia ferropriva**
Hb	Normal	Normal	↓↓
VCM	Normal	Normal	↓↓
HCM	Normal	Normal	↓↓
RDW	Normal	Normal	↑↑
Ferro sérico	Normal	↓↓	↓↓
Ferritina	↓↓	↓↓	↓↓
Receptor de TRF	Normal	↑↑	↑↑
Zn protoporfirina	Normal	↑↑	↑↑
CTLF	Normal	↑↑	↑↑

Hb: hemoglobina; VCM: volume corpuscular médio (se diminuído = microcitose); HCM: hemoglobina corpuscular média (se diminuída = hipocromia); RDW: red distribution width (se aumentada = anisocitose); TRF: transferrina; Zn: zinco; CTLF: capacidade total de ligação de ferro.

Fonte: Janus e Moerschel, 2010.[38]

O ferro sérico apresenta grande variação diurna e, quando está baixo (< 30 mg/dL), pode representar tanto DF quanto a inflamação.[40]

A dosagem do receptor de TRF solúvel é sensível à entrega inadequada de ferro na medula óssea e nos tecidos. Quando o suprimento de ferro é inadequado, há um aumento do número de receptores de TRF, permitindo que a célula capte com mais eficiência o ferro.[41] No entanto, é um indicador do *status* do ferro apenas quando as reservas estão esgotadas e não há outras causas de eritropoiese anormal. Valor de referência: 5 ± 1 mg/L.[42]

A ferritina é o transportador intracelular de ferro e a sua mais importante forma de reserva. A ferritina circulante está diretamente relacionada com os estoques de ferro no organismo. Consideram-se deficientes em ferro crianças com níveis inferiores a 10 a 12 µg/L.[40,41]

Entretanto, a ferritina também é uma proteína de fase aguda, estando elevada na inflamação, infecção, doença hepática e malignidade, situações em que se consideram normais apenas os valores de ferritina superiores a 30 µg/L. Contudo, o hipotireoidismo e a deficiência de vitamina C são duas condições clínicas que podem resultar na diminuição da ferritina.[43,44]

A Academia Americana de Pediatria recomenda uma triagem universal, com dosagem da Hb entre 9 e 12 meses de idade,[41] e a Sociedade Brasileira de Pediatria recomenda a realização rotineira de hemograma completo com parâmetros hematimétricos, contagem de reticulócitos e ferritina aos 12 meses de idade.[45]

Avaliação laboratorial de outros minerais
Zinco

O zinco tem sido amplamente estudado desde a sua descoberta como um elemento importante para a saúde humana na década de 1960, mas muitas questões sobre o seu mecanismo de ação e utilidade ainda permanecem sem resposta. Ele é o metal mais abundante no organismo depois do ferro, e 95% de seu total encontra-se no espaço intracelular. O zinco é necessário para divisão, diferenciação e crescimento celulares, fazendo com que esse elemento-traço seja essencial diante de rápidas taxas de crescimento, como ocorre nas crianças.[46,47]

As principais fontes de alimentos ricos em zinco são ostras, camarão, carne de vaca, frango e de peixe, fígado, gérmen de trigo, grãos integrais, castanhas, cereais, legumes e tubérculos. Esse mineral tem três grandes papéis funcionais: catalítico, estrutural e regulatório. É constituinte das metaloenzimas e apresenta importante ação antioxidante em conjunto com a vitamina C.[46]

Exerce funções biológicas específicas, atuando no crescimento e na replicação celular, na maturação sexual, na fertilidade e na reprodução. É necessário para a apoptose, a transmissão de impulsos nervosos e a formação de ossos e dentes. Também é essencial na regulação da síntese de colágeno e na mobilização hepática da vitamina A. Com relação ao sistema imunológico, o zinco atua na duplicação do DNA de células do sistema imune, na duplicação, diferenciação, migração e função de células imunológicas (macrófagos, monócitos etc.), permitindo respostas imunológicas adequadas.[46]

Uma ingestão regular e habitual de zinco é necessária, pois não existem estoques no organismo. As recomendações diárias para zinco são: 2 mg/dia para lactentes abaixo de 6 meses, 3 mg/dia para crianças até 3 anos e 5 mg/dia para crianças até a idade de 8 anos.[47]

A deficiência de zinco reduz a imunidade não específica, incluindo neutrófilos e função de células *natural killer* e atividade do complemento, reduz o número de linfócitos T e B e suprime a hipersensibilidade tardia, atividade citotóxica e produção de anticorpos.[47] Os valores de referência (método espectrometria de absorção atômica com chama) são de 0,50 a 1,10 µg/mL.

Vale ressaltar que as hemácias contêm oito vezes mais zinco que o plasma e, portanto, amostras hemolisadas alteram o resultado laboratorial.

Selênio

O selênio atraiu interesse biológico nos anos 1930, com a descoberta da doença alcalina, envenenamento crônico do gado pela ingestão de plantas que cresciam em solos ricos desse mineral. Nos anos 1970, foi diagnosticada a doença de Keshan (China), condição causada pela deficiência de selênio, apresentando uma miocardiopatia potencialmente fatal. As principais fontes de selênio são: castanha-do-brasil, salmão, farelo de trigo, ostras, semente de girassol e fígado bovino. Entre suas funções, destacam-se:[48,49]

- Nutriente essencial na defesa antioxidante.
- Parte das selenoenzimas.
- Componente essencial da glutationa peroxidase.
- Ação na elasticidade tecidual.
- Participa da conversão de tiroxina em tri-iodotironina.
- Redução do risco de doenças crônicas não transmissíveis.
- Desempenha papel coadjuvante no sistema imunológico.
- Provável ação preventiva contra alguns tipos de cânceres.

Em crianças, a deficiência de selênio provoca despigmentação da pele, fraqueza muscular e macrocitose. Apesar de, em adultos, o excesso de selênio causar selenose, não existe relato em crianças dessa intoxicação.[48] Os valores de referência (método espectrofotometria de absorção atômica) são de 46 a 143 µg/L.

Cobre

O cobre sérico pode estar elevado em diversas condições, como doenças autoimunes, neoplasias, anemias, infecções, hemocromatose, cirrose biliar, talassemia e infarto do miocárdio.[50] Os níveis séricos de cobre estão muito diminuídos na síndrome de Menkes e normais ou diminuídos na doença de Wilson. Ambas as condições são decorrentes de defeitos genéticos que envolvem a incorporação celular de cobre e a sua excreção hepática.

A doença de Wilson se manifesta por doença hepática já na 1ª década de vida e apresenta manifestações neurológicas do tipo extrapiramidal a partir da 2ª década.

A doença de Menkes, por sua vez, é uma doença de herança recessiva, ligada ao cromossomo X, que se caracteriza por involução neuromotora, convulsões e grave comprometimento do sistema nervoso central associado a cabelos quebradiços e descoloridos.

Nessas duas doenças, observam-se, em geral, níveis baixos da principal proteína transportadora sérica de cobre, a ceruloplasmina.[50] Os valores de referência (método espectrofotometria de absorção atômica com chama) são gênero feminino de 80 a 155 µg/dL e masculino de 70 a 140 µg/dL.

Magnésio

O magnésio é o quarto cátion mais abundante no organismo. O líquido extracelular contém apenas 1% do magnésio corporal total. O restante permanece no compartimento intracelular, sendo aproximadamente 50% no tecido ósseo. As concentrações plasmáticas normais de magnésio variam de 1,8 a 2,6 mg/dL (0,74 a 1,07 mmol/L).

A homeostase do magnésio depende da ingestão alimentar e da excreção renal e fecal. Cerca de 70% do magnésio plasmático é filtrado pelos rins, e o restante mantém-se ligado a proteínas, por meio de uma ligação pH dependente.[51] O metabolismo do magnésio está intimamente relacionado com o de cálcio e potássio e várias enzimas são dependentes de magnésio, por exemplo, processos enzimáticos envolvendo ATP e enzimas do metabolismo de ácidos nucleicos.[51]

Os sintomas de hipomagnesemia ocorrem, em geral, a partir de níveis inferiores a 1,2 mg/dL. Já a hipermagnesemia produz efeitos adversos em níveis superiores a 3,0 mg/dL. A Tabela 9.12 relaciona os níveis de magnesemia conforme a idade, por meio do método colorimétrico.

Tabela 9.12 – Níveis séricos de magnésio, segundo a idade	
Faixa etária	Valor de referência
Até 4 meses	1,5 a 2,2 mg/dL
5 meses a 6 anos	1,7 a 2,3 mg/dL
7 a 12 anos	1,7 a 2,1 mg/dL
13 a 20 anos	1,7 a 2,2 mg/dL
Acima de 20 anos	1,6 a 2,6 mg/dL

Observação: como as hemácias contêm cerca de 2 a 3 vezes mais magnésio que o soro, a hemólise provoca elevação significativa desse elemento.

Fonte: Yakoob e Lo, 2017.[51]

Considerações finais

A avaliação laboratorial enriquece o diagnóstico do estado nutricional da criança e do adolescente. Ela é recomendada em situações específicas de acordo com o nutriente ou o biomarcador nutricional envolvido ou a presença de fatores de risco, doenças predisponentes e suspeita clínica de deficiência ou excesso.

Cabe destacar que os resultados devem ser interpretados com cautela, considerando a condição clínica do indivíduo e outros fatores capazes de influenciar as estimativas laboratoriais.

As concentrações séricas de alguns nutrientes podem não refletir o estado nutricional relativo a eles. Existem particularidades a serem consideradas frente aos valores estimados para evitar erros de avaliação, que podem levar a erros de conduta.

Por fim, a solicitação de exames laboratoriais é uma estratégia diagnóstica útil, mas não deve ser a única a considerar para a definição diagnóstica. Ela deve integrar o conjunto de ações necessárias para a avaliação do estado nutricional global, como anamnese, antropometria, exame clínico, exames de imagem e inquérito alimentar qualitativo, quantitativo e comportamental.

Referências bibliográficas

1. Green Corkins K, Teague EE. Pediatric Nutrition Assessment. Nutr Clin Pract. 2017; 32(1):40-51.
2. Corkins KG. Nutrition-focused physical examination in pediatric patients. Nutr Clin Pract. 2015; 30(2):203-9.
3. Koletzko B, Bhatia J, Bhutta ZA, Cooper P, Makrides M, Uauy R, et al. (eds.). Pediatric nutrition in practice. 2. rev. ed. Basel, Switzerland: Karger; 2015.
4. Brasil. Ministério da Saúde. Secretaria de Atenção à Saúde. Departamento de Atenção Especializada. Programa Nacional de Triagem Neonatal: oficinas regionais de qualificação da gestão. Brasília: Ministério da Saúde; 2006.
5. American Academy of Pediatrics AAP Section on Endocrinology and Committee on Genetics, and American Thyroid Association and the Public Health Committee and Lawson Wilkins Pediatric Endocrine Society. Update of Newborn screening and therapy for congenital hypothyroidism. Pediatrics. 2006; 117:2290-303.
6. Elmlinger MW, Kühnel W, Lambrecht HG, Ranke MB. Reference intervals from birth to adulthood for serum thyroxine (T4), triiodothyronine (T3), free T3, free T4, thyroxine binding globulin (TBG) and thyrotropin (TSH). Clin Chem Lab Med. 2001; 39(10):973-9.
7. Paula LP, Czepielewski MA. Evaluating diagnosis methods on childhood GH (DGH) deficiency: IGFs, IGFBPs, releasing tests, GH rhythm and image exams. Arq Bras Endocrinol Metabol. 2008; 52(5):734-44.
8. Brasil. Ministério da Saúde. Protocolo Clínico e Diretrizes Terapêuticas da Deficiência do Hormônio de Crescimento – Hipopituitarismo. Portaria conjunta n. 28, de 30 de novembro de 2018. Disponível em: http://portalarquivos2.saude.gov.br/images/pdf/2018/dezembro/14/PCDT-Deficiencia-do-Hormonio-de-Crescimento-Hipopituitarismo.pdf. Acesso em: 27 abr. 2021.
9. Sociedade Brasileira de Pediatria. Guia Prático de Atualização. Departamento Científico de Endocrinologia Pediátrica. (nº 8 maio, 2020). Dislipidemia na criança e no adolescente – Orientações para o pediatra. Disponível em: https://www.sbp.com.br/fileadmin/user_upload/22336c-GPA_-_Dislipidemia_Crianca_e_Adoles.pdf. Acesso em: 27 abr. 2021.
10. Sociedade Brasileira de Pediatria. Departamento de Nutrologia. Manual de orientação – Obesidade na infância e adolescência. 3. ed. (outubro/2019). Disponível em: https://www.sbp.com.br/fileadmin/user_upload/Manual_de_Obesidade_-_3a_Ed_web_compressed.pdf. Acesso em: 27 abr. 2021.
11. Sociedade Brasileira de Pediatria. Guia Prático de Atualização. Departamento Científico de Endocrinologia Pediátrica. (n. 2 julho, 2017). Novas orientações sobre o jejum para determinação laboratorial do perfil lipídico. Disponível em: https://www.sbp.com.br/fileadmin/user_upload/19922cGPA__Jejum_para_Perfil_Lipidico.pdf. Acesso em: 27 abr. 2021.
12. Faludi AA, Izar MCO, Saraiva JFK, Chacra APM, Bianco HT, Afiune Neto A, et al. Atualização da Diretriz Brasileira de Dislipidemias e Prevenção da Aterosclerose – 2017. Arq Bras Cardiol. 2017; 109(2Supl.1):1-76.

13. Giuliano ICB, Caramelli B, Pellanda L, Duncan B, Mattos S, Fonseca FH. I Diretriz de Prevenção da Aterosclerose na Infância e na Adolescência. Arq Bras Cardiol. 2005; 85(2):85-91.
14. Kwiterovich PO Jr. Recognition and management of dyslipidemia in children and adolescents. J Clin Endocrinol Metab. 2008; 93(11):4200-9.
15. Daniels SR, Greer FR; Committee on Nutrition. Lipid screening and cardiovascular health in childhood. Pediatrics. 2008; 122:198-208.
16. American Diabetes Association. Standards of medical care in diabetes – 2014. Diabetes Care. 2014; 37(Suppl. 1):S14-S80.
17. Schwartz B, Jacobs Jr DR, Moran A, Steinberger J, Hong C-P, Sinaiko AR. Measurement of insulin sensitivity in children: comparison between the euglycemic-hyperinsulinemic clamp and surrogate measures. Diabetes Care. 2008; 31:783-8.
18. Matsuda M, DeFronzo RA. Insulin sensitivity indices obtained from oral glucose tolerance testing: comparison with the euglycemic insulin clamp. Diabetes Care. 1999; 22:1462-70.
19. HOMA-IR and QUICKI: decide on a general standard instead of making further comparisons. Acta Paediatr. 2010; 99:1735-40.
20. Moran A, Jacobs Jr DR, Steinberger J, Hong CP, Prineas R, Luepker R, et al. Insulin resistance during puberty. Results from clamp studies in 357 children. Diabetes. 1999; 48:2039-44.
21. Arbab K, Majid H, Jafri L, Akram B, Raheem A, Jamil B, et al. Assessing Nutritional Status of Critically III Patients Using Serum Prealbumin Levels. J Ayub Med Coll Abbottabad. 2019; 31(2):178-81.
22. Clifford SM, Bunker AM, Jacobsen JR, Roberts WL. Age and gender specific pediatric reference intervals for aldolase, amylase, ceruloplasmin, creatine kinase, pancreatic amylase, prealbumin, and uric acid. Clin Chim Acta. 2011; 412(9-10):788-90.
23. Cardoso LE, Falcão MC. Nutritional assessment of very low birth weight infants: relationships between anthropometric and biochemical parameters. Nutr Hosp. 2007; 22(3):322-9.
24. Jin HY. Thyroxine binding globulin excess detected by neonatal screening. Ann Pediatr Endocrinol Metab. 2016; 21(2):105-8.
25. Cunha DF, Bianco MP, Lenza RM, Cunha SFC. Acute phase response and serum magnesium levels among hospitalized patients. Rev Assoc Med Bras. 1999; 45(2):142-6.
26. Misra M, Pacaud D, Petryk A, Collett-Solberg PF, Kappy M; Drug and Therapeutics Committee of the Lawson Wilkins Pediatric Endocrine Society. Vitamin D deficiency in children and its management: review of current knowledge and recommendations. Pediatrics. 2008; 122(2):398-417.
27. Hilger J, Goerig T, Weber P, Hoeft B, Eggersdorfer M, Carvalho NC, et al. Micronutrient Intake in Healthy Toddlers: A Multinational Perspective. Nutrients. 2015; 7(8):6938-55.
28. Sahu B, Maeda A. Retinol Dehydrogenases Regulate Vitamin A Metabolism for Visual Function. Nutrients. 2016; 8(11):746.
29. Hemilä H. Vitamin C and infections. Nutrients. 2017; 9(4):pii E339.
30. Carr AC, Maggini S. Vitamin C and immune function. Nutrients. 2017; 3:9(11).
31. Ahmad I, Mirza T, Qadeer K, Nazim U, Vaid FH. Vitamin B6: deficiency diseases and methods of analysis. Pak J Pharm Sci. 2013; 26(5):1057-69.
32. van Gool JD, Hirche H, Lax H, De Schaepdrijver L. Folic acid and primary prevention of neural tube defects: A review. Reprod Toxicol. 2018; 80:73-84.
33. Shipton MJ, Thachil J. Vitamin B12 deficiency – A 21st century perspective. Clin Med (Lond). 2015; 15(2):145-50.
34. Kaganov B, Caroli M, Mazur A, Singhal A, Vania A. Suboptimal Micronutrient Intake among Children in Europe. Nutrients. 2015; 13;7(5):3524-35.

35. World Health Organization. Nutritional anaemias: tools for effective prevention and control. Geneva: World Health Organization; 2017.
36. Camaschella C. Iron-deficiency anemia. N Engl J Med. 2015; 372(19):1832-43.
37. Grotto HZW. Fisiologia e metabolismo do ferro. Rev Bras Hematol Hemoter. 2010; 32(2):8-17.
38. Janus J, Moerschel SK. Evaluation of anemia in children. Am Fam Physician. 2010; 81(12):1462-71.
39. World Health Organization. Iron Deficiency Anaemia. Assessment, Prevention, and Control. A guide for programme managers. WHO/NHD/01.3. Geneva: World Health Organization; 2001.
40. Pasricha SR, Flecknoe-Brown SC, Allen KJ, Gibson PR, McMahon LP, Olynyk JK, et al. Diagnosis and management of iron deficiency anaemia: a clinical update. Med J Aust. 2010; 193(9):525-32.
41. Baker RD, Greer FR. Diagnosis and prevention of iron deficiency and iron-deficiency anemia in infants and young children (0-3 years of age). Pediatrics. 2010; 126(5):1040-50.
42. Beguin Y. Soluble transferrin receptor for the evaluation of erythropoiesis and iron status. Clinica Chimica Acta. 2003; 329:9-22.
43. Wang W, Knovich MA, Coffman LG, Torti FM, Torti SV. Serum ferritin: Past, present and future. Biochim Biophys Acta. 2010; 1800(8):760-9.
44. Gwetu TP, Chhagan MK, Taylor M, Kauchali S, Craib M. Anaemia control and the interpretation of biochemical tests for iron status in children. BMC Res Notes. 2017; 10(1):163.
45. Sociedade Brasileira de Pediatria. Diretrizes. Departamentos de Nutrologia e Hematologia-Hemoterapia. Consenso sobre anemia ferropriva: mais que uma doença, uma urgência médica! 2018. Disponível em: https://www.sbp.com.br/fileadmin/user_upload/21019f-Diretrizes_Consenso_sobre_anemia_ferropriva-ok.pdf. Acesso em: 27 abr. 2021.
46. Hojyo S, Fukada T. Roles of Zinc Signaling in the Immune System. J Immunol Res. 2016; 2016:6762343.
47. Basnet S, Mathisen M, Strand TA. Oral zinc and common childhood infections – an update. J Trace Elem Med Biol. 2015; 31:163-6.
48. Rayman MP. Selenium and human health. Lancet. 2012; 379(9822):1256-68.
49. Darlow BA, Austin NC. Selenium supplementation to prevent short-term morbidity in preterm neonates. Cochrane Database Syst Rev. 2003; (4):CD003312.
50. Macedo EM, Amorin MAF, Silva ACS, Castro CMMB. Effects of copper, zinc, and magnesium deficiency on the immune system of severely malnourished children. Rev Paul Pediatr. 2010; 28(3):329-36.
51. Yakoob MY, Lo CW. Nutrition (micronutrients) in child growth and development: a systematic review on current evidence, recommendations and opportunities for further research. J Dev Behav Pediatr. 2017; 38(8):665-79.

Capítulo 10

Nutrição do escolar

Tulio Konstantyner

Introdução

Os escolares são as crianças com idade entre 7 e 10 anos, período que se caracteriza por uma fase de transição entre infância e adolescência, quando há intensa atividade física e crescimento rítmico e constante até o estirão da adolescência. As crianças adquirem independência progressiva e formam novos laços sociais com adultos e outros indivíduos da mesma idade, o que lhes possibilita mais oportunidades de aprendizado e o estabelecimento de novos hábitos de vida.[1]

Além do ambiente familiar, a escola passa a desempenhar papel de destaque na manutenção da saúde física e psíquica. Durante essa fase, o ganho de peso é proporcionalmente maior ao da estatura, as crianças se tornam mais fortes, mais rápidas e bem mais coordenadas. Por isso, é importante o incentivo à realização de brincadeiras e à prática de atividades físicas adequadas para a idade.[2]

Desse modo, o ritmo natural do crescimento físico, o progressivo ganho de habilidades do desenvolvimento neuropsicomotor e o intenso gasto de energia, resultante da atividade física mais abrangente, requerem uma alimentação equilibrada para suprir a demanda nutricional de macro e micronutrientes. Assim, a qualidade e a quantidade da alimentação são determinantes para a manutenção constante e adequada da velocidade de crescimento, a fim de garantir o estirão da puberdade.[1-3]

Diferentemente da pré-escolar, a fase escolar costuma se caracterizar por aumento do apetite e melhor aceitação dos alimentos. Em função da maior independência física, capacidade cognitiva e autonomia, as crianças se alimentam com uma variedade cada vez maior de alimentos como parte da dieta familiar.[4]

Apesar de as preferências alimentares desenvolvidas no 1º ano de vida tenderem a persistir, os escolares estão mais suscetíveis a modificações de hábitos e estilo de vida. Eles aumentam a frequência e a variedade de contatos sociais fora de casa e, portanto, são mais influenciados quanto às escolhas de alimentos e aos tipos de refeições, tanto benéfica quanto negativamente.[5] Decisões como consumir almoço na escola ou um lanche rápido podem afetar a qualidade da alimentação.[1] Na escola, as crianças realizam pelo menos uma refeição ao dia fora de casa.

Uma dieta saudável para crianças deve ser planejada de acordo com o conhecimento científico e considerar aspectos práticos. O critério científico reside no consumo de alimentos que forneçam as recomendações de ingestão de energia e nutrientes para garantir o crescimento e o desenvolvimento normais. Os critérios práticos são hábitos alimentares regionais ou nacionais, disponibilidade e custo dos alimentos e preferências de sabor das crianças.[6]

Socialmente, os escolares estão aprendendo regras e convenções e começam a desenvolver amizades. Eles começam a fazer mais comparações entre seus pares, incluindo aquelas alusivas ao peso e à forma corporal. A consciência de seu próprio físico começa a emergir, bem como comparações com as normas sociais de peso.[7]

Os escolares variam entre si na forma corporal e velocidade de crescimento. O importunamento daqueles que estão fora das normas percebidas para o *status* de peso ocorre com frequência. Esse cenário torna o período vulnerável a dificuldades alimentares e distúrbios nutricionais, mas a escola pode contribuir com a orientação e educação alimentar para evitar desvios de comportamento alimentares, como a realização de dietas restritivas.[7]

Durante os anos escolares, aumentos de memória e habilidades lógicas são acompanhados da leitura, da escrita e das habilidades matemáticas e de conhecimento. Trata-se de um momento no qual os conceitos da educação nutricional básica podem ser introduzidos com sucesso. Deve-se dar ênfase ao sentir prazer no paladar com ingestão de frutas e legumes e a realização das refeições tradicionais.[8,9]

Assim, a educação alimentar deve estar presente no ambiente escolar, desde o fornecimento de alimentos saudáveis nos refeitórios e cantinas até a inclusão no currículo do aprendizado sobre a importância da alimentação para a saúde e prevenção das doenças crônicas não transmissíveis.[10,11]

Outro importante agente, que influencia a nutrição do escolar, são as telas, principalmente a televisão, que tem sido apontada como uma das grandes fontes de sedentarismo e desenvolvimento de distúrbios relacionados com a alimentação. A mídia incluída na programação sugere hábitos alimentares desaconselháveis, com destaque para o consumo cada vez maior de lanches e guloseimas.[12]

Cerca de 70% do total de anúncios de alimentos veiculados na televisão representam os seguintes grupos de alimentos: (1) *fast-food*; (2) guloseimas; (3) sorvetes; (4) refrigerantes e sucos artificiais; e (5) salgadinhos, biscoitos doces e bolos.[1,13]

Quanto mais as crianças assistem à televisão, maior a probabilidade de consumirem alimentos de alta densidade energética e de baixo valor nutricional, como os ricos em gordura, sal e açúcares. Um exemplo são os "salgadinhos", que contêm gorduras trans e saturada e aumentam o risco de excesso de peso, doenças metabólicas e desenvolvimento de doença cardiovascular.[14,15] Outro exemplo é o consumo de refrigerantes, sucos artificiais e bebidas à base de soja nos horários das refeições e dos lanches, que pode comprometer a digestão e aumentar a excreção urinária de cálcio. Isso pode ser agravado pela deficiência de vitamina D, ocasionada pela falta de exposição solar, pela ausência de suplementação adequada e pelo baixo consumo de alimentos-fonte. Essas deficiências de vitamina D e cálcio aumentam o risco de atraso no crescimento e de ocorrência de doenças autoimunes, cânceres, fraturas e osteoporose na vida adulta.[16]

Aliado a isso, o maior tempo de tela está associado ao sedentarismo em crianças, o que potencialmente aumenta o risco de ocorrência dessas doenças. Nesse sentido, ações de educação nutricional devem ser realizadas para a prevenção de doenças crônicas não transmissíveis, que podem aparecer no futuro.[17]

Cabe destacar a possibilidade de ocorrência de dificuldades e início de transtornos alimentares em escolares. Se, por um lado, há o cuidado do profissional de saúde e dos próprios pais com o desenvolvimento da obesidade nas crianças, por outro deve-se atentar para o fato de que a preocupação excessiva ou malconduzida com o ganho de peso pode causar transtornos alimentares, como a bulimia e a anorexia.[18] A diminuição do tempo e da regularidade da atividade física e o uso de telas (computadores, *tablets* e celulares) em âmbito doméstico são dois outros fatores importantes para o sedentarismo e o aumento dos distúrbios nutricionais. Além de contribuir para a inatividade física, o tempo excessivo de tela pode causar problemas psicológicos e emocionais.[19]

Necessidades e recomendações nutricionais

Os requerimentos energéticos para crianças de 7 a 10 anos são apresentados na Tabela 10.1.

Tabela 10.1 – Requerimentos energéticos para a faixa etária de 7 a 10 anos, segundo sexo, considerando nível moderado de atividade física				
	Requerimentos energéticos			
Idade (anos)	**Meninos**		**Meninas**	
	kcal/dia	**kcal/kg/dia**	**kcal/dia**	**kcal/kg/dia**
7 a 8	1.700	71	1.550	67
8 a 9	1.825	69	1.700	64
9 a 10	1.975	67	1.850	61

Fonte: Sociedade Brasileira de Pediatria, 2018.[1]

As necessidades estimadas de macro e micronutrientes para a faixa etária do escolar, de acordo com a *Dietary Reference Intakes* (DRI) do Institute of Medicine,[20-27] são apresentadas na Tabela 10.2.

Tabela 10.2 – Valores de ingestão dietética de referência de macro e micronutrientes para a faixa etária do escolar (7 a 10 anos), segundo sexo, de acordo com a *Dietary Reference Intakes*				
	Dietary Reference Intakes			
Nutriente	**Meninos**		**Meninas**	
	7 a 8 anos	**9 a 10 anos**	**7 a 8 anos**	**9 a 10 anos**
Carboidratos	130	130	130	130
Proteína (g/kg/dia)	0,95	0,95	0,95	0,95
Gordura (g/dia)	—	—	—	—
AGPI ω6 (linoleico) (g/dia)	10	12	10	10

(Continua)

112 NUTRIÇÃO NA CONSULTA PEDIÁTRICA: COMO CONDUZIR

Tabela 10.2 – Valores de ingestão dietética de referência de macro e micronutrientes para a faixa etária do escolar (7 a 10 anos), segundo sexo, de acordo com a *Dietary Reference Intakes* (Continuação)

Nutriente	Dietary Reference Intakes			
	Meninos		Meninas	
	7 a 8 anos	9 a 10 anos	7 a 8 anos	9 a 10 anos
AGPI ω3 (α-linolênico) (g/dia)	0,9	1,2	0,9	1,0
Fibras totais (g/dia)	25	31	25	26
Vitamina A (μg/dia)[a]	400	600	400	600
Vitamina C (mg/dia)	25	45	25	45
Vitamina D (μg/dia)[b]	15	15	15	15
Vitamina E (mg/dia)	7	11	7	11
Vitamina K (μg/dia)	55	60	55	60
Tiamina (mg/dia)	0,6	0,9	0,6	0,9
Riboflavina (mg/dia)	0,6	0,9	0,6	0,9
Niacina (mg/dia)[c]	8	12	8	12
Vitamina B_6 (mg/dia)	0,6	1	0,6	1
Folato (μg/dia)[d]	200	300	200	300
Vitamina B_{12} (mg/dia)	1,2	1,8	1,2	1,8
Ácido pantotênico (mg/dia)	3	4	3	4
Biotina (μg/dia)	12	20	12	20
Colina (mg/dia)	250	375	250	375
Cálcio (mg/dia)	1.000	1.300	1.000	1.300
Cromo (μg/dia)	15	25	15	21
Cobre (μg/dia)	440	700	440	700
Flúor (mg/dia)	1	2	1	2
Iodo (μg/dia)	90	120	90	120
Ferro (mg/dia)	10	8	10	8
Magnésio (mg/dia)	130	240	130	240
Manganês (mg/dia)	1,5	1,9	1,5	1,6
Molibdênio (μg/dia)	22	34	22	34
Fósforo (mg/dia)	500	1.250	500	1.250
Selênio (μg/dia)	30	40	30	40
Zinco (mg/dia)	5	8	5	8
Potássio (g/dia)	2,3	2,5	2,3	2,3
Sódio (g/dia)	1,0	1,2	1,0	1,2
Cloro (g/dia)	1,9	2,3	1,9	2,3

AGPI: ácidos graxos poli-insaturados.
[a]: *1 equivalente de retinol = 1 μg retinol ou 12 μg betacaroteno ou 24 μg alfacaroteno, em alimentos.*
[b]: *colecalciferol 1 μg = 40 UI de vitamina D.*
[c]: *1 equivalente de niacina = 1 mg de niacina = 60 mg de triptofano.*
[d]: *1 equivalente de folato = 1 μg folato no alimento = 0,6 μg de ácido fólico em alimento fortificado.*
Fonte: Institute of Medicine (US), 2005; 1997; 1998; 2000; 2001; 2005; 2011; 2019.[20-27]

Alimentação

O cardápio do escolar deve respeitar os hábitos da família e as características regionais. Apesar da possibilidade de adaptações dos horários de acordo com cada caso, a estratégia alimentar deve conter cinco refeições diárias: café da manhã, almoço, lanche vespertino, jantar e lanche da noite.[1] O fracionamento das refeições previne o consumo alimentar desenfreado e a frequência alimentar planejada proporciona uma composição corporal mais favorável.[28] Especialmente, o dejejum tem papel importante para a ingestão de nutrientes saudáveis, sendo considerado um fator de proteção para uma melhor qualidade da dieta dos escolares.[29,30]

A Tabela 10.3 apresenta o número de porções por dia e os grupos de alimentos que devem compor as refeições dos escolares.[1]

Tabela 10.3 – Número de porções por dia e os grupos de alimentos que devem compor as refeições dos escolares		
Nível da pirâmide alimentar	**Grupo alimentar**	**Número de porções**
1	Cereais, pães, tubérculos e raízes	5
2	Verduras e legumes	3
	Frutas	3
3	Leites, queijos e iogurtes	3
	Carnes e ovos	2
	Feijões	1
4	Óleos e gorduras	1
	Açúcares e doces	1

Fonte: Sociedade Brasileira de Pediatria, 2018.[1]

Os macronutrientes devem ser adequadamente distribuídos de acordo com as recomendações da *Dietary Reference Intakes* (Tabela 10.4).[20]

Tabela 10.4 – Distribuição percentual dos macronutrientes para a faixa etária do escolar (7 a 10 anos), segundo sexo, de acordo com a *Dietary Reference Intakes*				
Macronutriente RDA/AI (AMDR) % (g/dia)	**Meninos**		**Meninas**	
	7 a 8 anos	**9 a 10 anos**	**7 a 8 anos**	**9 a 10 anos**
Carboidratos	45 a 65 (130)	45 a 65 (130)	45 a 65 (130)	45 a 65 (130)
Proteína	5 a 20 (19)	10 a 30 (34)	5 a 20 (19)	10 a 30 (34)
Gordura	25 a 35 (ND)	25 a 35 (ND)	25 a 35 (ND)	25 a 35 (ND)
AGPI ω6 (linoleico)	5 a 10 (10)	5 a 10 (12)	5 a 10 (10)	5 a 10 (10)
AGPI ω3 (α-linolênico)	0,6 a 1,2 (0,9)	0,6 a 1,2 (1,2)	0,6 a 1,2 (0,9)	0,6 a 1,2 (1,0)

RDA/AI – Recommended Dietary Allowances (RDA)/Adequate Intake (AI): podem ser usadas como objetivo da ingestão dietética individual. As RDA são estabelecidas para preencher as necessidades da maioria (97% a 98%) dos indivíduos de um grupo. Pressupõe-se que as AI preencham as necessidades de todos os indivíduos de um grupo, mas a falta de dados não permite especificar com precisão qual o percentual de indivíduos cobertos por essa ingestão; AMDR – Acceptable Macronutrient Distribution Range: limite de ingestão para uma determinada fonte energética, está associado à redução do risco para o desenvolvimento de doenças crônicas enquanto fornece ingestão de nutrientes essenciais. Se um indivíduo consome quantidades insuficientes ou em excesso de AMDR, há um potencial aumento do risco de doenças crônicas não transmissíveis; ND: não definido.

Fonte: Institute of Medicine (US) Food and Nutrition Board, 2005.[20]

Escolha dos alimentos e práticas alimentares

O escolar já tem suas preferências alimentares e apresenta autonomia na escolha dos alimentos e na quantidade que deseja consumir. A imposição geralmente não tem sucesso, sendo necessária certa negociação, caso os hábitos alimentares saudáveis não estejam presentes.[31]

As dificuldades em introduzir alimentos saudáveis na dieta dos escolares leva a família a pensar naqueles especialmente fabricados e fortificados com nutrientes. No entanto, tais alimentos não são necessários na dieta de uma criança saudável, embora uma grande variedade deles esteja disponível e seja conveniente usar em situações extremas. Em circunstâncias nas quais os alimentos ricos em nutrientes são escassos, a fortificação ou a suplementação podem ser necessárias, principalmente nos casos de ferro, iodo, zinco e cálcio.[32]

A comida preparada não deve receber sal de adição, escolhendo-se variedades de alimentos com pouco sal. O consumo adequado de sal de adição (< 5 g/dia), dos enlatados, embutidos, salgadinhos e de condimentos industrializados, deve ser limitado.[1,33] Pão, cereais, arroz e massas devem ser preferencialmente produtos integrais, que contenham vitaminas B, magnésio, ferro, fibras, proteínas e ácidos graxos poli-insaturados.[32]

Legumes, se não servidos crus, devem ser fervidos rapidamente e com o mínimo possível de água para reduzir as perdas de vitaminas, minerais e outros nutrientes, como carotenoides, fitosterinas e polifenóis. A escolha de frutas, legumes e vegetais deve priorizar os disponíveis na região e na estação do ano.[1]

Leite e produtos lácteos são indispensáveis na dieta de todas as crianças como fontes de cálcio e outros micronutrientes. Carne e seus derivados são importantes por causa do fornecimento de proteínas de alta qualidade biológica e da disponibilidade de ferro, zinco e vitamina B.[32] O ferro heme também aumenta a absorção de ferro dos alimentos vegetais. O peixe é uma fonte importante de iodo e ácidos graxos de cadeia longa ω3 e deve ser consumido pelo menos 1 vez/semana.[1]

As bebidas devem ser oferecidas aos escolares preferencialmente em copo e ser isentas ou com baixo teor de energia (água, água saborizada, chás de ervas ou suco de frutas sem açúcar). O leite não deve ser considerado uma bebida, mas um alimento. Os sucos de frutas podem conter vitaminas e minerais valiosos, mas o consumo não deve ser excessivo. Bebidas à base de frutas e refrigerantes geralmente contêm grandes quantidades de açúcar e são inadequadas para o alívio da sede. Se consumidas em excesso, podem resultar em um balanço energético positivo e excesso de peso.[34-37]

Com base no conteúdo da quarta edição do *Manual de Alimentação* da Sociedade Brasileira de Pediatria (2018), estão listadas a seguir 15 diretrizes gerais para a alimentação do escolar:[1,32,37-41]

1. Consumo alimentar suficiente para prover energia e nutrientes em quantidade e qualidade adequadas ao crescimento, ao desenvolvimento e à prática de atividades físicas (fornecimento adequado de nutrientes).
2. Alimentação variada, que inclua todos os grupos alimentares, conforme preconizado na pirâmide de alimentos, evitando o consumo de bebidas açucaradas, balas e outras guloseimas (prevenção de excesso de peso).
3. Priorizar a ingestão de carboidratos complexos em detrimento dos simples, que deve ser inferior a 25% do valor energético total (prevenção de resistência insulínica).
4. Consumo diário e variado de frutas, verduras e legumes (> 5 porções/dia). A fruta deve ser priorizada (prevenção de deficiência de micronutrientes e constipação). Se for oferecer suco, a ingestão deve ser limitada a 250 mL.
5. Consumo restrito de gorduras saturadas (30% do valor energético total): < 2% de trans (prevenção de excesso de peso e dislipidemia), 10% de monoinsaturadas, < 300 mg de colesterol e 10% de poli-insaturadas (proporção ω6:ω3 = 5-10:1).

6. Estimular o consumo de peixes marinhos 2 vezes/semana (fornecimento de ácidos graxos poli-insaturados).
7. Controle da ingestão de sal (< 5 g/dia) (prevenção de hipertensão arterial).
8. Consumo apropriado de cálcio (cerca de 600 mL de leite/dia e/ou derivados) para formação adequada da massa óssea (prevenção da osteoporose na vida adulta).
9. Orientar a escolha de alimentos e a leitura/interpretação correta dos rótulos de alimentos industrializados (educação nutricional).
10. Adequar o consumo alimentar ao gasto energético (prevenção de distúrbios nutricionais: deficiências de micronutrientes, desnutrição e excesso de peso).
11. Evitar a substituição de refeições por lanches ou *fast foods* (prevenção do excesso de peso).
12. Estimular a prática de atividade física de acordo com a recomendação para a faixa etária (pelo menos 60 minutos diários de atividades físicas que fazem a respiração acelerar e o coração bater mais rápido, como pedalar, nadar, brincar em um *playground*, correr, saltar e outras atividades que tenham, no mínimo, a intensidade de uma caminhada).
13. Reduzir o tempo gasto com atividades sedentárias (televisão, *videogame* e computador). Limitar o tempo de assistir à televisão em 2 horas/dia ou menos.
14. Incentivar hábitos alimentares e estilo de vida adequados para toda a família.
15. Estimular a "autonomia orientada": a própria criança serve seu prato com orientações adequadas das porções.

Considerações finais

Nutrir adequadamente uma criança em idade escolar não é uma tarefa simples. A intensidade dos cuidados está diretamente relacionada com a aquisição de hábitos alimentares saudáveis nos primeiros anos de vida. Um escolar que traz dificuldades alimentares não resolvidas de outras fases tem maior risco de desenvolver distúrbios nutricionais.

Apesar de esse período ser de crescimento lento, os ganhos de peso e estatura são contínuos e importantes para a preparação do início da adolescência, caracterizada pelo desenvolvimento e pelo estirão da puberdade.

Além disso, particularidades da idade, como o aumento do dinamismo físico, a ampliação do contato social, o maior entendimento do meio e o desenvolvimento de autonomia, devem ser manejadas individualmente, considerando experiências anteriores, a estrutura familiar e o ambiente psicossocial em que a criança está inserida.

Assim, não se trata apenas de garantir a ingestão dos nutrientes necessários para o crescimento e desenvolvimento, mas também de uma abordagem ampla que reconheça o escolar como um ser único, opinante, com certa autonomia e socialmente integrado, e não somente como um corpo físico que demanda nutrientes para seu adequado funcionamento.

Por fim, a nutrição do escolar é mais que o fornecimento de nutrientes, mas também o ensino e a interação social, no ambiente familiar e escolar, a fim de proporcionar estrutura emocional e condições psicossociais para o seguimento saudável na adolescência e na idade adulta.

Referências bibliográficas

1. Sociedade Brasileira de Pediatria. Departamento de Nutrologia. Manual de Alimentação: orientações para alimentação do lactente ao adolescente, na escola, na gestante, na prevenção de doenças e segurança alimentar. Sociedade Brasileira de Pediatria. Departamento Científico de Nutrologia. 4. ed. São Paulo: SBP; 2018.

2. Yakoob MY, Lo CW. Nutrition (Micronutrients) in Child Growth and Development: A Systematic Review on Current Evidence, Recommendations and Opportunities for Further Research. J Dev Behav Pediatr. 2017; 38(8):665-79.
3. World Health Organization. Nutritional anaemias: tools for effective prevention and control. Geneva: World Health Organization; 2017.
4. Gaglianone CP. Alimentação no segundo ano de vida, pré-escolar e escolar. In: Ancona Lopez F, Brasil ALD. Nutrição e dietética em clínica pediátrica. São Paulo: Atheneu; 2003.
5. Young EM, Fors SW, Hayes DM: Associations between perceived parent behaviors and middle school student fruit and vegetable consumption. J Nutr Educ Behav. 2004; 36:2-8.
6. Gidding SS, Dennison BA, Birch LL, Daniels SR, Gilman MW, Lichtenstein AH, et al.; American Heart Association: Dietary recommendations for children and adolescents: a guide for practitioners. Pediatrics. 2006; 117:544-59.
7. Halvarsson K, Lunner K, Sjoden P. Assessment of eating behaviours and attitudes to eating, dieting and body image in pre-adolescent Swedish girls, a one-year-follow-up. Acta Paediatr. 2000; 89(8):996-1000.
8. Cullen KW, Eagan J, Baranowski T, Owens E, de Moor C. Effect of a la carte and snack bar foods at school on children's lunchtime intake of fruits and vegetables. J Am Diet Assoc. 2000; 100:1482-86.
9. Wardle J, Huon G. An experimental investigation of the influence of health information on children's taste preferences. Health Educ Res. 2000; 15:39-44.
10. American Dietetic Association. Position of the American Dietetic Association: dietary guidance for healthy children ages 2 to 11 years. J Am Diet Assoc. 2004; 104:660-77.
11. Gidding SS, Dennison BA, Birch LL, Daniels SR, Gilman MV, Chair BA, et al. Dietary recommendations for children and adolescents: a guide for practitioners. Pediatrics. 2006; 117:544-59.
12. American Academy of Pediatrics, Committee on Public Education. Children, adolescents, and television. Pediatrics. 2001; 107:423-6.
13. Coon KA, Goldberg J, Rogers BL, Tucker KL. Relationships between use of television during meals and children's food consumption patterns. Pediatrics. 2001; 107(1):e7.
14. Crespo CJ, Smit E, Troiano RP, Bartlett SJ, Macera CA, Andersen RE. Television watching, energy intake, and obesity in US children: results from the Third National Health and Nutrition Examination Survey, 1988-1994. Arch Pediatr Adolesc Med. 2001; 155:360-5.
15. Wiecha JL, Peterson KE, Ludwig DS, Kim J, Sobol A, Gortmaker SL. When children eat what they watch: impact of television viewing on dietary intake in youth. Arch Pediatr Adolesc Med. 2006; 160:436-42.
16. Misra M, Pacaud D, Petryk A, Collett-Solberg PF, Kappy M; Drug and Therapeutics Committee of the Lawson Wilkins Pediatric Endocrine Society. Vitamin D deficiency in children and its management: review of current knowledge and recommendations. Pediatrics. 2008; 122(2):398-417.
17. Andersen RE, Crespo CJ, Bartlett SJ, Cheskin LJ, Pratt M. Relationship of physical activity and television watching with body weight and level of fatness among children: results from the Third National Health and Nutrition Examination Survey. JAMA. 1998; 279:938-42.
18. Vilela JEM, Lamounier JA, Dellaretti MA, et al. Transtornos alimentares escolares. J Pediatr (Rio J). 2004; 80(1):49-54.
19. Larsson JO, Lichtenstein P, Fried I, et al. Parents' perception of mental development and behavioural problems in 8 to 9-year-old children. Acta Paediatr. 2000; 89:1469-73.
20. Institute of Medicine (US) Food and Nutrition Board. Dietary Reference Intakes for Energy, Carbohydrate, Fiber, Fat, Fatty Acids, Cholesterol, Proteins, and Amino Acids. Washington, DC: National Academy Press (US); 2005.

21. Institute of Medicine (US) Standing Committee on the Scientific Evaluation of Dietary Reference Intakes. Dietary Reference Intakes for Calcium, Phosphorus, Magnesium, Vitamin D, and Fluoride. Washington, DC: National Academy Press (US); 1997.

22. Institute of Medicine (US) Standing Committee on the Scientific Evaluation of Dietary Reference Intakes and its Panel on Folate, Other B Vitamins, and Choline. Dietary Reference Intakes for Thiamin, Riboflavin, Niacin, Vitamin B6, Folate, Vitamin B12, Pantothenic Acid, Biotin and Choline. Washington, DC: National Academy Press (US); 1998.

23. Institute of Medicine (US) Panel on Dietary Antioxidants and Related Compounds. Dietary Reference Intakes for Vitamin C, Vitamin E, Selenium and Carotenoids. Washington, DC: National Academy Press (US); 2000.

24. Institute of Medicine (US) Panel on Micronutrients. Dietary Reference Intakes for Vitamin A, Vitamin K, Arsenic, Boron, Chromium, Copper, Iodine, Iron, Manganese, Molybdenum, Nickel, Silicon, Vanadium, and Zinc. Washington, DC: National Academy Press (US); 2001.

25. Institute of Medicine (US) Food and Nutrition Board. Dietary Reference Intakes for Water, Potassium, Sodium, Chloride, and Sulfate. Washington, DC: National Academy Press (US); 2005.

26. Institute of Medicine (US) Food and Nutrition Board. Committee to Review Dietary Reference Intakes for Vitamin D and Calcium. Washington, DC: National Academy Press (US); 2011.

27. Institute of Medicine (US) Food and Nutrition Board. Committee to Review the Dietary Reference Intakes for Sodium and Potassium. Washington, DC: National Academy Press (US); 2019.

28. Zerva A, Nassis GP, Krekoukia M, Psarra G, Sidossis LS. Effect of eating frequency on body composition in 9- 11-year-old children. Int J Sports Med. 2007; 28(3):265-70.

29. Prado BG, Hinnig PF, Tanaka LF, Latorre MRDO. Qualidade da dieta de escolares de 7 a 10 anos do município de São Paulo: associação com o número e os locais de refeições. Rev Nutr. 2015; 28(6):607-18.

30. Chitra U, Reddy CR. The role of breakfast in nutrient intake of urban schoolchildren. Public Health Nutr. 2007; 10(1):55-8.

31. Gaglianone CP. Alimentação no segundo ano de vida, pré-escolar e escolar. In: Ancona Lopez F, Brasil ALD. Nutrição e dietética em clínica pediátrica. São Paulo: Atheneu; 2003.

32. Koletzko B, Bhatia J, Bhutta ZA, Cooper P, Makrides M, Uauy R, Wand W, editors. Pediatric nutrition in practice. 2. rev. ed. Karger: Basel; 2015.

33. He FJ, Marrero NM, MacGregor GA. Salt intake is related to soft drink consumption in children and adolescents: a link to obesity. Hypertension. 2008; 51(3):629-34.

34. Kranz S, Smiciklas-Wright H, Siega-Riz AM, Mitchell AD. Adverse effect of high added sugar consumption on dietary intake in American preschoolers. J Pediatr. 2005; 146:105-11.

35. Ludwig DS, Peterson KE, Gortmaker SL. Relation between consumption of sugar sweetened drinks and childhood obesity. Lancet. 2001; 357:505-8.

36. Welsh JA, Cogswell ME, Rogers S, Rockett H, Mei Z, Grummer-Strawn LM. Overweight among low-income preschool children associated with the consumption of sweet drinks: Missouri, 1999-2002. Pediatrics. 2005; 115:e223-9.

37. He FJ, Marrero NM, MacGregor GA. Salt intake is related to soft drink consumption in children and adolescents: a link to obesity. Hypertension. 2008; 51(3):629-34.

38. Johnson L, Mander AP, Jones LR, Emmett PM, Jebb SA. Energy-dense, low-fiber, high-fat dietary pattern is associated with increased fatness in childhood. Am J Clin Nutr. 2008; 87(4):846-54.

39. Malik VS, Schulze MB, Hu FB. Intake of sugar-sweetened beverages and weight gain: a systematic review. Am J Clin Nutr. 2006; 84(2):274-88.

40. Santos LASS. Educação alimentar e nutricional no contexto da promoção de práticas alimentares saudáveis. Rev Nutr. 2005; 18(5):681-92.

41. Sociedade Brasileira de Pediatria. Departamento de Nutrologia. Manual de orientação - Obesidade na infância e adolescência. 3. ed. (outubro/2019). Disponível em: https://www.sbp.com.br/fileadmin/user_upload/Manual_de_Obesidade_-_3a_Ed_web_compressed.pdf. Acesso em: 27 abr. 2021.

Capítulo 11

Nutrição do adolescente

Ágatha Nogueira Previdelli
Ana Paula Wolf Tasca Del'Arco
Ana Beatriz Bozzini
Benito Lourenço
Mauro Fisberg

Introdução

A adolescência é caracterizada pelo período de transição entre a infância e a idade adulta, marcada por intensas mudanças biológicas, psíquicas e sociais.[1,2] As mudanças biológicas podem ser subdivididas em três fases:

1. Crescimento: refere-se ao aumento do número de células (hiperplasia) e do crescimento celular (hipertrofia). O pico de crescimento do estirão puberal, que ocorre na adolescência, reforça a necessidade de um aporte nutricional adequado; em se tratando dos micronutrientes, destacam-se o cálcio, o ferro, o zinco e o magnésio.
2. Maturação: na fase da maturação dos sistemas biológicos, destaca-se a maturação sexual (com o desenvolvimento das gônadas, órgãos de reprodução e dos caracteres sexuais secundários). Deve-se destacar que o estágio de maturação em que o jovem se encontra é mais relevante que sua idade cronológica para que seja feita uma correta avaliação nutricional. Nessa fase, as vitaminas A e E e o ácido fólico merecem destaque.
3. Desenvolvimento: por fim, essa fase ocorre desde que o ser humano é concebido, tanto no que se refere ao desenvolvimento cognitivo e motor quanto ao emocional.[1,3]

As três etapas ocorrem simultaneamente, o que reforça a necessidade de uma dieta balanceada durante todo esse período, que se encerra quando a maturidade sexual é atingida. Outro fator importante na estimativa das necessidades nutricionais do jovem reside na prática de atividade física (AF), com atenção especial para as demandas energética e proteica.[4]

Os hábitos adquiridos nessa fase da vida tendem a permanecer na idade adulta, o que reforça a importância da adoção de hábitos alimentares saudáveis e prática de AF desde a infância e adolescência.[5-8] Na adolescência, o comportamento alimentar e o estilo de vida, envolvendo a prática de AF, podem ser influenciados por diversos fatores, como culturais, socioeconômicos, modismos alimentares, imagem corporal e comportamento grupal (influência de pares e da mídia).[4,9,10]

Recomendações nutricionais
Macronutrientes

De acordo com as *Dietary Reference Intakes* (DRI) do *Institute of Medicine* (2002),[11] para a faixa etária de 4 a 18 anos, a recomendação dos macronutrientes deve ser feita com base no percentual de energia consumido. Recomenda-se que 10% a 30% da ingestão total de energia advenha de proteínas (sendo de 10% a 14% provenientes de proteínas de alto valor biológico); lipídeos de 25% a 35% (sendo 5% a 10% de ácido linoleico e 0,6% a 1,2% de ácido linolênico); e carboidratos de 45% a 65%.[11]

Micronutrientes

As intensas mudanças biológicas do período da adolescência requerem um aporte adequado de diversos micronutrientes. Entre os minerais e as vitaminas, destacam-se cálcio, ferro, zinco, magnésio, vitaminas A, C, D e E e ácido fólico, cujas recomendações diárias, principais funções e alimentos-fonte estão descritos no Quadro 11.1.[12]

Quadro 11.1 – Principais funções, recomendações diárias e alimentos-fonte de micronutrientes na adolescência			
Micronutriente	**Principais funções**	**Recomendação**	**Alimentos-fonte**
Cálcio	Mineralização óssea; função neuromuscular; secreção hormonal	IOM/DRI (RDA): 1.000 mg/dia (homens e mulheres) FAO/WHO: 1.300 mg/dia (homens e mulheres)	Leite e derivados, peixes (principalmente a sardinha), brócolis, couve, espinafre, repolho e soja
Ferro	Expansão do volume sanguíneo; aumento de massa muscular (estirão puberal)	IOM/DRI (RDA): 11 mg/dia (homens); 15 mg/dia (mulheres)	Carnes bovina, suína, aves e peixe; vísceras; alimentos fortificados e/ou com ingredientes fortificados, como pães, massas e cereais matinais
Zinco	Divisão celular; sistema reprodutivo e imunológico; reepitelização cutânea	IOM/DRI (RDA): 11 mg/dia (homens) e 9 mg/dia (mulheres)	Ostras e carnes bovina, suína e aves; vísceras; alguns mariscos; oleaginosas, leguminosas; cereais fortificados e grãos integrais; leite integral

(Continua)

Seção 2 – Nutrição na infância e na adolescência 121

Quadro 11.1 – Principais funções, recomendações diárias e alimentos-fonte de micronutrientes na adolescência (Continuação)

Micronutriente	Principais funções	Recomendação	Alimentos-fonte
Magnésio	Metabolismo ósseo e energético; funções neuromusculares	IOM/DRI (RDA): 410 mg/dia (homens); 360 mg/dia (mulheres) FAO/WHO: 230 mg/dia (homens); 220 mg/dia (mulheres)	Vegetais verdes (espinafre), acelga; sementes, oleaginosas, feijão, soja, peixes, mariscos, grãos integrais, banana
Ácido fólico	Divisão celular; eritropoiese; sistema nervoso	IOM/DRI (RDA) e FAO/WHO: 400 mg/dia (homens e mulheres)	Alimentos folhosos verde-escuros, alimentos fortificados e/ou com ingredientes fortificados como pães, massas e cereais matinais
Vitamina A	Função visual; desenvolvimento de sistemas reprodutivo e imunológico; ação antioxidante	IOM/DRI (RDA): 900 mg/dia (homens) e 700 mg/dia (mulheres) FAO/WHO: 600 mg (retinol equivalente)/dia (homens e mulheres)	Fígado e óleo de fígado; gema de ovo; leite e derivados lácteos integrais; vegetais verde-escuros e amarelos; frutas, como manga, pêssego e papaia, que são ricos em carotenoides
Vitamina C	Síntese de tecido conjuntivo e neurotransmissores; ação antioxidante; integridade dos vasos sanguíneos	IOM/DRI (RDA): 75 mg/dia (homens) e 65 mg/dia (mulheres) FAO/WHO: 40 mg/dia (homens e mulheres)	Frutas cítricas, melão, cereja, kiwi, manga, mamão, morango, tomate, repolho, brócolis, couve-de--bruxelas, couve, couve-flor, broto de feijão, folha de mostarda, pimentão vermelho e verde, ervilha, batata
Vitamina D	Mineralização óssea; sistema imune	IOM/DRI (RDA): 600 UI/dia ou 15 µg/dia (homens e mulheres) FAO/WHO: 200 UI/dia ou 5 µg/dia (homens e mulheres)	Peixes (atum, sardinha), gordura/óleo de peixe, ovo e gema de ovo
Vitamina E	Ação antioxidante; integridade de membrana celular; síntese hormonal	IOM/DRI (RDA): 15 mg/dia ou 22,4 UI/dia (homens e mulheres)	Óleos vegetais, grãos integrais, gordura animal, sementes e oleaginosas, espinafre; ovos, peixes (com gordura), abacate

Fonte: Adaptado de Fisberg, 2017.[12]

Necessidade energética

Na prática, existem diferentes métodos para estimar as necessidades energéticas de adolescentes, sendo possível encontrar valores bem diferentes, de acordo com o instrumento utilizado. Na Tabela 11.1, são apresentados os requerimentos energéticos estimados (REE) para adolescentes, publicados em 2005 pela National Academy (Institute) of Medicine (Estados Unidos).[13]

Tabela 11.1 – Requerimentos energéticos (kcal/dia) para adolescentes, de acordo com sexo e nível de atividade								
	Sexo masculino				Sexo feminino			
Idade	Sedentário	Pouco ativo	Ativo	Muito ativo	Sedentária	Pouco ativa	Ativa	Muito ativa
10	1.601	1.875	2.149	2.486	1.470	1.729	1.972	2.376
11	1.691	1.985	2.279	2.640	1.538	1.813	2.071	2.500
12	1.798	2.113	2.428	2.817	1.617	1.909	2.183	2.640
13	1.935	2.276	2.618	3.038	1.684	1.992	2.281	2.762
14	2.090	2.459	2.829	3.283	1.718	2.036	2.334	2.831
15	2.223	2.618	3.013	3.499	1.731	2.057	2.362	2.870
16	2.320	2.736	3.152	3.663	1.729	2.059	2.368	2.883
17	2.366	2.796	3.226	3.754	1.710	2.042	2.353	2.871
18	2.383	2.823	3.263	3.804	1.690	2.024	2.336	2.858

Fonte: Adaptada de Institute of Medicine, 2005.[13]

Outra maneira de estimar o requerimento energético total se dá por meio da utilização de equações preditivas. Historicamente, muitas foram publicadas, mas as da National Academy (Institute) of Medicine (Estados Unidos) são amplamente divulgadas. Consideram-se nessas fórmulas as variáveis idade, sexo, estatura, peso e nível de atividade física.[13] No Quadro 11.2, encontram-se as equações utilizadas para a estimativa em adolescentes saudáveis, não obesos.

Quadro 11.2 – Equações preditivas para requerimentos energéticos estimados (REE) de adolescentes*
Sexo feminino – 9 a 18 anos de idade
REE (kcal/dia) = 135,3 – (30,8 × idade) + NA × (10 × peso + 934 × estatura) + 25
NA (nível de atividade)   NA = 1 (sedentária) NA = 1,16 (pouco ativa) NA = 1,31 (ativa) NA = 1,56 (muito ativa)
Sexo masculino – 9 a 18 anos de idade
REE (kcal/dia) = 88,5 – (61,9 × idade) + NA × (26,7 × peso + 903 × estatura) + 25
NA (nível de atividade)   NA = 1 (sedentário) NA = 1,13 (pouco ativo) NA = 1,26 (ativo) NA = 1,43 (muito ativo)

*As variáveis utilizadas são idade, em anos, peso, em quilogramas e estatura, em metros.

Fonte: Adaptado de Institute of Medicine, 2005.[13]

A maioria das tabelas e equações disponíveis considera a idade cronológica do indivíduo; entretanto, o cálculo energético na adolescência é mais complexo, pois também deveria considerar a fase pubertária em que o adolescente se encontra. Instrumentos que consideram a fase de desenvolvimento puberal ainda não estão disponíveis.

Risco nutricional

As alterações que ocorrem na composição corporal do adolescente, somadas às mudanças biopsicossociais, podem contribuir para mudanças comportamentais e para o desenvolvimento de hábitos alimentares inadequados, culminando no surgimento de distúrbios alimentares e situações de risco nutricional, como a anorexia e a bulimia nervosas e/ou a obesidade exógena.[14-16]

Distúrbios alimentares

Anorexia nervosa

A anorexia nervosa (AN) é o transtorno alimentar mais comum na adolescência, com taxa de prevalência entre 0,5% e 2% e pico de incidência entre 13 e 18 anos de idade. A etiologia da doença é complexa e multifatorial, envolvendo características biológicas, psicológicas, familiares e socioculturais. Trata-se de uma séria condição psiquiátrica, com consequências potencialmente fatais. A literatura indica que a taxa de mortalidade seja em torno de 5%.[17]

Entre os fatores de risco, faixa etária e sexo são claramente os mais importantes, sendo a proporção de meninas *versus* meninos de 10:1[17] e o início na fase da adolescência.[18]

A AN caracteriza-se por uma restrição dietética autoimposta associada a outros comportamentos voltados para o controle do peso, como abuso de drogas laxativas e anfetaminas (presentes nos inibidores de apetite), vômitos induzidos e exercícios físicos exagerados. Além disso, o jovem apresenta um medo exacerbado de engordar e uma distorção da percepção da própria imagem corporal.[18] Segundo o *Diagnostic and Statistical Manual of Mental Disorders* (DSM-5),[19] o diagnóstico consiste em:
a) Recusa em manter o peso mínimo para a idade e a altura.
b) Medo intenso de ganhar peso ou tornar-se gorda(o), mesmo estando abaixo do peso normal.
c) Distúrbio na maneira de vivenciar sua forma ou peso corpóreo, influência indevida da forma ou peso corpóreo na autoavaliação, ou negação da gravidade do baixo peso atual.

A AN pode promover uma série de consequências no organismo dos adolescentes. No que se refere às consequências biológicas, podem ocorrer o comprometimento da estatura (menores ou atrasadas) e a interrupção do desenvolvimento puberal.[18] Outras complicações clínicas decorrentes da AN podem afetar diversos sistemas do organismo, como endócrino (alteração na produção de hormônio), cardiovascular, renal, metabólico, hematológico, sistema nervoso central e alterações nos sinais vitais (bradicardia, hipotensão e hipotermia).[18]

Destaca-se que a maioria dessas complicações é decorrente de mecanismos compensatórios do organismo, na tentativa de se ajustar às restrições da ingestão alimentar (principalmente energético-proteica).

Bulimia nervosa

A bulimia nervosa (BN) é um transtorno alimentar caracterizado por episódios recorrentes de consumo excessivo ou compulsivo de grandes quantidades de alimento em um curto período, seguido de um comportamento compensatório inadequado visando prevenir o aumento de peso corporal. Este muitas vezes consiste em vômitos forçados, dietas muito restritivas e/ou uso indevido de medicamentos laxativos ou diuréticos.[20]

A prevalência varia entre 0,9% e 3,0%. Assim como a AN, a BN é mais frequente no sexo feminino, acometendo três vezes mais as mulheres que os homens, além de iniciar-se, comumente, na adolescência (com pico de incidência por volta dos 16 anos).[21]

A BN é uma doença multifatorial, apresentando complexa interação entre fatores bioquímicos, socioculturais, ambientais e psicológicos, além do fator genético.[20,22]

Segundo o DSM-5,[19] o diagnóstico consiste em:

a) Episódios recorrentes de compulsão alimentar.
b) Comportamentos compensatórios inapropriados recorrentes para impedir o ganho de peso (como vômitos autoinduzidos; uso indevido de laxantes, diuréticos ou outros medicamentos; jejum ou exercício em excesso).
c) Compulsão alimentar e comportamentos compensatórios inapropriados ocorrem no mínimo 1 vez por semana durante 2 meses.
d) A autoavaliação é indevidamente influenciada pela forma e pelo peso corporais.
e) Perturbação não ocorre exclusivamente durante episódios de AN.

Entre as principais complicações clínicas decorrentes da BN, estão: alcalose metabólica hipoclorêmica, hipocalemia, hemorragia subconjuntival, epistaxe, mucosite oral, rouquidão, tosse crônica, prolapso retal, hemorroidas, arritmias cardíacas, convulsões, morte e suicídio.[22]

O tratamento da anorexia e da bulimia nervosa deve ser multidisciplinar, envolvendo psicólogos, nutricionistas e médicos, além do suporte familiar. Muitas vezes, é indicado o uso de fármacos (principalmente antidepressivos). Em casos mais graves, nos quais há alterações cardíacas, crises convulsivas e/ou tentativa de suicídio, faz-se necessária internação hospitalar ou em clínicas especializadas.[17]

Obesidade

A prevalência mundial da obesidade, desvio nutricional de reconhecida magnitude entre crianças e adolescentes, aumentou significativamente nas últimas décadas, chegando, em 2015, a cifras de 5% e, em adultos, a 12%.[23] O cenário no Brasil não é diferente: o *Estudo Nacional de Despesas Familiares* (ENDEF) mostrou que, entre os períodos de 1974/75 e 2008/09, a prevalência de excesso nutricional (sobrepeso e obesidade) entre adolescentes passou de 11,3% para 20,5%.[24] Em consonância, estudos mais recentes, como a *Pesquisa de Saúde do Escolar* de 2015 (PeNSE), mostraram que, aproximadamente, 1 em cada 4 adolescentes está acima do peso considerado saudável.[25] O *Estudo de Riscos Cardiovasculares em Adolescentes* (ERICA), com mais de 70 mil estudantes, identificou a prevalência de obesidade de 8,4%.[26] O *Latin American Study of Nutrition and Health* (ELANS), estudo multicêntrico realizado em oito países da América Latina, incluindo o Brasil, revelou que sobrepeso e obesidade representavam 21,1% e 8,6% entre os adolescentes com idade de 15 a 17 anos, respectivamente.[27]

Nos adolescentes, o critério mais utilizado para o diagnóstico da obesidade se baseia nas curvas de referência da Organização Mundial da Saúde,[28] que têm como parâmetro o índice de massa corpórea (IMC) para a idade, segundo o sexo. Os pontos de corte são feitos segundo o valor do escore-Z, em que: sobrepeso = escore-Z > 1; obesidade = escore-Z > 2; e obesidade grave = escore-Z > 3. Juntamente, um exame clínico completo deve avaliar o estágio de maturação sexual em que o jovem se encontra (comumente feito pelo Estágio de Tanner[29]), bem como a avaliação da idade óssea (por meio de exame radiológico), uma vez que tais parâmetros podem interferir na composição corporal do adolescente e, consequentemente, no diagnóstico da obesidade.

Uma vez estabelecido o diagnóstico da obesidade, é fundamental fazer uma investigação para que se possa identificar o quanto antes a presença de complicações e comorbidades associadas, como esteatose hepática, dislipidemia, resistência insulínica e diabetes tipo 2. Ressalta-se que uma das consequências mais comuns decorrente da obesidade é a hipertensão arterial. O estudo ERICA[26] apontou maior prevalência de hipertensão arterial entre os jovens com obesidade, quando comparados àqueles com peso adequado.

No tratamento, o envolvimento da família é fundamental para que as mudanças na alimentação sejam feitas sem que haja proibições ou restrições drásticas e para que tais mudanças possam ser perenes e se tornem hábito, visando à manutenção dos resultados em longo prazo.[30]

Apesar de a obesidade ser um distúrbio multifatorial, além de hábitos alimentares inadequados, entre os principais fatores determinantes estão a baixa prática de atividade física (AF) e o alto grau de sedentarismo. Desse modo, o estímulo à AF representa um fator plausível de modificação, que deve ser estimulado.

Atividade física na adolescência

A prática de AF deve ser um hábito incorporado desde as fases iniciais da vida. No atual contexto epidemiológico vivenciado no Brasil, deve-se focar no aumento da prática de AF e na redução do comportamento sedentário.

O comportamento sedentário associa-se a aumento da adiposidade, pior saúde cardiometabólica, pior conduta comportamental/comportamento pró-social, pior forma física e redução da duração do sono.[31] De acordo com a OMS,[31] os adolescentes (15 aos 17 anos) devem praticar no mínimo 60 minutos por dia de AF de intensidade moderada a vigorosa, além de limitar o tempo de sedentarismo, principalmente o tempo de tela.[31]

No Brasil, apesar das inúmeras medidas governamentais para coibir o avanço do sedentarismo e, consequentemente, da obesidade, estudos relevam que os jovens brasileiros apresentam alta prevalência de prática insuficiente de AF e sedentarismo.[32] A *Pesquisa Nacional de Saúde do Escolar* (PeNSE) de 2012 revelou uma prevalência de inatividade física de 71,0% no Brasil, sendo maior na região Nordeste (76,0%) e menor na região Sul (65,0%).[33] Isso mostra que mais medidas de políticas públicas devem ser tomadas visando a um melhor estilo de vida da população brasileira, em especial dos adolescentes.

Avaliação antropométrica

Por definição, a antropometria é o método de investigação baseado na medição das variações físicas e na composição corporal global, sendo o mais utilizado na avaliação do estado nutricional.

Durante a adolescência, as mudanças biológicas, principalmente as alterações hormonais, são responsáveis pelas transformações corporais e pelo aparecimento de caracteres sexuais secundários. Diante da grande variabilidade individual no processo de maturação sexual, a idade cronológica assume uma importância secundária na avaliação do estado nutricional.[34] Assim, o uso em conjunto de mais de um parâmetro se faz necessário para uma avaliação antropométrica mais completa, como curvas de crescimento, circunferência do pescoço, cintura e quadril.[34]

Curvas de crescimento: IMC para idade e estatura para idade

De acordo com o Sistema de Vigilância Alimentar e Nutricional (SISVAN), os índices antropométricos utilizados na classificação do estado nutricional de adolescentes são IMC para idade (IMC/I) e estatura para idade (E/I).[35]

O índice IMC/I representa a harmonia entre as dimensões do corpo, refletindo melhor as modificações corporais associadas à maturação sexual. É utilizado para identificar excesso de peso e tem a vantagem de compreender um índice que será utilizado em outras fases do curso da vida.[35]

O índice E/I, que expressa o crescimento linear da criança e do adolescente, é o que melhor indica o efeito cumulativo de situações adversas sobre o crescimento da criança/jovem, sendo considerado o mais sensível para aferir a qualidade de vida de uma população.[35] A desnutrição crônica que resulta no comprometimento do índice E/I indica que a criança tem o crescimento comprometido em processo de longa duração (em inglês, *stunting*, que significa nanismo).[35]

Circunferência do pescoço

A circunferência do pescoço (CP) é uma medida utilizada para refletir a adiposidade visceral e a resistência à insulina. Trata-se de uma medida acessível, de rápida aferição, não invasiva, com baixo custo e complexidade e, portanto, com maior facilidade de aplicação.[36] O *Latin American Study of Nutrition and Health* (ELANS) revelou que, no Brasil, 6,2% dos jovens apresentam elevada CP, valor superior ao 5,2% encontrado em jovens da América Latina.[27]

Para a correta aferição, o adolescente deve ficar em pé, ereto e com a cabeça posicionada no plano horizontal de Frankfurt. Utilizando-se uma fita métrica inelástica, a borda superior deve ser colocada logo abaixo da proeminência laríngea (cartilagem tireoide) e perpendicular ao eixo longo do pescoço.[36] De forma mais abrangente, em estudos epidemiológicos, a CP pode ser categorizada apenas de acordo com o sexo, sendo considerada elevada para o sexo masculino quando o valor for superior a 34,50 cm e no feminino quando superior a 31,25 cm.[37]

Circunferência da cintura e circunferência do quadril

As medidas da circunferência da cintura (CC) e do quadril (CQ) podem ser utilizadas como preditoras de risco para doenças crônicas não transmissíveis.[38]

Para mensurar a CC, a fita métrica inelástica deve ser posicionada no ponto médio entre a crista ilíaca e a última costela. Para a localização do ponto exato, o adolescente deve relaxar o abdome, esticar os braços (paralelos ao chão), manter os pés juntos e paralelos, inspirar e prender a respiração durante alguns segundos.[38]

Para a classificação da CC, há diversas referências de pontos de corte disponíveis, cujos critérios levam em consideração a idade cronológica, a raça e o sexo.[39-41] Entretanto, Santos *et al.* (2019)[34] elaboraram pontos de corte de CC de acordo com o estadiamento puberal para identificar sobrepeso em adolescentes brasileiros de ambos os sexos. Esse estudo demonstrou que esses pontos de corte apresentam melhor desempenho na identificação de sobrepeso e que utilizar apenas a idade cronológica na adolescência pode subestimar o estado nutricional.

Com relação à CQ, sua aferição requer que o adolescente esteja em pé com o abdome e os braços relaxados (posicionados ao lado do corpo) e os pés juntos. O peso corporal deve ser distribuído igualmente entre as pernas. A fita inelástica deve ser posicionada no ponto de maior protuberância da região glútea.[38] Para a classificação da CQ, Taylor *et al.* (2000)[40]

propuseram pontos de corte de acordo com o sexo e a idade, sendo considerados CQ elevados aqueles acima do percentil 80.

A CC e a CQ podem ser utilizadas de forma conjunta na estimativa da relação cintura-quadril (RCQ), que é pouco utilizada, pois pode subestimar o excesso de gordura abdominal, uma vez que a CQ elevada resulta em uma menor RCQ. Assim, outro índice que apresenta melhor desempenho é a relação circunferência da cintura-estatura (RCE) obtida pelo quociente da CC (cm) e estatura (cm), adotando-se como ponto de corte para definição de obesidade abdominal o valor igual ou superior a 0,5.[42]

Apesar do amplo uso da antropometria na área clínica e epidemiológica, deve-se ressaltar que ela é um dos métodos disponíveis para a avaliação do estado nutricional. Sua maior desvantagem reside no fato de que, isoladamente, não é capaz de identificar deficiências específicas de micronutrientes, exigindo-se a aplicação de outros métodos para a conclusão diagnóstica, como métodos bioquímicos, exame clínico (semiologia) e avaliação do consumo alimentar.

Conclusão

A adolescência é um período de intensas mudanças biopsicossociais, demandando adequado aporte nutricional. O estágio de maturação sexual e a prática de atividades físicas devem ser considerados para a correta estimativa das necessidades nutricionais dessa população.

As alterações corporais que ocorrem nos adolescentes podem desencadear o desenvolvimento de hábitos de vida inadequados, culminando no surgimento de distúrbios alimentares (anorexia e bulimia nervosa) e obesidade exógena. O tratamento dessas doenças exige o envolvimento de equipe multidisciplinar, bem como o suporte familiar. Uma vez que alimentação e prática de AF são fatores modificáveis, o apoio familiar é fundamental para que as mudanças sejam perenes na vida dos adolescentes.

Visto que o processo de maturação sexual ocorre de forma singular para cada indivíduo, a idade cronológica assume uma importância secundária na avaliação do estado nutricional. Assim, o uso em conjunto de mais de um parâmetro se faz necessário para uma avaliação antropométrica mais completa.

Referências bibliográficas

1. Mahan LK, Escott-Stump S. Nutrição na adolescência. Krause: Alimentos, nutrição e dietoterapia. 12. ed. São Paulo: Roca; 2010. p. 279-91.
2. Fisberg M, Faria ER, Faria FR, Peluzio MCG, Priore SE, Franceschini SCC. Alimentação na adolescência. In: Cozzolino SMF, Cominetti C. Bases bioquímicas e fisiológicas da nutrição. São Paulo: Manole; 2013. p. 680-717.
3. Beunen G. Physical growth, maturation and performance. In: Eston R, Reilly T. Kinanthropometry and exercise physiology laboratory manual. 3. ed. New York: Routledge; 2009. p. 73-100.
4. Das JK, Salam RA, Thornburg KL, Prentice AM, Campisi S, Lassi ZS, et al. Nutrition in adolescents: physiology, metabolism, and nutritional needs. Ann N Y Acad Sci. 2017; 1393(1):21-33.
5. Hayes G, Dowd KP, MacDonncha C, Donnelly AE. Tracking of physical activity and sedentary behavior from adolescence to young adulthood: a systematic literature review. J Adolesc Health. 2019; 65(4):446-54.

6. Madruga SW, Araújo CLP, Bertoldi AD, Neutzling MB. Manutenção dos padrões alimentares da infância à adolescência. Rev Saúde Pública. 2012; 46(2):376-86.
7. Craigie AM, Lake AA, Kelly SA, Adamson AJ, Mathers JC. Tracking of obesity-related behaviors from childhood to adulthood: a systematic review. Maturitas. 2011; 70(3):266-84.
8. Azevedo MR, Araújo CL, Silva M, Cury HP. Tracking of physical activity from adolescence to adulthood: a population-based study. Rev Saúde Pública. 2007; 41(1):69-75.
9. Del Ciampo LA, Del Ciampo IRL. A importância do zinco para a saúde do adolescente. Adolesc Saúde. 2014; 11(2):80-6.
10. de Sousa CA, César CLG, Barros MBA, Carandina L, Goldbaum M, Marchioni DML et al. Prevalência de atividade física no lazer e fatores associados: estudo de base populacional em São Paulo, Brasil, 2008-2009. Cad Saúde Pública. 2013; 29(2):270-82.
11. FAO/WHO. Expert Consultation on Human Vitamin and Mineral Requirements. Vitamin and mineral requirements in human nutrition: report of a joint FAO/WHO expert consultation. Bangkok: Thailand; 1998.
12. Fisberg M, Del'Arco APWT, Previdelli AN. Uso das recomendações nutricionais na adolescência. In: Philippi ST, Aquino RC. Recomendações nutricionais nos estágios de vida e nas doenças crônicas não transmissíveis. Barueri: Manole; 2017. p. 243-64.
13. Institute of Medicine (IOM). Dietary reference intakes for energy, carbohydrate, fiber, fat, fatty acids, cholesterol, protein and amino acids. Washington, DC: The National Academies Press; 2005.
14. Gaete V. Adolescent psychosocial development. Rev Chil Pediatr. 2015; 86(6):436-43.
15. Sawyer SM, Azzopardi PS, Wickremarathne D, Patton GC. The age of adolescence. Lancet Child Adolesc Health. 2018; 2(3):223-8.
16. Jodhun BM, Pem D, Jeewon R. A systematic review of factors affecting energy intake of adolescent girls. Afr Health Sci. 2016; 16(4):910-22.
17. Campbell K, Peebles R. Eating disorders in children and adolescents: state of the art review. Pediatrics. 2014; 134(3):582-92.
18. Fleitlich BW, Larino MA, Cobelo A, Cordás TA. Anorexia nervosa na adolescência. J Pediatr. 2000; 76(Supl. 3):S323-9.
19. American Psychiatric Association. Diagnostic and statistical manual of mental disorders. 5. ed. Arlington, VA: Author; 2013.
20. Romaro RA, Itokazu FM. Bulimia nervosa: revisão da literatura. Psicol Refle Crit. 2002; 15(2):407-12.
21. Swanson SA, Crow SJ, Le Grange D, Swendsen J, Merikangas KR. Prevalence and correlates of eating disorders in adolescents. Results from the national comorbidity survey replication adolescent supplement. Arch Gen Psychiatry. 2011; 68(7):714-23.
22. Castellani RL, Toppino M, Favretti F, Camoglio FS, Zampieri N. National survey for bariatric procedures in adolescents: Long time follow-up. J Pediatr Surg. 2017; 52(10):1602-5.
23. GBD 2015 Obesity Collaborators, Afshin A, Forouzanfar MH, Reitsma MB, Sur P, Estep K, et al. Health Effects of Overweight and Obesity in 195 Countries over 25 Years. N Engl J Med. 2017; 377(1):13-27.
24. IBGE – Instituto Brasileiro de Geografia e Estatística. Estudo Nacional de Despesas Familiares – ENDEF 1974-1975. Rio de Janeiro; 1978.
25. Conde WL, Mazzeti CMS, Silva JC, Santos IKS, Santos AMR. Estado nutricional de escolares adolescentes no Brasil: a Pesquisa Nacional de Saúde dos Escolares 2015. Rev Bras Epidemiol. 2018; 21(Supl. 1):e180008.
26. Bloch KV, Klein CH, Szklo M, Kuschnir MCC, Abreu GA, Barufaldi LA, et al. ERICA: prevalences of hypertension and obesity in Brazilian adolescents. Rev Saúde Pública. 2016; 50(Supl. 1):S9.

27. Ferrari GLM, Kovalskys I, Fisberg M, Gomez G, Rigotti A, Sanabria LYC, et al. Anthropometry, dietary intake, physical activity and sitting time patterns in adolescents aged 15-17 years: an international comparison in eight Latin American countries. BMC Pediatr. 2020; 20(1):24.
28. WHO Multicentre Growth Reference Study Group. WHO Child Growth Standards: Length/Height-for-Age, Weight-for-Age, Weight-for-Length, Weight-for-Height and Body Mass Index-for-Age: Methods and Development. Geneva: World Health Organization; 2006.
29. Tanner JM. Growth at Adolescence. 2. ed. Oxford: Blackwell Scientific Publications; 1962.
30. Janicke DM, Steele RG, Gayes LA, Lim CS, Clifford LM, Schneider EM, Carmody JK, Westen S. Systematic review and meta-analysis of comprehensive behavioral family lifestyle interventions addressing pediatric obesity. J Pediatr Psychol. 2014; 39(8):809-25.
31. World Health Organization (WHO). WHO guidelines on physical activity and sedentary behaviour. WHO guidelines on physical activity and sedentary behaviour. Geneva: World Health Organization; 2020.
32. Fisberg M, Mello AV, Ferrari GLM, Previdelli AN, Sales CH, Fisberg RM, Gomez G, Kovalskys I. Is it possible to modify the obesogenic environment? - Brazil case. Child and Adolescent Obesity. 2019; 2(1):40-6.
33. Rezende LF, Azeredo CM, Canella DS, Claro RM, Castro IR, Levy RB et al. Sociodemographic and behavioral factors associated with physical activity in Brazilian adolescents. BMC Public Health. 2014; 14:485.
34. Santos IA, Passos MAS, Cintra IP, Fisberg M, Ferreti RL, De Piano A. Pontos de corte de circunferência da cintura de acordo com o estadiamento puberal para identificar sobrepeso em adolescentes. Rev Paul Pediatr. 2019; 37(1):49-57.
35. Ministério da Saúde. Vigilância alimentar e nutricional – SISVAN: orientações básicas para a coleta, processamento, análise de dados e informação em serviços de saúde. Brasília: Ministério da Saúde; 2004.
36. Cornier MA, Despres JP, Davis N, Grossniklaus DA, Klein S, Lamarche B, et al. Assessing adiposity: a scientific statement from the American Heart Association. Circulation. 2011; 124(18):1996-2019.
37. Ferretti RL, Cintra IP, Passos MA, de Moraes Ferrari GL, Fisberg M. Elevated neck circumference and associated factors in adolescents. BMC Public Health. 2015;15:208.
38. World Health Organization (WHO). Waist Circumference and Waist-Hip Ratio: Report of a WHO Expert Consultation. Geneva: World Health Organization; 2008.
39. Freedman DS, Serdula MK, Srinivasan SR, Berenson GS. Relation of circumferences and skinfold thicknesses to lipid and insulin concentrations in children and adolescents: the Bogalusa Heart Study. Am J Clin Nutr. 1999; 69(2):308-17.
40. Taylor RW, Jones IE, Williams SM, Goulding A. Evaluation of waist circumference, waist-to-hip ratio, and the conicity index as screening tools for high trunk fat mass, as measured by dual-energy X-ray absorptiometry, in children aged 3-19 y. Am J Clin Nutr. 2000; 72(2):490-5.
41. Fernández JR, Redden DT, Pietrobelli A, Allison DB. Waist circumference percentiles in nationally representative samples of African-American, European-American, and Mexican-American children and adolescents. J Pediatr. 2004; 145(4):439-44.
42. Li C, Ford ES, Mokdad AH, Cook S. Recent trends in waist circumference and waist-height ratio among US children and adolescents. Pediatrics. 2006; 118(5):e1390-8.

Capítulo 12

Nutrição da criança praticante de esporte

Sueli Longo

O crescimento e o desenvolvimento são eventos geneticamente programados, da concepção ao amadurecimento completo; porém, fatores inerentes ao próprio indivíduo (constitucionais ou intrínsecos), e outros, representados por circunstâncias ambientais, podem induzir modificações nesse processo. Fatores climáticos, socioeconômicos, hormonais, psicossociais e, sobretudo, nutricionais são alguns dos interferentes do processo de crescimento e desenvolvimento.[1]

A nutrição é fator determinante no processo de crescimento e desenvolvimento. O aleitamento materno exclusivo até o 6º mês de idade e complementado até os 2 anos assegura a oferta de energia e nutrientes. A transição do aleitamento materno para o padrão alimentar familiar é um ponto-chave na formação das preferências e aversões alimentares, bem como para a formação do hábito alimentar que seguirá ao longo da vida.

Os benefícios da prática regular de atividade física para a saúde na infância e na adolescência contemplam tanto os aspectos relacionados com a aptidão física e sua relação com o crescimento e o desenvolvimento quanto os efeitos positivos sobre a adiposidade e a saúde óssea.[2] Melhor aptidão cardiorrespiratória e muscular, além de biomarcadores de saúde, redução de sintomas de depressão e ansiedade também são observados no grupo mais ativo fisicamente.[3]

A primeira infância (menos de 5 anos) é um período de rápido desenvolvimento físico e cognitivo, no qual há oportunidade de construção de um hábito de vida mais saudável e ativo que influenciará níveis e padrões de atividade física ao longo da vida,[3] que contribuirão para a prevenção de doenças crônicas não transmissíveis (DCNT).[4] Desde pequena, a criança deve ser incentivada a uma vida mais ativa. Crianças e adolescentes são naturalmente dispostos ao movimento, tendendo, assim, a ser naturalmente ativos. Contudo, com o passar dos anos, alguns estímulos ambientais podem inverter esse comportamento. A hipoatividade física cria um ciclo vicioso: inatividade → balanço calórico positivo → obesidade → diminuição da atividade física → maior inatividade.

Avaliação nutricional

Alimentação e exercício físico são pilares importantes no combate à obesidade infantil. Promover um balanço energético que permita a manutenção de um peso saudável e assegure o crescimento, desenvolvimento e maturação sexual constitui um desafio do acompanhamento nutricional de crianças e adolescentes.

Avaliação nutricional

O acompanhamento nutricional da criança praticante de exercício físico e esporte requer uma avaliação detalhada do estado nutricional, definido como o resultado do equilíbrio entre o consumo de nutrientes e o gasto energético do organismo para suprir as necessidades nutricionais. As manifestações orgânicas observadas são classificadas em: adequação nutricional (eutrofia), quando há equilíbrio entre consumo e as necessidades nutricionais; carência nutricional, situação em que deficiências gerais ou específicas de energia e nutrientes resultam na instalação de processos orgânicos adversos à saúde; e distúrbio nutricional, no qual ocorrem problemas relacionados ao consumo inadequado de alimentos, tanto por escassez quanto por excesso, como a desnutrição e a obesidade.[5]

O acompanhamento sistemático do crescimento e do desenvolvimento infantil é de grande importância, pois corresponde ao monitoramento das condições de saúde e nutrição da criança. Os índices antropométricos são utilizados como o principal critério desse acompanhamento. Para a faixa etária de 0 a 10 anos de idade, os indicadores são: peso para idade, altura para idade, peso para estatura e índice de massa corpórea (IMC) para idade. Para cada indicador há pontos de corte estabelecidos (Tabela 12.1) por faixa etária e não há distinção entre sedentários e ativos.

Tabela 12.1 – Pontos de corte para avaliação dos dados antropométricos					
Valores críticos	Peso para idade	Estatura para idade	Peso para estatura	IMC para idade	IMC para idade
	0 a 10 anos	0 a 10 anos	0 a 5 anos	0 a 5 anos	5 a 10 anos
< Escore-z –3	Muito baixo peso	Muito baixa estatura	Magreza acentuada	Magreza acentuada	Magreza acentuada
≥ Escore-z –3 e < Escore-z –2	Baixo peso	Baixa estatura	Magreza	Magreza	Magreza
≥ Escore-z –2 e ≤ Escore-z +1	Peso adequado	Estatura adequada	Eutrofia	Eutrofia	Eutrofia
> Escore-z +1 e ≤ Escore-z +2	Peso adequado	Estatura adequada	Risco de sobrepeso	Risco de sobrepeso	Sobrepeso
> Escore-z +2 e ≤ Escore-z +3	Peso elevado	Estatura adequada	Sobrepeso	Sobrepeso	Obesidade
> Escore-z +3	Peso elevado	Estatura adequada	Obesidade	Obesidade	Obesidade grave

Fonte: Adaptada de SISVAN, 2011.[5]

No processo de avaliação nutricional, conhecer o padrão alimentar usual da criança representa outro desafio. A aplicação de inquéritos alimentares validados para a faixa etária somados a uma entrevista (anamnese) bem conduzida sobre o hábito alimentar da família traz elementos importantes para o diagnóstico e a intervenção nutricional.

Intervenção nutricional: energia

Para a implementação do planejamento alimentar, o primeiro passo é a definição da quantidade de energia a ser ofertada, a qual deverá assegurar crescimento, saúde e manutenção da massa corporal.

As *Dietary Reference Intakes* (DRI) baseiam-se em relações cientificamente fundamentadas entre a ingestão de energia e nutrientes e indicadores de adequação, bem como a preocupação com a prevenção de DCNT. A necessidade estimada de energia (*estimated energy requirement* – EER) (Tabela 12.2) é definida como o valor médio necessário de ingestão diária de energia para a manutenção do balanço energético em indivíduos saudáveis, segundo idade, sexo, peso corporal e coeficiente de atividade física (CAF) (Tabela 12.3). Para crianças e adolescentes, o cálculo considera também as necessidades associadas a crescimento e depósito de novos tecidos.[6,7]

Tabela 12.2 – Equações para necessidade estimada de energia (EER)	
Crianças e adolescentes (3 a 18 anos) **EER (kcal/dia) = gasto total de energia + energia de depósito**	
Sexo masculino	
3 a 8 anos	EER = 88,5 − (61,9 × idade[a]) + CAF[b] × [(26,7 × peso[c]) + (903 × altura[d])] + 20 DP[e] = 58 kcal
9 a 18 anos	EER = 88,5 − (61,9 × idade) + CAF × [(26,7 × peso) + (903 × altura)] + 25 DP = 58 kcal
Sexo feminino	
3 a 8 anos	EER = 135,3 − (30,8 × idade) + CAF × [(10,0 × peso) + (934 × altura)] + 20 DP = 68 kcal
9 a 18 anos	EER = 135,3 − (30,8 × idade) + CAF × [(10,0 × peso) + (934 × altura)] + 25 DP = 68 kcal

[a]Idade em anos. [b]CAF: coeficiente de atividade física. [c]Peso em quilogramas (kg). [d]Altura em metros (m). [e]DP: desvio-padrão.

Fonte: IOM, 2005.[6]

Tabela 12.3 – Coeficientes de atividade física (CAF) para uso nas equações da EER				
Estágio de vida	**Sedentário**	**Pouco ativo**	**Ativo**	**Muito ativo**
Sexo masculino (3 a 18 anos)	1,00	1,13	1,26	1,42
Sexo feminino (3 a 18 anos)	1,00	1,16	1,31	1,56

Fonte: IOM, 2005.[6]

Para definição do CAF é necessário conhecer a rotina diária da criança no que diz respeito a horas de descanso, lazer, exercício físico, entre outros. Informações quanto a frequência, intensidade e duração do exercício físico são importantes também para estimar o gasto energético.

O monitoramento do crescimento, do peso corporal e das medidas antropométricas é um bom parâmetro para avaliar a adequação da oferta de energia.[8]

A manutenção do balanço energético deve ser uma preocupação constante. Crianças e adolescentes são particularmente afetados pelo desequilíbrio energético que pode resultar, caso se prolongue, em graves consequências para a saúde, como baixa estatura, atraso puberal, deficiência de nutrientes, desidratação, irregularidade menstrual, alterações ósseas, maior incidência de lesões, obesidade e maior risco para o aparecimento de distúrbios alimentares.

Os princípios gerais que regem as respostas do organismo ao exercício e ao treinamento físico são os mesmos para crianças, adolescentes e adultos. Contudo, existem particularidades da fisiologia do esforço em crianças que decorrem tanto do aumento da massa corporal (crescimento), quanto da maturação, que se acelera durante a puberdade (desenvolvimento).[8-10]

Com relação à potência aeróbica, ocorre um aumento do consumo máximo de oxigênio ($VO_{2máx}$) em termos absolutos ao longo da idade, com maior aceleração em meninos que em meninas. Esse aumento do $VO_{2máx}$ está intimamente relacionado com o aumento da massa muscular, de forma que, se considerarmos o $VO_{2máx}$ corrigido por indicadores de massa muscular, não existe aumento com a idade em crianças e adolescentes do sexo masculino ($VO_{2máx}$/kg peso corporal, permanece constante), enquanto ocorre um declínio progressivo em meninas (diminuição do $VO_{2máx}$/kg peso corporal).[10]

A potência anaeróbica aumenta em função da idade em proporção maior que o aumento da massa muscular, evidenciando um efeito da maturação sobre o metabolismo anaeróbico. A potência anaeróbica não difere entre meninos e meninas pré-púberes, mas cresce proporcionalmente mais em meninos a partir da puberdade. Assim, o aumento da potência anaeróbica deve-se tanto à maior massa muscular quanto ao efeito da maturação hormonal sobre as características funcionais do músculo esquelético. Ainda, a capacidade de produzir lactato é menor na criança que no adulto, sendo um dos motivos pelos quais ela se recupera mais rapidamente após exercícios de alta intensidade e curta duração, estando pronta para um novo exercício mais precocemente. Outra característica que se desenvolve com a maturação sexual é o potencial de tamponamento da acidose muscular, que aumenta com a idade, permitindo a realização de exercícios láticos mais intensos.[10]

Intervenção nutricional: nutrientes

Na ausência de recomendações nutricionais específicas para crianças praticantes de esporte, a indicação é utilizarmos as recomendações nutricionais vigentes segundo a faixa etária (Tabela 12.4).

Tabela 12.4 – Intervalos de distribuição aceitável (AMDR) de macronutrientes em relação ao valor calórico total, segundo a faixa etária		
Macronutrientes	**Percentual de energia 1 a 3 anos**	**Percentual de energia 4 a 18 anos**
Carboidratos	45 a 65	45 a 65
Gorduras totais	30 a 40	25 a 35
Ácido linoleico (ômega-6)	5 a 10	5 a 10
Ácido linolênico (ômega-3)	0,6 a 1,2	0,6 a 1,2
Proteínas	5 a 20	10 a 30
Fibra alimentar – adequate intake (AI)		
• 19 g/dia de fibra total para crianças de 1 a 3 anos		
• 25 g/dia de fibra total para crianças de 4 a 8 anos		
• 31 g/dia de fibra total para meninos de 9 a 13 anos		
• 26 g/dia de fibra total para meninas de 9 a 13 anos		

(Continua)

Tabela 12.4 – Intervalos de distribuição aceitável (AMDR) de macronutrientes em relação ao valor calórico total, segundo faixa etária *(Continuação)*
Proteínas
• Necessidade média estimada (EAR):   • 1 a 3 anos: 0,87 g de proteína/kg/dia   • 4 a 13 anos: 0,76 g de proteína/kg/dia
• RDA: - 1 a 3 anos: 1,05 g de proteína/kg/dia   - 4 a 13 anos: 0,95 g de proteína/kg/dia

Fonte: IOM, 2005.[6]

Na elaboração do planejamento alimentar, deve-se levar em consideração que crianças fisicamente ativas têm várias características fisiológicas que as distinguem dos adultos e requerem considerações nutricionais específicas.[8-10]

Atrelada à oferta de energia, a distribuição de carboidratos, proteínas e lipídeos deve assegurar a demanda do crescimento e desenvolvimento, bem como as necessidades nutricionais impostas pelo treinamento.

Os carboidratos são um grupo diverso de substâncias com propriedades físicas e químicas características. Substrato para o metabolismo energético, atua também na saciedade, na glicemia, na insulinemia e no metabolismo lipídico. Exerce influência no funcionamento intestinal, no balanço da microbiota resistente e no crescimento celular dos colonócitos. Aos carboidratos, são atribuídas também propriedades imunorregulatórias e influência na absorção de cálcio no intestino.[11] No exercício físico, os carboidratos são um importante componente gerador de energia, cuja oferta, diante das necessidades impostas pela rotina individual de exercício físico, garante adequado abastecimento e recuperação dos estoques de glicogênio muscular nos diferentes momentos do dia (antes, durante e após os exercícios físicos). Contribui também com a preservação da massa magra e imunocompetência (variáveis importantes para atletas e fisicamente ativos).[12-14]

Embora os substratos energéticos utilizados pelo músculo esquelético durante o exercício físico sejam predominantemente os ácidos graxos e a glicose, cada um contribuindo em proporções específicas dependentes da disponibilidade de oxigênio, as proteínas podem contribuir energeticamente em cerca de 2% a 3% no repouso, podendo chegar a 10% em exercícios de longa duração.[15]

A principal função desempenhada pelos aminoácidos é reservada ao fornecimento de "blocos formadores" de material celular – função anabólica – por meio da síntese de proteínas, atuando na reparação do tecido (especialmente muscular) e, se o exercício físico for levado em consideração, também nas adaptações musculares.[15]

A necessidade diária de proteínas para praticantes de exercício físico e esporte é superior à de sedentários.[13-16] Crianças e adolescentes necessitam de aporte proteico diário que contribua com o processo de crescimento e desenvolvimento, bem como atenda às demandas impostas pelo exercício físico.[8-10] A adequação na oferta de aminoácidos essenciais é ponto importante na escolha dos alimentos-fontes de proteína, quer de origem animal ou vegetal. A síntese proteica muscular esquelética aumenta progressivamente de acordo com a ingestão de aminoácidos essenciais, caracterizando, então, um perfil de dose-resposta.[15] A distribuição do volume diário total de proteína em 3 a 4 refeições ao dia parece contribuir com a síntese proteica.[13-16]

No que diz respeito aos lipídeos, a atenção recai sobre a oferta de ácidos graxos essenciais, os quais têm papel importante no crescimento infantil, bem como no desenvolvimento do sistema nervoso central (neurológico, comportamental e de aprendizagem) e visual. A recomendação para crianças de ácido linolênico (ômega-6) é de 0,6% a 1,2% das gorduras totais. Para o ácido linoleico (ômega-3), recomenda-se entre 5% e 10% das gorduras totais.[17]

Um padrão alimentar saudável garante a oferta de vitaminas e minerais em quantidades suficientes para atender às necessidades nutricionais (DRI) de indivíduos, independentemente da faixa etária. A prática regular de atividade física estruturada poderá aumentar a necessidade de micronutrientes devido a alta demanda energética, adaptações bioquímicas e fisiológicas, aumento de perdas por suor, urina ou fezes, aspectos relacionados com a recuperação, entre outros. No entanto, não há recomendação de ingestão de vitaminas e minerais em quantidade superior ao nível superior tolerável de ingestão (*tolerable upper intake level* – UL).[13,14]

Cabe salientar que o risco de deficiência de micronutrientes normalmente é identificado em atletas que seguem dietas restritivas, monótonas, modismos alimentares, com exclusão de alimentos ou grupos de alimentos visando à redução do peso corporal ou à manutenção de baixo peso corporal. Baixa densidade energética e de micronutrientes para dar suporte à demanda fisiológica (diária e promovida pelo exercício físico) promove prejuízo no rendimento esportivo e contribui com o surgimento de doenças.[18,19]

A manutenção de um adequado estado de hidratação visa à manutenção da saúde e ao rendimento esportivo. Existem características da termorregulação da criança que devem ser destacadas. A velocidade de troca de calor com o meio é maior nas crianças que em adultos, uma vez que as primeiras apresentam maior superfície corporal por unidade de massa corporal. Assim, não somente a perda de calor em ambientes frios, mas também o ganho de calor em climas muito quentes são mais acelerados em crianças, aumentando o risco de complicações. Como agravamento, a criança tende a ter menos sede que o adulto, levando mais facilmente à desidratação e consequentemente à redução da volemia, com prejuízo do desempenho e do mecanismo de termorregulação.[8,10,20]

Transtornos alimentares – anorexia nervosa, bulimia nervosa, compulsão alimentar, ortorexia, vigorexia – e o comer transtornado são distúrbios normalmente observados em jovens atletas e guardam relação direta com a cobrança por baixo peso corporal inerente à modalidade esportiva e distúrbios de imagem corporal. O diagnóstico precoce é considerado uma medida importante tanto no tratamento quanto no prognóstico.[18,19]

Referências bibliográficas

1. Lourenço B, Queiroz LB. Crescimento e desenvolvimento puberal na adolescência. Revista de Medicina. 2010; 89(2):70-5.
2. Pate RR, Hillman CH, Janz KF, Katzmarzyk PT, Powell KE, Torres A, et al. For the 2018 Physical Activity Guidelines Advisory committee. Physical Activity and Health in Children Younger than 6 Years: A Systematic Review, Medicine & Science in Sports & Exercise. 2019; 51(6):1282-91.
3. Guidelines on physical activity, sedentary behaviour and sleep for children under 5 years of age. Geneva: World Health Organization; 2019.
4. Azevedo MR, Araujo CL, Sllva MC, Hallal PC. Tracking of physical activity from adolescence to adulthood: a population-based study. Rev Saúde Pública [online]. 2007; 41(1).
5. Orientações para a coleta e análise de dados antropométricos em serviços de saúde: Norma Técnica do Sistema de Vigilância Alimentar e Nutricional – SISVAN/Ministério da Saúde, Secretaria de Atenção à Saúde, Departamento de Atenção Básica. Brasília: Ministério da Saúde; 2011.

6. Institute of Medicine (IOM). Dietary Reference Intakes for Energy, Carbohydrate, Fiber, Fat, Fatty Acids, Cholesterol, Protein, and Amino Acids. Washington, DC: National Academy Press; 2005.
7. Morimoto JM, Longo S. Recomendações Nutricionais: Dietary Reference Intakes. In: Longo S. Manual de Nutrição para o exercício físico. 2. ed. São Paulo: Atheneu; 2016.
8. Meyer F, Perrone CA. Considerações nutricionais para crianças e adolescentes que praticam esportes. Arq Sanny Pesq Saúde. 2008; 1(1):49-56.
9. Bar-Or O. Nutritional considerations for the child athlete. Can J Appl Physiol. 2001; 26:S186-191.
10. Lazzoli JK, Nóbrega ACL da, Carvalho T de, Oliveira MAB de, Teixeira JAC, Leitão MB, et al. Atividade física e saúde na infância e adolescência. Rev Bras Med Esporte [Internet]. 1998; 4(4):107-109.
11. Hoffmann FA,Giunini EB. Carboidratos. In: Cozzolino SMF, Cominetti C. Bases bioquímicas e fisiológicas da nutrição nas diferentes fases da vida, na saúde e na doença. Barueri: Manole; 2013.
12. Dáttilo M, Longo S. Carboidratos. In: Lancha Jr AH, Longo S. Série SBAN: Nutrição do exercício físico ao esporte. Barueri: Manole; 2019.
13. Thomas DT, Erdman KA, Burke LM. American College of Sports Medicine Joint Position Statement. Nutrition and Athletic Performance. Med Sci Sports Exerc. 2016 Mar; 48(3):543-68.
14. Kerksick CM, Wilborn CD, Roberts MD, Smith-Ryan A, Kleiner SM, Jäger R, et al. ISSN exercise & sports nutrition review update: research & recommendations. Journal of the International Society of Sports Nutrition. 2018; 15:38.
15. Dáttilo M, Barros AZ. Proteína. In: Longo S. Manual de Nutrição para o exercício físico. 2. ed. São Paulo: Atheneu; 2016.
16. Moore DR, Robinson MJ, Fry JL, Tang JE, Glover EI, Wilkinson SB, et al. Ingested protein dose response of muscle and albumin protein synthesis after resistance exercise in young men. Am J Clin Nutr. 2009 Jan; 89(1):161-8.
17. Pires LV, Hashimoto LL, Alencar, LL, Cozzolino SMF. Alimentação nos primeiros anos de vida. In: Cozzolino SMF, Cominetti C. Bases bioquímicas e fisiológicas da nutrição nas diferentes fases da vida, na saúde e na doença. Barueri: Manole; 2013.
18. Mountjoy M, Sundgot-Borgen JK, Burke LM, Ackerman KE, Blauwet C, Constantini N, et al. IOC consensus statement on relative energy deficiency in sport (RED-S): 2018 update. Br J Sports Med. 2018; 52:687-97.
19. Nattiv A, Loucks AB, Manore MM, Sanborn CF, Sundgot-Borgen J, Warren MP; American College of Sports Medicine. American College of Sports Medicine position stand. The female athlete triad. Med Sci Sports Exerc. 2007 Oct; 39(10):1867-82.
20. McDermott BP, Anderson SA, Armstrong LE, Casa DJ, Cheuvront SN, Cooper L, et al. National athletic trainers' association position statement: fluid replacement for the physically active. J Athl Train. 2017 Sep; 52(9):877-95.

Seção
3

Dificuldades alimentares

Capítulo 13

Dificuldades alimentares

Renato Augusto Zorzo

Introdução

A queixa de dificuldades na alimentação é uma das demandas não emergenciais mais frequentes na rotina do consultório de pediatria geral, chegando a uma prevalência de até 50% dos casos, dependendo do critério utilizado.[1]

A criança diagnosticada com dificuldade alimentar está em potencial risco nutricional, uma vez que, mesmo que se apresente com dados antropométricos dentro dos limites de normalidade, o risco de deficiência de ingestão de macro e micronutrientes é real.[1]

A criança seletiva, por sua vez, apresenta predileção por alimentos hiperpalatáveis, fontes de calorias vazias, contribuindo para o aumento de risco sobrepeso e obesidade.[2]

Por esses motivos, é de extrema importância que o pediatra seja sensível ao relato parental de que a criança apresenta algum tipo de problema alimentar, inclusive porque geralmente é o primeiro profissional ao qual a queixa é referida. A aptidão em tranquilizar a família e estabelecer um diagnóstico correto dentro da classificação de dificuldades alimentares é a chave para evitar que a criança evolua com deficiências ou excessos, em uma fase da vida na qual a alimentação saudável contribuirá para que a programação metabólica aconteça de forma benéfica.[3]

Sinais de alerta

Saber diferenciar a criança de risco daquela que está bem, dentro do universo de queixas alimentares que o profissional pediatra recebe todos os dias, é uma habilidade passível de desenvolver, levando-se em consideração alguns critérios bem estabelecidos.

A neofobia, por exemplo, é um fenômeno fisiológico e transitório, mas que leva muitos pais a preocuparem-se e enxergarem nesse momento um problema maior do que realmente é. A neofobia é um comportamento de recusa de alimentos desconhecidos pela criança, por estranheza ou medo de não os apreciar. A aceitação, nesses casos, habitualmente melhora após a exposição da criança ao mesmo alimento, em preparos e aparências diferentes, por várias oportunidades. Em geral, após 10 a 15 exposições, a criança passa a aceitar melhor o alimento antes recusado.[4]

Nem sempre a queixa parental reflete um problema genuíno, já que, muitas vezes, a preocupação exacerbada da família se origina de uma expectativa irreal de metas alimentares ou antropométricas da criança. Alguns achados na anamnese ajudam a direcionar para a presença de um problema em potencial (Quadro 13.1).

Alguns sinais de alerta, quando presentes, demandam atenção imediata e sugerem maior gravidade da situação (Quadro 13.2).[5]

Quadro 13.1 – Sinais e sintomas sugestivos de presença de dificuldade alimentar
• Tempo de refeição prolongado (> 30 minutos)
• Recusa alimentar há 1 mês ou menos
• Momento da refeição disruptivo ou estressante
• Falha na independência para se alimentar
• Alimentação noturna em idade não compatível
• Necessidade de distração para ser alimentada
• Uso de mamadeira em idades maiores
• Falha na progressão da textura da papa principal

Fonte: Adaptado de Kerzner et al., 2015.[5]

Quadro 13.2 – Sinais de alerta para atenção imediata	
Sinais de alerta orgânicos	**Sinais de alerta comportamentais**
• Disfagia	• Alimentação muito seletiva, limitações dietéticas extremas
• Aspiração	
• Aparente dor à alimentação	• Alimentação forçada, nociva, persecutória
• Vômitos e/ou diarreia relacionados com a alimentação	• Recusa abrupta em se alimentar após um evento-gatilho
• Atraso de desenvolvimento	
• Sintomas cardiorrespiratórios crônicos	• Engasgos
• Falha no ganho ponderal	

Fonte: Adaptado de Kerzner et al., 2015.[5]

Classificação

Uma vez identificado um ou mais sinais sugestivos ou de alerta, o próximo passo é classificar a dificuldade alimentar. A classificação utilizada em pediatria para dificuldades alimentares foi elaborada por Kerzner *et al.* (2015), levando em consideração não somente aspectos clínicos, mas também psicocomportamentais e a dinâmica das relações familiares.[5]

Todos esses aspectos fundamentam a compreensão da criança, bem como a proposta terapêutica. É sempre importante enfatizar a avaliação e a conduta na criança e na família, evitando taxar a dificuldade alimentar como um problema a ser conduzido da mesma maneira em qualquer criança. Não raro, a dificuldade alimentar aparece como um aspecto de uma dinâmica familiar complexa que, se não for abordada, o problema se perpetua.[6]

Uma classificação prática e de fácil aplicabilidade foi proposta por Nogueira-de-Almeida *et al.* (2018), simplificando o aprendizado dos tipos de dificuldade alimentar na criança. O pediatra, com olhar atento e munido dessa ferramenta prática de classificação, será capaz de propor a melhor estratégia de condução individualizada.[7]

Diante de uma queixa de dificuldade alimentar, será possível enquadrar a situação em pelo menos uma das seguintes classificações:[7]

- Interpretação equivocada da família: nesse caso, existe uma expectativa irreal dos pais ou cuidadores sobre a alimentação da criança, em geral acreditando que ela come pouco. Entretanto, ao se fazer anamnese, inquérito alimentar, exame físico, antropometria e, se for o caso, exames complementares, conclui-se tecnicamente que a criança tem uma alimentação adequada e não apresenta risco nutricional.
- Criança agitada com pouco apetite: talvez seja a situação mais frequente em consultas de rotina. Crianças muito agitadas têm especial interesse por explorar, relacionar-se com outras crianças ou adultos, brincar e estar em movimento. Por isso, o momento da alimentação é tedioso para essas crianças, que, em geral, se saciam com pouca quantidade de alimento e não suportam ficar muito mais tempo à mesa. A situação é bastante comum em famílias com dificuldades de estabelecer regras e limites. Crianças com esse padrão têm potencial risco de deficiência na ingestão de macro e micronutrientes.
- Criança emocionalmente comprometida ou negligenciada: é comum nos tempos atuais a terceirização de cuidados dos filhos em função da vida profissional dos pais. A maneira como cada família lida com essa situação, e como a criança reage a ela, pode se tornar disruptiva caso a criança se sinta particularmente carente de atenção e afeto; nesse caso, tal sentimento pode repercutir no momento da refeição, como desinteresse pela comida ou até mesmo como compulsão ao comer.
- Presença de doença orgânica: uma queixa alimentar pode ser secundária a uma doença de base, que pode ser aguda e simples (p. ex., faringoamigdalite ou herpangina) ou sistêmica (p. ex., alergias alimentares, doenças oncológicas, neuropatias progressivas etc.).
- Ingestão altamente seletiva: deve-se tomar certo cuidado em não classificar aqui crianças um pouco seletivas. As altamente seletivas apresentam recusa total ou intensa a determinados alimentos com características semelhantes entre si, como cheiro, textura, cor ou sabor. A seletividade pode chegar ao ponto de exigência de produtos de determinada marca comercial, e a criança pode ser capaz de identificar um produto diferente de sua preferência mesmo quando visualmente a apresentação for idêntica. Essas crianças são hipersensitivas e tendem a perceber os alimentos com um detalhamento acima da média, exacerbando, assim, suas preferências. É comum que essas crianças tenham manifestações hipersensoriais em outros aspectos da vida, como aversão a andarem descalças em grama ou areia, não tolerarem etiquetas em roupas ou determinados tecidos, não gostarem de sujeira ou contato com massas ou gordura. São crianças de alto risco para deficiências nutricionais ou mesmo sobrepeso/obesidade.[5,6]
- Fobia alimentar: são crianças que apresentam comportamento fóbico diante de determinado alimento, utensílio ou até mesmo do momento da alimentação. A fobia alimentar tem sua origem após um evento-gatilho particularmente agressivo à criança, sendo, em geral, identificado na anamnese como o marco temporal a partir do qual a criança passou a ter dificuldade de comer. Esse evento pode ser um procedimento técnico (como sondagem ou entubação), um acidente (asfixia, afogamento, sufocamento) ou mesmo um engasgo ou vômito após um episódio de alimentação forçada.

Personalidade dos pais ou cuidadores

Os tipos de personalidade dos pais ou cuidadores interferem na dinâmica do problema alimentar, tanto positiva quanto negativamente. Por isso, a identificação do estilo predominante na relação com a criança é importante não somente para o estabelecimento do diagnóstico, mas também da proposta terapêutica.

Os perfis parentais podem ser classificados da seguinte forma:[5,6]

- Cuidadores responsivos: são capazes de compreender e lidar com momentos de fome e saciedade da criança, evitam colocar grande quantidade de comida no prato e não exigem que a criança limpe o prato.
- Cuidadores controladores: exigem que a criança coma a quantidade que eles acham adequado, não respeitando o seu ponto de saciedade; tendem a ter atitudes coercitivas e agressivas na alimentação da criança.
- Cuidadores indulgentes: não são capazes de guiar as escolhas da criança, deixando que ela decida totalmente o que e quando comer, resultando em escolhas de hiperpalatáveis, que prejudicam a formação dos hábitos alimentares.
- Cuidadores negligentes: não desenvolvem vínculo afetivo forte com a criança, evitam contato visual no momento da refeição, não sendo capazes de reconhecer sinais de fome ou saciedade, tornando o momento da alimentação algo mecânico; são cuidadores que não têm interesse na criança ou que têm alguma condição psiquiátrica (como depressão) que impeça a formação do vínculo.

Avaliação e condução

A avaliação clínica deverá reunir o tipo de dificuldade apresentado pela criança, o perfil parental e o tempo de instalação do problema.

Problemas com menos de 30 dias de duração

Demandam observação mais atenta do pediatra, para que o seguimento demonstre se tratar de uma situação simples e transitória (como fases fisiológicas de transição nutricional) ou de algo com potencial gravidade. A não ser que haja um sinal claro de gravidade, nenhuma intervenção a princípio será necessária, e uma orientação alimentar adequada é capaz de organizar a rotina da criança e tranquilizar a família. Exames laboratoriais serão úteis somente se existir uma suspeita específica. Entretanto, essa criança deverá ser reavaliada brevemente, no máximo após 1 mês.[7]

Problemas com duração superior a 1 mês

Já requerem maior atenção do pediatra, e uma investigação mais aprofundada se faz necessária. A orientação alimentar deverá ser mais detalhada, preferencialmente por escrito à família, e conter os seguintes pontos: estabelecer horários corretos das refeições (cinco ou seis refeições ao dia, sem guloseimas entre os horários), presença da criança à mesa comendo junto com a família (a criança não deverá ser alimentada passivamente, mas ter a oportunidade de observar os demais adultos comendo, tomando-os como exemplo), evitar distrações no momento da refeição (eletrônicos e outras situações que desviem o foco da comida), observar atitude neutra dos adultos perante a criança (não passar à criança sentimentos negativos como estresse, medo, ameaça ou punição, não prometer recompensas em troca da comida, não usar métodos coercitivos como "aviãozinho"). Um detalhamento das atitudes dos cuidadores no momento da refeição fornece pistas importantes sobre as relações da família, que podem vir a ser alvos terapêuticos. Dependendo da evolução antropométrica, exames de avaliação nutricional ou testes diagnósticos específicos podem ser úteis, assim como solicitação de interconsultas com profissionais específicos, como fonoaudiólogo, terapeuta ocupacional ou psicólogo.[6,7]

Problemas com duração superior a 90 dias

São casos mais complexos, em que uma intervenção mais agressiva se faz necessária. São crianças que têm algum tipo de problema nutricional instalado, seja deficiência ou excesso de macro ou micronutriente, baixo peso, sobrepeso, obesidade. Uma investigação das relações familiares e repercussões psicopatológicas na criança é imperativa. Nesse caso, cabe a orientação descrita na situação anterior, além de reforçar que o tratamento é fundamentado na ação conjunta de todos os cuidadores ativos, pois atitudes divergentes tendem a confundir a compreensão da criança, prejudicando o resultado da intervenção. Além disso, o aspecto crônico do problema quase sempre demandará uma abordagem multiprofissional, com avaliações e seguimentos com fonoaudiólogo, terapeuta ocupacional, psicólogo, nutricionista etc. A avaliação médica de outros especialistas experientes pode colaborar, de acordo com a suspeita diagnóstica levantada. A dificuldade alimentar pode ser a primeira manifestação de problemas mais sérios.[6,7]

Exames complementares

Embora não haja uma lista padrão de exames complementares a serem rotineiramente realizados, sua solicitação deverá sempre ser coerente com a suspeita levantada. Por exemplo: no caso de uma criança seletiva para carne vermelha, serão dosados o zinco, a vitamina B_{12} e o perfil do ferro. Uma criança com baixa estatura e atraso de idade óssea deverá ser testada para zinco, IGF1 e função tireoidiana, e assim por diante.

Uso de suplementos nutricionais

Uma vez identificado um risco nutricional, uma estratégia de suplementação deverá ser implementada pelo pediatra ou nutrólogo pediatra. O momento da prescrição acontece quando uma deficiência de ingestão de macro e/ou micronutriente for identificada no inquérito alimentar, ou seja, independe de verificação de exames laboratoriais. A escolha do suplemento adequado depende da deficiência identificada.[6] O Quadro 13.3 demonstra as indicações de suplementos.

Quadro 13.3 – Tipos de suplementos nutricionais e suas indicações	
Tipo de suplemento	**Indicação**
Suplementos de micronutrientes (em geral na apresentação gotas)	Seletividade leve, sem comprometimento na ingestão de macronutrientes. Nem sempre é necessário
Fortificantes (produto para ser adicionado a algum alimento, em geral leite, para enriquecimento calórico, podendo ou não conter micronutrientes)	Deficiência especificamente calórica. Entretanto, seu uso deve ser criterioso, pois, dependendo da composição, pode resultar em desbalanço energético-proteico e deficiência relativa de micronutrientes

(Continua)

Quadro 13.3 – Tipos de suplementos nutricionais e suas indicações *(Continuação)*	
Tipo de suplemento	**Indicação**
Suplementos modulares (contêm somente um tipo de macronutriente: carboidrato, proteína ou lipídeo)	Deficiência específica de um macronutriente. Deve ser prescrito por profissional experiente, e sempre a partir de cálculos nutricionais detalhados
Suplementos completos (suplementos isocalóricos (1 kcal/mL) ou hipercalóricos (1,1 a 2,0 kcal/mL) com macronutrientes balanceados e presença de micronutrientes)	Criança com risco nutricional para macro e micronutrientes, ou com falha no ganho de peso, ou com seletividade extrema. Podem ser prescritos com segurança em qualquer situação de risco nutricional

Fonte: Adaptado de Nogueira-de-Almeida et al., 2018.[7]

Seguimento

É fundamental que a família seja orientada quanto à situação e aos processos terapêuticos que o caso demanda, desde exames complementares, suplementação nutricional e terapia multiprofissional. O foco terapêutico é a resolução das questões que originaram a dificuldade alimentar e o estabelecimento de uma alimentação responsiva por parte da criança.[7,8]

O seguimento da criança com dificuldade alimentar deve observar intervalos no máximo trimestrais, visando à avaliação antropométrica sequencial e à revisão do processo terapêutico.

Conclusões

- A queixa de dificuldade alimentar é extremamente comum nas consultas de pediatria geral, e não deve ser minimizada.
- A classificação da dificuldade alimentar e dos perfis dos cuidadores é um processo simples e necessário para o desenho da proposta terapêutica.
- O tempo de instalação do problema constitui um guia prático para tomada de decisões.
- Problemas simples e de curto prazo podem ser seguidos rotineiramente pelo pediatra.
- Problemas crônicos e de gravidade potencial devem ser abordados de maneira multiprofissional.

Referências bibliográficas

1. Nogueira-de-Almeida CA, Mello ED, Maranhão HS, Vieira MC, Barros B, Barreto JR, et al. Dificuldades alimentares na infância: revisão da literatura com foco nas repercussões à saúde. Pediatria Moderna. 2012; 48:24-6.
2. Maranhão HS, Aguiar RC, Lira DTJ, Sales MUF, Nóbrega NAN. Dificuldades alimentares em pré-escolares, práticas alimentares pregressas e estado nutricional. Rev Paul Pediatr. 2018; 36(1):45-51.
3. Zorzo RA. A importância de uma alimentação saudável para um desenvolvimento físico e mental adequados. Pediatria Moderna. 2015; 51(8):283-8.
4. Moretzohn MA, Weffort VRS, Wayhs MLC, Brasil ALD, Pires MMS, Obelar MS. Alimentação do pré-escolar. In: Sociedade Brasileira de Pediatria – Departamento de Nutrologia. Manual de Alimentação orientações para alimentação do lactente ao adolescente, na escola,

na gestante, na prevenção de doenças e segurança alimentar/Sociedade Brasileira de Pediatria. Departamento Científico de Nutrologia. 4. ed. São Paulo: SBP; 2018. p. 50-60.

5. Kerzner B, Milano K, MacLean WC, Berall G, Stuart S, Chatoor I. A practical approach to classifying and managing feeding difficulties. Pediatrics. 2015; 135(2):344-53.

6. Chatoor I. Quando seu filho não quer comer (ou come demais): o guia essencial para prevenir, identificar e tratar problemas alimentares em crianças pequenas. Barueri: Manole; 2016.

7. Nogueira-de-Almeida CA, Mello ED, Ribas-Filho D, Maximino P, Fisberg M. Consenso da Associação Brasileira de Nutrologia sobre o uso de suplementos alimentares para crianças com dificuldades alimentares. Int J Nutrol. 2018; 11(S1):S4-S15.

8. Romano C, Hartman C, Privitera C, Cardile S, Shamir R. Current topics in the diagnosis and management of the pediatric non organic feeding disorders (NOFEDs). Clinical Nutrition. 2015; 34:195-200.

Capítulo 14

Deficiência de micronutrientes

Diego Biella Quirino
Renato Augusto Zorzo
Thiago Santos Hirose

Introdução

Dá-se o nome de micronutrientes aos nutrientes encontrados em quantidades muito pequenas no organismo, especificamente em concentrações menores que 0,01% do peso corporal. São micronutrientes as vitaminas e os minerais.[1]

A deficiência desses grupos de nutrientes não provoca sintomas agudos. Entretanto, o problema está associado a comprometimento de funções orgânicas importantes e mau funcionamento de órgãos e sistemas. Em crianças, pode ser causa de impacto negativo no crescimento e no desenvolvimento.[1]

Neste capítulo, serão abordadas as deficiências de ferro, zinco, cálcio e vitamina D.

Deficiência de ferro

O ferro é o metal mais presente no corpo humano e participa de todas as fases da síntese proteica e dos sistemas respiratórios, oxidativos e anti-infecciosos do organismo.[2,3]

A deficiência de ferro é o estado insuficiente de ferro para manter as funções fisiológicas normais dos tecidos, ou seja, nem toda anemia se dá por deficiência de ferro e pode-se estar deficiente em ferro sem apresentar anemia (depleção dos estoques de ferro e diminuição da eritropoiese).[4]

Calcula-se que quase dois bilhões de pessoas em todo o mundo apresentam anemia e que de 27% a 50% da população seja afetada pela deficiência de ferro.[3,4]

Mesmo acometendo todos os grupos etários e níveis sociais, com ampla distribuição geográfica, a anemia ferropriva ainda é uma doença que atinge prioritariamente as camadas socialmente menos favorecidas, de menor renda e desenvolvimento.[4-6]

Quadro clínico

O ferro participa de vários processos metabólicos no organismo humano e as manifestações clínicas da deficiência de ferro são determinadas pelos estágios de depleção, deficiência de ferro e anemia propriamente dita, quando as repercussões clínicas e fisiológicas são aparentes. A gravidade e as repercussões da deficiência de ferro dependem da intensidade da deficiência de ferro, da faixa etária e do estágio de vida.[4]

Na anemia, a criança pode apresentar palidez, apatia, adinamia, dispneia, dificuldade para realizar atividade física, fraqueza muscular, dificuldade na termorregulação, fadiga crônica, inapetência, maior suscetibilidade a infecções, perversão do apetite e geofagia. Dependendo da intensidade da anemia, pode-se observar sopro cardíaco e esplenomegalia.[7,8]

A anemia ferropriva tem efeito no crescimento e no desenvolvimento de populações em risco, por afetar grupos em idade de crescimento e comprometer o desenvolvimento cerebral.[1] Desde o período pré-natal, tem repercussões importantes e deletérias de longo prazo no desenvolvimento de habilidades cognitivas, comportamentais, linguagem e capacidades motoras das crianças,[7,8] sendo que o possível impacto negativo permanece o mesmo após o tratamento precoce por décadas, especialmente em crianças pouco estimuladas ou de baixo nível social e econômico.

Vale lembrar que a avaliação clínica não é suficiente para detecção de casos precocemente, uma vez que os sinais clínicos se tornam visíveis apenas depois da condição instalada ou do quadro de deficiência já intenso, com consequências graves e de longa duração.

Diagnóstico laboratorial

Valores inferiores a 12 µg/L são fortes indicadores de depleção das reservas corporais de ferro em crianças menores de 5 anos, e inferiores a 15 µg/L para crianças entre 5 e 12 anos. No segundo estágio (deficiência de ferro), são utilizados para diagnóstico a própria redução do ferro sérico, o aumento da capacidade total de ligação da transferrina (> 250 a 390 µg/dL) e a diminuição da saturação da transferrina (< 16%).

O ferro sérico é relevante no diagnóstico quando seus valores se encontram menores que 30 mg/dL. A Organização Mundial da Saúde (OMS) estabelece como ponto de corte para diagnóstico de anemia valores de hemoglobina menores que 11 g/dL e 11,5 g/dL para crianças de 6 a 60 meses e crianças de 5 a 11 anos de idade, respectivamente. Para o hematócrito, consideram-se inadequados valores abaixo de 33% e 34% para crianças de 6 a 60 meses e crianças de 5 a 11 anos de idade, respectivamente.[4,9]

Prevenção e tratamento

A OMS preconiza que a deficiência de ferro deve ser combatida por meio de educação alimentar associada a medidas de aumento do consumo do mineral, controle das infestações parasitárias, suplementação medicamentosa e fortificação de alimentos com ferro.

A contraindicação de uso de leite de vaca in natura, não processado, em pó ou fluido antes dos 12 meses (limitação de consumo a 500 mL/dia após os 12 meses) também é uma estratégia reconhecidamente protetora contra a deficiência de ferro e o desenvolvimento de anemia ferropriva, devendo ser continuamente incentivada.[10]

Segundo o Programa Nacional de Suplementação de Ferro (PNSF), crianças entre 6 e 24 meses devem ser suplementadas com sulfato ferroso na dosagem de 1 mg/kg/dia. A recomendação vigente da Sociedade Brasileira de Pediatria orienta a suplementação profilática com dose de

1 mg de ferro elementar/kg/dia dos 3 aos 24 meses de idade, independentemente do regime de aleitamento. Para lactentes nascidos pré-termo ou com baixo peso (menores que 1.500 g), a recomendação é de suplementação com 2 mg/kg/dia a partir do 30º dia até os 12 meses. Já para os prematuros com baixo peso (entre 1.000 e 1.500 g), a recomendação de suplementação é de 3 mg/kg/dia até os 12 meses; e, para recém-nascidos com menos de 1.000 g, de 4 mg/kg/dia. Após o 1º ano de vida, a suplementação, em todos os casos, é reduzida para a dose de 1 mg/kg/dia por mais 12 meses.[4,10] A dose de suplementação profilática com ferro elementar recomendada é diferenciada (30 mg/dia) para crianças entre 2 e 12 anos residentes em regiões com prevalência de anemia ferropriva superior a 40%.[4]

O tratamento da anemia ferropriva é pautado na orientação nutricional para o consumo de alimentos-fonte, e reposição de ferro – por via oral – com dose terapêutica de 3 a 5 mg/kg/dia de ferro elementar para crianças por no mínimo 8 semanas. A suplementação deve ser continuada visando à reposição dos estoques de ferro, o que varia entre 2 e 6 meses ou até obtenção de ferritina sérica maior que 15 µg/dL[4,11] (ressalvando a importância de que o valor alcance os valores esperados entre 30 e 300 µg/dL). Entre os diversos tipos de sais de ferro disponíveis para a suplementação, destacam-se o sulfato ferroso, o fumarato ferroso e o gluconato ferroso.

Apesar da eficácia, a adesão ao tratamento com sais ferrosos é geralmente baixa devido aos sintomas adversos frequentes (35% a 55%) e típicos da suplementação, como náuseas, vômitos, gosto metálico, pirose, dispepsia, plenitude ou desconforto abdominal, diarreia e obstipação. Assim, a dose ideal torna-se a dose tolerada pelo paciente.[4,11]

Além dos sais ferrosos, os sais férricos e aminoquelatos – ferro polimaltosado, ferro aminoquelado, EDTA e ferro carbonila – também podem ser utilizados com melhor perfil de adesão e por provocarem menos efeitos adversos (10% a 15%).

Conclusões

A deficiência de ferro promove anemia ferropriva, que apresenta elevada prevalência em crianças, sobretudo em lactentes. Sua prevenção deve ser prioridade, pela promoção de ações de saúde, com incentivo ao aleitamento materno nos primeiros 6 meses de vida, imunização e suplementação com sais de ferro.

Deficiência de zinco

O zinco (Zn) é um mineral essencial que atua em diversas funções do organismo, pelo fato de ser cofator de mais de 300 enzimas e proteínas, como a anidrase carbônica, a fosfatase alcalina, o superóxido dismutase, a proteína C quinase, o ácido ribonucleico polimerase e a transcriptase reversa. Por isso, o zinco é importante em atividades do sistema imune, na prevenção de formação de radicais livres, no crescimento estatural, no desenvolvimento sexual e cognitivo e na síntese de DNA. O zinco também interage com hormônios envolvidos no crescimento ósseo, como somatomedina-c, osteocalcitonina, testosterona, hormônio da tireoide e insulina.[12,13]

Tem sido relatada a importância do zinco no organismo dos seres humanos, principalmente crianças, as quais são mais suscetíveis à deficiência de zinco, que pode promover inúmeros prejuízos em seu desenvolvimento.[14,15]

A deficiência de zinco está associada ao aumento da mortalidade, aumento da morbidade e gravidade das enfermidades infecciosas, déficit de crescimento, alterações fisiológicas (anorexia, hipogonadismo, dermatites, modificações do sistema imune, danos oxidativos e neuropsicológicos) e comprometimento da capacidade cognitiva.[16,17]

Estima-se que a deficiência de zinco acometa cerca de 1/3 da população mundial, afetando igualmente grupos populacionais em países desenvolvidos e em desenvolvimento.[18]

Metabolismo

Partindo do princípio de que a simples presença do nutriente na dieta não garante sua utilização pelo organismo, deve-se abordar alguns fatores que podem afetar a biodisponibilidade do zinco na dieta. As boas fontes de zinco não contêm constituintes químicos que inibem a absorção do zinco, e a presença de alguns aminoácidos, como cisteína e histidina, melhora a sua solubilidade.

O conteúdo de fitato presente nos alimentos reduz a biodisponibilidade de zinco. A razão molar fitato:Zn de 20 já pode produzir efeito negativo, pois o fitato é carregado negativamente; logo, tem um forte potencial para ligar cátions bivalentes, como o zinco, impedindo, assim, sua absorção.[17,18]

Existem fatores intraluminais facilitadores da absorção de zinco, como aminoácidos (histidina e metionina), fosfatos, ácidos orgânicos e algumas prostaglandinas. A quantidade de proteína da refeição tem efeito positivo na absorção do zinco, porém proteínas específicas, como a caseína, têm efeito inibitório na absorção.[19]

Outros componentes de alimentos, como fibras, taninos e cafeína, parecem não afetar a utilização de zinco pelo organismo, porém Dyck *et al.*,[20] estudando *in vitro* a disponibilidade de Fe, Ca e Zn de uma refeição contendo quatro componentes alimentares diferentes (café, vitamina C, farinha de trigo e pectina), observaram que, com exceção da vitamina C, todos os demais componentes tiveram efeitos negativos na disponibilidade desses minerais, sendo o maior efeito da farinha de trigo, e o zinco foi o elemento-traço que sofreu maior interferência. O ferro, se fornecido com o zinco por suplemento, pode ter efeito negativo na absorção do zinco.[19]

Deficiência de zinco

A primeira manifestação da deficiência de zinco clinicamente identificada foi a acrodermatite enteropática, um distúrbio congênito que surge na infância e que se caracteriza por alopecia, diarreia, lesões de pele e imunodeficiência celular.[18]

A deficiência de zinco ocasiona primeiro uma mobilização das reservas funcionais e, com a deficiência prolongada, podem ocorrer anorexia, pelo aumento dos níveis de norepinefrina e alterações no hipotálamo; retardo no crescimento e defeito no crescimento fetal; cicatrização lenta; intolerância à glicose pela diminuição de produção de insulina; hipogonadismo, impotência sexual e atrofia testicular; atraso na maturação sexual e esquelética; restrição da utilização de vitamina A; fragilidade osmótica dos eritrócitos; diminuição da atividade da interleucina-2; disfunções imunológicas, ocorrendo infecções intercorrentes; hipogeusia (o zinco é componente da gustina, uma proteína envolvida com o paladar); distúrbios de comportamento, aprendizado e memória; diarreia, dermatite e alopecia.[18]

Recomendações nutricionais

O Zn é obtido apenas por meio da alimentação, sendo encontrado em grandes quantidades nos produtos de origem animal e nos frutos do mar, principalmente nas carnes vermelhas, mariscos, ostras, fígado, miúdos e ovos.[2] A recomendação de consumo de Zn para indivíduos saudáveis varia conforme a idade. Para lactentes, a recomendação é de 2 a 3 mg/dia e, para crianças e adolescentes entre 1 e 18 anos, varia de 3 a 11 mg/dia. O Institute of Medicine, órgão responsável pelas recomendações de nutrientes nos Estados Unidos e no Canadá também estabeleceu o limite máximo tolerável (UL) para a ingestão de zinco em indivíduos saudáveis, a fim de evitar sinais clínicos do seu excesso no organismo, variando conforme a idade: 7 a 34 mg/dia para crianças e adolescentes.[21]

Diagnóstico laboratorial

A concentração de zinco no soro é um dos bioindicadores mais apontados para avaliar o risco de deficiência de zinco nas populações. Caracteriza-se por refletir o consumo de zinco pela dieta, responder consistentemente à suplementação com zinco e apresentar dados de referência para a maioria dos grupos etários e gêneros. As concentrações de zinco no soro são alteradas apenas nos casos de deficiências moderadas e graves, sendo influenciadas por idade, sexo, tipo de dieta, momento do dia, fase do ciclo reprodutivo (gestação) e presença/ausência de sinais infecciosos, inflamatórios ou de estresse (a quantificação de uma proteína de fase aguda deve ser considerada: quando níveis elevados da proteína são encontrados, os valores de zinco correspondentes devem ser ajustados estatisticamente ou eliminados do banco de dados). Para a interpretação correta das concentrações de zinco no soro, devem ser consideradas as referências para idade, sexo, hora do dia da coleta (deve ser padronizado ou ajustado estatisticamente) e tempo decorrido desde a última refeição (tempo de jejum), conforme mostra a Tabela 14.1.

Tabela 14.1 – Limites mais baixos sugeridos para a concentração de zinco no soro em µg/dL (µmol/L) por grupo etário, sexo, período do dia e tempo decorrido desde a última refeição segundo o International Zinc Nutrition Consultative Group

Período do dia e nível de jejum	Limites mais baixos sugeridos para a concentração de zinco no soro, µg/dL (µmol/dL)			
	< 10 anos	≥ 10 anos		
	Sexo masculino e feminino	Sexo masculino	Sexo feminino	
			Não grávidas	Grávidas (jejum)
Jejum matinal	Dados não disponíveis	74 (11,3)	70 (10,7)	1º trimestre: 56 (8,6)
Manhã, sem jejum	65 (9,9)	70 (10,7)	66 (10,1)	2º/3º trimestre: 50 (7,6)
Tarde, sem jejum	57 (8,7)	61 (9,3)	59 (9,0)	

Fonte: Pedraza e Sales, 2015.[22]

Tratamento

Nos casos de desnutrição moderada-grave, faz-se a suplementação de zinco com dose de 2 mg/kg/dia (máximo 20 mg) até peso/estatura a 90%.

Na diarreia, a dose diária recomendada é de 20 mg/dia para crianças acima de 6 meses por 10 a 14 dias e 10 mg/dia para menores de 6 meses.

Já em casos de deficiência constatada, o sulfato ou óxido de zinco deve ser usado na dose de 1 mg/kg/dia (no máximo 20 mg) até o retorno de valores laboratoriais à normalidade.

Deficiência de cálcio e vitamina D

A baixa ingesta de cálcio e deficiência de vitamina D em crianças e adolescentes é prevalente nos países em desenvolvimento por conta dos costumes encontrados nessas regiões, chegando a representar 1/3 da quantidade ingerida nos países desenvolvidos.[23] Uma dieta pobre em derivados do leite diminui a quantidade de cálcio e a ingesta de produtos com alto teor de fitatos e oxalatos reduz a biodisponibilidade deste elemento. Quanto à vitamina D, a baixa exposição da pele aos raios ultravioleta, além da sua baixa ingesta, entre outros fatores, faz com que haja uma deficiência desse elemento nas crianças e nos adolescentes. Há uma tentativa de adaptação do organismo em virtude dessas deficiências – aumento da absorção de cálcio intestinal e diminuição da calciúria –, porém a grande preocupação é de que a redução de cálcio e vitamina D pode alterar a remodelação óssea, interferir negativamente no crescimento e provocar um quadro de raquitismo.

Deficiência de cálcio

O cálcio tem como principal função a de formação e metabolismo ósseo. Entretanto, não é uma ação exclusiva, podendo atuar também na secreção de hormônios, na sinalização celular, na função muscular e na constrição ou dilatação dos vasos sanguíneos. A concentração de cálcio é regulada diretamente pelas paratireoides, por meio da secreção do paratormônio (PTH) e pela vitamina D. A absorção do cálcio é realizada pelo intestino, havendo, também, a reabsorção de cálcio pelos rins. A excreção de cálcio pode ser feita por fezes, urina, saliva, suco gástrico e pancreático, além da bile.[24]

Clinicamente, crianças e adolescentes com baixa ingesta de cálcio podem evoluir com um quadro clínico de raquitismo ou osteomalacia (alteração da remodelação óssea), diminuição a longo prazo da massa óssea, além de poder prejudicar o crescimento do indivíduo.

Atualmente, a maioria das crianças e adolescentes consome, em média, 300 a 400 mg de cálcio por dia (no Brasil, essa quantidade pode chegar a 700 mg/dia), porém são níveis menores que os recomendados pelas diferentes sociedades médicas pelo mundo: 700 a 1.300 mg/dia.[1] A diminuição da ingestão de cálcio faz com que haja uma ativação da produção de PTH pelas paratireoides – o aumento de PTH aumenta a excreção renal de fósforo inorgânico, diminuindo, assim, a quantidade de fósforo sérico, o que resulta em um quadro de raquitismo. O consumo aumentado de fitatos e oxalatos faz com que haja uma diminuição da absorção de cálcio intestinal.

A ingestão de cálcio diária recomendada, de acordo com a Associação Americana de Pediatria por faixa etária, varia da seguinte forma:[24]

- 1 a 3 anos: 700 mg/dia (máximo de 1.000 mg/dia).
- 4 a 8 anos: 1.000 mg/dia (máximo de 1.500 mg/dia).
- 9 a 13 anos: 1.300 mg/dia (máximo de 2.500 mg/dia).
- 14 a 18 anos: 1.300 mg/dia (máximo de 3.000 mg/dia).

É preciso ressaltar a importância da ingesta de leite e derivados, além de outros alimentos, como os vegetais de cor verde (espinafre, brócolis etc.). Caso seja detectado que a dieta tenha uma quantidade inadequada de cálcio, pode-se lançar mão da suplementação de cálcio oral para adequar a dose de cálcio consumida por dia.

Deficiência de vitamina D

A deficiência de vitamina D é um problema de ordem mundial, com aumento da prevalência nos países em desenvolvimento.[25] Apesar de o Brasil ser um país de clima tropical e com grande exposição solar, tem-se encontrado um crescente aumento de deficiência de vitamina D em crianças e adolescentes. A Índia é outro exemplo de deficiência de cálcio e vitamina D na faixa etária pediátrica.[26] Grande parte de sua produção é oriunda da exposição da pele aos raios solares, porém os costumes locais associados à pele mais escura diminuem essa síntese; acrescenta-se, ainda, a questão da dieta pobre em vitamina D (salmão, sardinha, fígado de boi etc.). Outras causas de deficiência de vitamina D na infância e adolescência são diminuição da transferência materno-fetal, redução da síntese e da absorção intestinal, uso de medicamentos (p. ex., glicocorticoides, anticonvulsivantes etc.), além da obesidade infantil devida ao acúmulo de vitamina D no tecido adiposo.

Grupos de risco para deficiência de vitamina D

- Crianças e adolescentes de pele mais escura.
- Prematuros.
- Recém-nascidos amamentados exclusivamente em seio materno – o leite materno apresenta em sua composição uma baixa quantidade de vitamina D – 20 a 40 UI por litro.
- Períodos de maior velocidade de crescimento (0 a 2 anos de idade e durante o estirão puberal).

Quadro clínico de deficiência de vitamina D

As crianças e os adolescentes podem ser assintomáticos, mesmo com uma dosagem baixa de vitamina D. Quanto à sintomatologia, ela pode cursar desde atraso de crescimento até quadros mais robustos, como raquitismo nas crianças e osteomalácia em adolescentes e adultos. Outros sinais e sintomas são irritabilidade, deformidade dos membros inferiores, alterações dentárias, sudorese etc.

Diagnóstico de deficiência de vitamina D

Há dois diferentes critérios usados atualmente para definição de deficiência de vitamina D, de acordo com os níveis de 25-hidroxivitamina D:
- 1º critério: suficiência: > 20 ng/mL; insuficiência: 12 a 20 ng/mL; deficiência: < 12 ng/mL.[27]
- 2º critério: suficiência: > 30 ng/mL; insuficiência: 20 a 30 ng/mL; deficiência: < 20 ng/mL.[28]

Ao considerar o critério diagnóstico, colocar à frente a questão dos fatores de risco iminentes e a clínica do paciente, a fim de se determinar a necessidade ou não de tratamento.

Tratamento da deficiência de vitamina D[7]

- Dose diária (duração de 2 a 3 meses):
  - < 1 mês: 1.000 UI/dia.
  - 1 a 12 meses: 1.000 a 5.000 UI/dia.
  - > 12 meses: 5.000 UI/dia.
  - Manutenção: 400 a 1.000 UI/dia.
- Dose semanal (duração de 6 semanas): 50.000 UI, 1 vez/semana, até 25(OHD) > 30 ng/mL.
  - Manutenção: até 1 ano de idade 400 a 1.000 UI; 1 a 18 anos: 600 a 1.000 UI/dia.

Prevenção para deficiência de vitamina D

As necessidades diárias de vitamina D por faixa etária são:[2]
- 0 a 6 meses: 400 UI/dia (máximo 1.000 UI/dia).
- 6 a 12 meses: 400 UI/dia (máximo 1.500 UI/dia).

- 1 a 3 anos: 600 UI/dia (máximo 2.500 UI/dia).
- 4 a 8 anos: 600 UI/dia (máximo 3.000 UI/dia).
- 9 a 18 anos: 600 UI/dia (máximo 4.000 UI/dia).

Referências bibliográficas

1. Norton RC, Starling ALP. Deficiências minerais. In: Nogueira-de-Almeida CA, Mello ED. Nutrologia pediátrica, prática baseada em evidências. Barueri: Manole; 2016. p. 169-77.
2. Grotto HZW. Metabolismo do ferro: uma revisão sobre os principais mecanismos envolvidos em sua homeostase. Rev Bras Hematol Hemoter. 2008; 30(5):390-7.
3. Henriques GS, Cozzolino SMF. Ferro. In: Cozzolino SMF. Biodisponibilidade de nutrientes. 4. ed. Barueri: Manole; 2012. p. 462-82.
4. World Health Organization. Nutritional anaemias: tools for effective prevention and control. Geneva: World Health Organization; 2017. p. 83.
5. Kassebaum NJ, GBD 2013 Anemia Collaborators. Hematol Oncol Clin North Am. 2016; 30(2):247-308.
6. Stevens GA, Finucane MM, De-Regil LM, Paciorek CJ, Flaxman SR, Branca F, et al. Global, regional, and national trends in haemoglobin concentration and prevalence of total and severe anaemia in children and pregnant and non-pregnant women for 1995-2011: a systematic analysis of populationrepresentative data. Lancet Glob Health. 2013; 1(1):e16-25.
7. Jáuregui-Lobera I. Iron deficiency and cognitive functions. Neuropsychiatr Dis Treat. 2014; 10:2087-95.
8. Shafi r T, Angulo-Barroso R, Jing Y, Angelilli ML, Jacobson SW, Lozoff B. Iron deficiency and infant motor development. Early Hum Dev. 2008; 84(7):479-85.
9. Paiva AA, Rondó PH, Guerra-Shinohara EM. Parâmetros para avaliação do estado nutricional de ferro. Rev Saúde Pública. 2000; 34(4):421-6.
10. Sociedade Brasileira de Pediatria. Manual de orientação para a alimentação do lactente, do pré-escolar, do escolar, do adolescente e na escola/Sociedade Brasileira de Pediatria. Departamento de Nutrologia. Disponível em: http://www.sbp.com.br/fileadmin/user_upload/pdfs/14617a-PDManualNutrologiaAlimentacao.pdf. Acesso em: nov. 2019.
11. Cançado RD. Tratamento da anemia ferropênica: alternativas ao sulfato ferroso. Rev Bras Hematol Hemoter. 2009; 31(3):121-2.
12. Mafra D, Cozzolino SM. The importance of zinc in human nutrition. Rev Nutr. 2004; 17:79-87.
13. Mocchegiani E, Muzzioli M, Giacconi R. Zinc and immunoresistance to infection in aging: new biological tools. Trends Pharmacol Sci. 2000; 21:205-8.
14. Silva AP, Vitolo MR, Zara LF, Castro CF. Effects of zinc supplementation on 1-to-5-year-old children. J Pediatr (Rio J). 2006; 82:227-31.
15. Mafra D, Cozzolino SM. The importance of zinc in human nutrition. Rev Nutr. 2004; 17:79-87.
16. Prasad AS. Impact of the discovery of human zinc deficiency on health. J Am Coll Nutr. 2009; 28(3):257-65.
17. Chasapis CT, LoutsidouAC, Spiliopoulou CA, Stefanidou ME. Zinc and human health: an update. Arch Toxicol. 2012; 86(4):521-34.
18. Cruz JBF, Soares HF. Uma revisão sobre o zinco. Ensaios e Ciência: Ciências Biológicas, Agrárias e da Saúde. 2011; 15(1):207-22.
19. Lönnerdal B. Dietary factors influencing zinc absorption. J Nutr. 2000; 130:1378-83.
20. Dyck KV, Tas S, Robberecht H, Deelstra H. The influence of different food components on the in vitro availability of iron, zinc and calcium from a composed meal. Int J Food Sci Nutr. 1996; 47:499-506.

21. Food and Nutrition Board, Institute of Medicine. Zinc. In: National Academy of Sciences, editor. Dietary reference intakes for vitamin A, vitamin k, arsenic, boron, chromium, copper, iodine, iron, manganese, molybdenum, nickel, silicon, vanadium, and zinc. Washington: National Academy Press; 2000. p. 442-501.
22. Pedraza DF, Sales MC. Deficiência de zinco: diagnóstico, estimativas do Brasil e prevenção/ Zinc deficiency: diagnostic, Brazil estimates and prevention. Nutrire. 2015 Dec; 40(3):397-408.
23. Pettifor JM. Calcium and Vitamin D Metabolism in Children in Developing Countries. Ann Nutr Metab. 2014; 64(Suppl. 2):15-22.
24. Golden NH, Abrams AS, and Committee on Nutrition. Optimizing bone health in children and adolescents. Pediatrics. 2014; 134:e1229-e1243.
25. Indian Academy of Pediatrics 'Guideline for Vitamin D and Calcium in Children' Committee; Khadilkar A, Khadilkar V, Chinnappa J, Rathi N, Khadgawat R, Balasubramanian S, et al. Prevention and Treatment of Vitamin D and Calcium Deficiency in Children and Adolescents: Indian Academy of Pediatrics (IAP) Guidelines – Indian Pediatrics. 2017; 54:567-73.
26. Sociedade Brasileira de Pediatria. Hipovitaminose D em pediatria: recomendações para o diagnóstico, tratamento e prevenção. São Paulo: Departamento Científico de Endocrinologia da Sociedade Brasileira de Pediatria; 2016.
27. Munns CF, Shaw N, Kiely M, Specker BL, Thacher TD, Ozono K, et al. Global Consensus recommendations on prevention and management of nutritional rickets. J Clin Endocrinol Metab. 2016; 101:394-415.
28. Holick MF, Brinkley NC, Biscchoff-Ferrari HA, Gordon CM, Hanley DA, Heaney RP, et al. Evaluation, treatment and prevention of vitamin D deficiency: an Endocrine Society Clinical Practice Guideline. J Clin Endocrinol Metab. 2011; 96:1911-30.

Capítulo 15

Vegetarianismo

Renato Augusto Zorzo

Introdução

A opção pelo vegetarianismo é uma realidade na nossa sociedade que não deve ser negligenciada. Segundo a pesquisa sobre vegetarianismo conduzida pelo Instituto Brasileiro de Opinião Pública e Estatística (IBOPE) em abril de 2018, 14% dos entrevistados acima de 16 anos de idade se consideravam vegetarianos.[1] Em 2012, a proporção era de 8%, o que demonstra crescimento desse hábito no Brasil nos últimos anos.[2]

Nesse cenário, é de suma importância que o pediatra esteja preparado para atender uma criança adepta ao vegetarianismo, reconhecer suas limitações e intervir em cada etapa de sua vida.

Conceitua-se vegetarianismo como o regime alimentar que exclui todos os tipos de carnes.[3]

Esse regime pode ser classificado como:[3]

- Ovolactovegetarianismo: o indivíduo consome ovos, leites e laticínios.
- Lactovegetarianismo: o indivíduo consome leite e laticínios, mas não ovos.
- Ovovegetarianismo: o indivíduo consome ovos, mas não leite e laticínios.
- Vegetarianismo estrito: não há consumo de nenhum alimento animal na dieta.

O veganismo, segundo a Vegan Society, é conceituado como uma opção de vida que busca excluir, na medida do possível e do praticável, todas as formas de exploração e crueldade animal, seja na alimentação, na vestimenta ou em qualquer outra forma.[4] O veganismo adota o vegetarianismo estrito como opção alimentar.

O termo "semivegetariano" é utilizado para os indivíduos que consomem carne de aves e peixes, mas não consomem carne vermelha de qualquer espécie.[5]

Vegetarianismo: vantagens e desvantagens

Em geral, observa-se que as pessoas adeptas ao vegetarianismo também buscam um estilo de vida mais saudável e preocupam-se mais com sustentabilidade ambiental.[2,3,6]

Desde que as escolhas sejam balanceadas e com seguimento profissional adequado, não havendo carências, a opção vegetariana é capaz de promover crescimento e desenvolvimento adequados na criança e no adolescente.[2,5-8]

Segundo algumas fontes, há, inclusive, alguns benefícios, como menor proporção de obesidade em crianças vegetarianas. Entretanto, nem sempre é tão simples de as necessidades serem alcançadas, em especial as de micronutrientes como ferro, cálcio, zinco e vitamina B_{12}.[2,5]

Riscos nutricionais da criança vegetariana

A nutrição no início da vida exerce influência fundamental no processo de crescimento e desenvolvimento, com repercussão para toda a vida do indivíduo.[9] Por isso, a adequação nutricional em dietas restritivas, como o vegetarianismo, deve ser monitorada de perto durante toda a fase de crescimento da criança.

Mães vegetarianas devem ser orientadas com relação à alimentação desde a gestação e, também, ao longo da amamentação, a fim de evitarem eventuais carências para o feto e o lactente. Importante ressaltar também que a dieta vegetariana adequada para a criança não deve ser a mesma de um adulto vegetariano, pois a infância é *per se* uma etapa de potencial risco nutricional.[2,5]

A seletividade alimentar inerente à idade pré-escolar pode agregar risco à criança vegetariana, devendo esta idade ser seguida com particular cuidado, a fim de manter o equilíbrio entre os nutrientes e a adequação energética. Na idade escolar, é comum que o interesse por alimentos de fora do ambiente doméstico seja despertado, o que pode ocasionar conflitos familiares se a situação não for bem conduzida pelos pais, que devem ser orientados a esse respeito.[5]

Na adolescência, o risco de inadequações nutricionais tende a se intensificar, tanto pelo aumento da demanda energética relativa ao estirão de crescimento, quanto pela carência de disciplina típica dessa etapa. Em especial, o adolescente que não era vegetariano e decide sê--lo, muitas vezes toma essa decisão de forma impulsiva e apresenta dificuldades em seguir consistentemente as escolhas de estilo de vida saudável.[2,5] Por isso, nessa idade, o seguimento nutricional deve ser intensivamente acompanhado.

A pirâmide alimentar clássica é um instrumento que facilita a orientação das proporções de consumo dos grupos alimentares, que serve bem para a população onívora. Para vegetarianos, a pirâmide alimentar vegetariana (Figura 15.1) corrige essa orientação, facilitando a compreensão das proporções de consumo corretas para essa opção alimentar.[5]

Cada item da dieta reserva um risco inerente e uma orientação específica, conforme visto a seguir.

Energia

A dieta vegetariana costuma oferecer menor quantidade energética por volume, motivo pelo qual fontes vegetais de maior densidade energética, como castanhas e manteigas vegetais, devem fazer parte da rotina.

O elevado consumo de fibras, característico da dieta vegetariana, pode induzir saciedade antes de serem atingidas as necessidades calóricas mínimas da criança, portanto a orientação deve ser dada para adequação no seu consumo e, se for o caso, aumento da frequência diária de alimentação.[2,5]

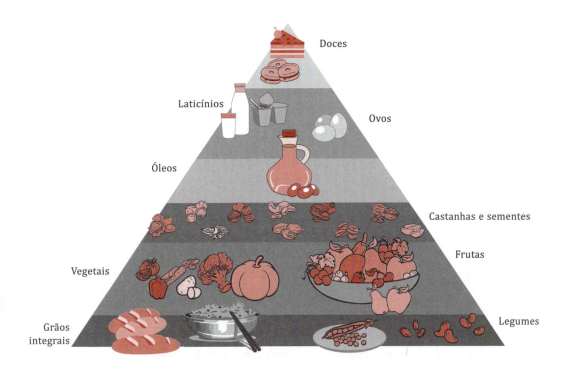

Figura 15.1 – *Pirâmide alimentar vegetariana. Os grupos de laticínios, ovos e doces são considerados opcionais.*

Fonte: Adaptada de Renda e Fischer, 2009.[5]

Proteína

As leguminosas são fontes de proteína com oferta variável dos diversos aminoácidos, embora alguns sejam menos frequentes comparativamente às fontes animais, como lisina, metionina, cisteína e treonina. A mistura de arroz (pobre em lisina) com feijão (pobre em metionina) é capaz de oferecer todos os aminoácidos essenciais.

Com o objetivo de garantir a oferta de todos os aminoácidos essenciais, a dieta vegetariana deve oferecer uma proporção maior do valor energético total da dieta (VET) na forma de proteínas, a saber: 30-35% nos lactentes, 20-30% no pré-escolar e 15-20% no escolar.[2,5]

Lipídeos

O consumo de gordura é muito baixo nas dietas vegetarianas, e, quando abaixo de 25% do VET, o crescimento pode ser comprometido. Quando inferior a 15% do VET, o aporte de ácidos graxos essenciais é comprometido.

Em especial, as fontes de ácido graxo da série ômega-3 são predominantemente animais (peixes de águas profundas), por isso fontes vegetais desse nutriente devem estar continuamente presentes, como óleos de canola e de soja e sementes de linhaça.[2,5]

Recomendamos a prescrição de suplementos à base de alga quando houver dúvida com relação à sua ingestão adequada.

Minerais

A ingestão exacerbada de fibras também pode comprometer a absorção de íons divalentes, como ferro, cálcio, zinco e magnésio. Além disso, as fontes alimentares vegetais não oferecem ferro e zinco de boa biodisponibilidade, e, em vegetarianos que não consomem leite e derivados, a ingestão diária de cálcio fica comprometida.

Opções de alimentos vegetais que ofereçam esses íons devem ser particularmente recomendadas. Fontes de zinco são cereais integrais, castanha de caju torrada, linhaça, feijão-preto e grão-de-bico. Fontes de cálcio são feijão-branco, couve, soja e brócolis.

Fontes vegetais de ferro com boa quantidade e alta biodisponibilidade são raras, de modo que a suplementação de ferro e zinco na faixa etária pediátrica deve ser a regra.[2,5]

Vitaminas

A preocupação no paciente vegetariano é principalmente com relação à ingestão das vitaminas B_{12} e D, pois, em geral, as demais vitaminas são supridas. A vitamina B_{12} é originária exclusivamente de fontes animais, de forma que fontes vegetais somente a terão se forem fortificadas.

O folato não costuma estar deficiente na dieta vegetariana; ao contrário, muitas vezes a ingestão é exacerbada, o que pode mascarar eventuais sintomas iniciais de deficiência de vitamina B_{12}.

Precursores da vitamina D estão presentes em frutos do mar, fígado e leite. Os vegetarianos que consomem leite e derivados costumam atingir as necessidades dos precursores da vitamina D, mas os vegetarianos estritos merecem maior atenção. Lembrando que a conversão para vitamina D ativa necessita de exposição solar, e a recomendação da SBP é que haja suplementação universal até os 2 anos de idade.[2,5]

Conclusões

A dieta vegetariana é considerada uma dieta restritiva, de forma que a criança ou o adolescente optante por ela deve ser seguido(a) por profissional experiente, sob o risco de inadequações nutricionais com potencial impacto negativo sobre o crescimento, o desenvolvimento e a programação metabólica, resultando em graves impactos de longo prazo.

A variação na composição dos alimentos tende a ser a melhor escolha para a diminuição do risco de carência de micronutrientes.

Aportes energéticos, de macro e de micronutrientes devem ser monitorados periodicamente, e recomendamos a realização periódica de dosagens séricas de micronutrientes a fim de auxiliar a condução adequada do paciente.

Por fim, a simples orientação nutricional não tira totalmente o risco de carência de micronutrientes do paciente pediátrico em fase de crescimento e desenvolvimento, de modo que suplementações de zinco, ferro e vitamina B_{12} devem ser regra. Em vegetarianos que não consomem leite e derivados, a suplementação de cálcio e vitamina D também se torna necessária.[2,5]

Referências bibliográficas

1. IBOPE Inteligência [homepage]. 14% da população se declara vegetariana. Disponível em: http://www.ibopeinteligencia.com/noticias-e-pesquisas/14-da-populacao-se-declara-vegetariana/. Acesso em: 4 nov. 2019.

2. Sociedade Brasileira de Pediatria. Guia Prático de Atualização: Vegetarianismo a infância e adolescência. São Paulo: Sociedade Brasileira de Pediatria – Departamento Científico de Nutrologia; 2017. p. 4.
3. Sociedade Vegetariana Brasileira [homepage]. Vegetarianismo. Disponível em: https://www.svb.org.br/vegetarianismo1/o-que-e. Acesso em: 4 nov. 2019.
4. The Vegan Society [homepage]. Definition of veganism. Disponível em: https://www.vegansociety.com/go-vegan/definition-veganism. Acesso em: 4 nov. 2019.
5. Renda M, Fischer P. Vegetarian diets in children and adolescents. Pediatrics in Review. 2009 Jan; 30(1):e1-e8.
6. The Vegan Society [homepage]. Environment. Disponível em: https://www.vegansociety.com/go-vegan/environment. Acesso em: 4 nov. 2019.
7. Messina V, Mangels AR. Considerations in planning vegan diets: children. J Am Diet Assoc. 2001 Jun; 101(6):661-9.
8. Messina V, Mangels AR. Considerations in planning vegan diets: infants. J Am Diet Assoc. 2001 Jun; 101(6):670-7.
9. Delgado AF, Zamberlan P. Nutrição nos primeiros mil dias e doenças futuras. In: Delgado AF, Cardoso AL, Zamberlan P, Tumas R. Nutrologia (Série Pediatria Instituto da Criança, vol. 12). 2. ed. Barueri: Manole; 2019. p. 215-23.
10. Haddad EH, Sabaté J, Whitten CG. Vegetarian food guide pyramid: a conceptual framework. Am J Clin Nutr. 1999; 70:615S-9S.

Capítulo 16

Nutrição e a criança que não cresce

Adriana A. Siviero-Miachon
Mauro Fisberg

Déficit ponderoestatural (*failure to thrive*)

Um dos aspectos mais importantes da avaliação clínica de uma criança é o crescimento, que compreende um processo dinâmico e único, essencial para o bom desenvolvimento de cada criança. Uma rápida avaliação da curva de crescimento permite ter uma ideia de sua saúde e bem-estar, além de descartar diversas patologias endócrinas e não endócrinas.[1]

Crianças que não crescem adequadamente muitas vezes são classificadas como portadoras de déficit ponderoestatural (do inglês, *failure to thrive*). No entanto, o exame adequado dos parâmetros de crescimento em curvas específicas possibilita caracterizar alguns espectros dessa condição: déficit de estatura (crescimento linear), déficit de ganho de peso, ou ambas as situações.[1]

O termo déficit ponderoestatural (*failure to thrive*) foi usado inicialmente, em 1899, para descrever uma criança com crescimento deficiente após ter sido desmamada. O problema é que esse termo é muito amplo e pouco específico, mas usualmente utilizado para crianças com dificuldade em ganhar peso. Em muitos casos, refere-se à desnutrição crônica, especialmente em países desenvolvidos. Do ponto de vista clínico, a alteração de crescimento de origem nutricional deve ser avaliada em conjunto com a integração do ambiente, a história e o exame antropométrico. A combinação de fatores nutricionais, endócrinos e ambientais, além de deficiência na estimulação psicomotora, mostra exatamente a confusão entre os diferentes termos. Olsen *et al.* descreveram diferentes critérios antropométricos para essa condição, incluindo sinais de déficit de ganho de peso (peso < 75% do peso mediano para a idade cronológica, peso para a idade cronológica < percentil 5 e/ou desaceleração de ganho de peso maior que dois percentis), déficit de crescimento linear (comprimento para a idade cronológica < percentil 5) e déficit de ganho de peso e crescimento (peso < 80% do peso mediano para o comprimento e/ou índice de massa corpórea,

IMC < percentil 5).[1,2] É importante reconhecer que o déficit ponderoestatural, independentemente de ser relacionado com peso, estatura ou ambas as condições, é apenas um sinal, e não um diagnóstico. A avaliação clínica minuciosa, por meio da história e do exame clínico, representa a principal ferramenta para estabelecer os diagnósticos diferenciais, que devem ser complementados, quando necessário, pelos exames laboratoriais.[1]

O objetivo deste capítulo é abordar o crescimento normal e suas principais fases, a importância da nutrição, o déficit de crescimento, seus diagnósticos diferenciais e sugerir uma avaliação laboratorial, incluindo a imagem.

Crescimento normal e suas fases

O crescimento humano começa na concepção e prossegue por vários estágios identificáveis. O processo de crescimento depende de fatores genéticos e ambientais, que se combinam para determinar a altura final de um indivíduo. O crescimento é um processo complexo e dinâmico, que envolve diversos fatores, como os permissivos (nutrição, oxigênio, afeto e sono), os determinantes (genes e potencial genético familiar) e os reguladores (hormônios), todos agindo em conjunto sobre um fator realizador, que é o esqueleto. Para que esse fenômeno se processe de maneira adequada, é imprescindível que todos esses fatores estejam presentes e em doses adequadas (Figura 16.1).[3,4]

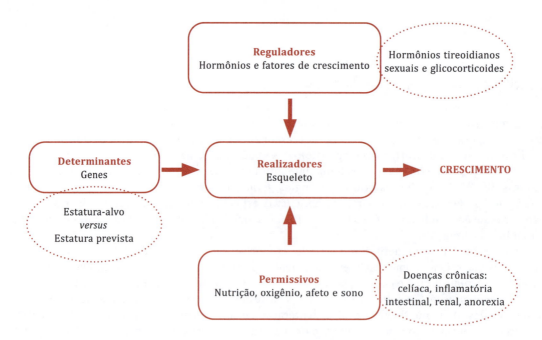

Figura 16.1 – *Fatores envolvidos no crescimento normal. O crescimento é um processo complexo e dinâmico, que envolve diversos fatores, entre os quais: permissivos (nutrição, oxigênio, afeto e sono); determinantes (genes e potencial genético familiar); e reguladores (hormônios), todos agindo em conjunto sobre um fator realizador, que é o esqueleto.*

Fonte: Adaptada de Johnston Rohrbasser, 2011; Kiess et al., 2011.[3,4]

Os padrões do crescimento se modificam desde a vida intrauterina até o final da puberdade, momento em que se atinge a estatura adulta. Crianças em diferentes idades crescem em velocidades diferentes: a velocidade de crescimento (VC) é máxima intraútero e diminui após o nascimento até o início da puberdade, quando se eleva novamente. A VC é maior nos primeiros 2 anos de vida, diminui rapidamente, até que se mantém na faixa de crescimento pré-puberal de 4 a 6 cm/ano, voltando a aumentar no estirão puberal, quando pode atingir uma média de 10 a 15 cm/ano (Figura 16.2). Na época da puberdade, a ação dos hormônios sexuais (estrógeno e testosterona) potencializa a ação dos hormônios envolvidos no crescimento [hormônios tireoidianos, hormônio do crescimento (GH) e seus fatores de crescimento] e existe uma aceleração que caracteriza o estirão puberal[1,5-10] (Figura 16.2).

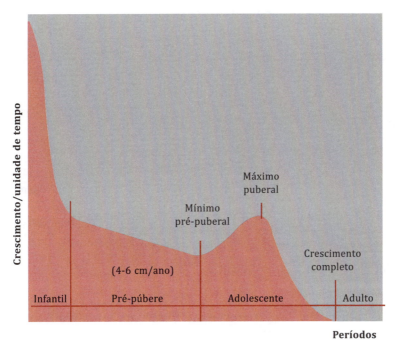

Figura 16.2 – *Velocidade de crescimento (VC) de acordo com os períodos da vida. A VC é maior nos primeiros 2 anos de vida, diminui rapidamente, até que se mantém na faixa de crescimento pré-puberal de 4 a 6 cm/ano, voltando a aumentar no estirão puberal, quando pode atingir uma média de 10 a 15 cm/ano.*

Fonte: Adaptada de Tanner e Davies, 1985.[5]

A regulação do crescimento depende da fase da vida em que ele se processa, podendo ser dividida em quatro importantes e diferentes períodos, nos quais diversos fatores desempenham seus papéis:[11]
1. Crescimento pré-natal/fetal: depende de diversos fatores, incluindo genéticos, idade gestacional e maternos (tabagismo e diabetes). O crescimento máximo ocorre no útero entre a 20ª e a 24ª semana. Nessa fase, a insulina e os fatores de crescimento dependentes da insulina, o fator de crescimento semelhante à insulina do tipo 1 (IGF-1) e, especialmente, o IGF-2 são importantes.[5,6,12-14]

2. Crescimento até 24 meses: durante o 1º ano de vida, a VC é de 25 cm/ano. Depois, o crescimento começa a desacelerar para metade no 2º ano de vida, sendo em torno de 12 cm/ano e 8 cm/ano dos 2 aos 3 anos de vida. O estado nutricional é um importante determinante do crescimento nessa fase, podendo haver alterações fisiológicas nos percentis de crescimento, já que seu padrão ainda não é estável. Nesse período, a insulina e o IGF-1 também desempenham seu papel regulador, apesar de a nutrição ser o fator principal[5,6] (ver Figura 16.2).
3. Crescimento acima de 24 meses: a partir desse momento, a VC se apresenta mais estável até o início da puberdade, não se esperando mais alterações nos percentis de crescimento. A nutrição desempenha um papel menos importante, ao passo que o GH e os fatores de crescimento a ele associados (IGF-1 e sua proteína carreadora, IGFBP-3) assumem sua importância, assim como o potencial genético familiar. A VC passa a ser de 4 a 6 cm/ano, até que a puberdade se inicia (ver Figura 16.2).[5,6]
4. Crescimento puberal: durante a puberdade ocorre o estirão de crescimento, sendo de 20 a 25 cm nas meninas e 25 a 30 cm nos meninos. Nas meninas, essa aceleração acontece em paralelo ao aparecimento dos sinais puberais, enquanto nos meninos acontece após o surgimento dos caracteres sexuais secundários. Os braços e as pernas crescem e, por último, a coluna. A VC máxima ocorre nos estágios finais da puberdade, média aos 12 anos na menina e 14 anos no menino. Depois do pico de VC ocorre uma desaceleração, período em que acontece a menarca nas meninas, que ainda continuam a crescer, em menor intensidade, por aproximadamente mais 1 a 2 anos. Existe uma variabilidade individual e étnica no tempo do desenvolvimento da puberdade e nos padrões de crescimento. Ao final da puberdade, a placa de crescimento finalmente se calcifica e a cartilagem de crescimento se fecha, atingindo a estatura adulta final. Esse processo depende de fatores nutricionais e hormonais, especialmente os esteroides sexuais, agindo em conjunto com os hormônios tireoidianos, o GH e os fatores de crescimento (ver Figura 16.2).[5,6,10,15-17]

Regulação hormonal e genética do crescimento[6-9,18,19]

A regulação hormonal do crescimento ósseo linear é complexa e envolve mecanismos de ação local e sistêmica, sendo GH e IGF-1 as peças-chave. O crescimento também é regulado por outros hormônios: insulina, hormônios tireoidianos, hormônios sexuais, leptina e grelina. A secreção de GH é mediada por dois peptídeos secretados pelo hipotálamo: negativamente pela somatostatina (SRIH) e positivamente pelo hormônio liberador de GH (GHRH). Também é estimulada pela grelina, produzida no estômago, e a IGF-1 produzida no fígado exerce retroalimentação negativa.

O GH desempenha seu efeito por meio do seu receptor (GH-R), abundante em diversos tecidos, e também tem ação local direta na placa de crescimento. No entanto, sua ação indireta via IGF-1 produzida no fígado é sua via de efeito mais importante. A IGF-1 é carreada por proteínas, especialmente a IGFBP-3, e a subunidade ácido-lábil (ALS) estabiliza esse complexo, aumentando sua vida média e permitindo que a IGF-1 alcance a placa e desempenhe seu papel no crescimento, via seu receptor (IGF-1R). A representação esquemática do eixo GH-IGF-1 pode ser vista na Figura 16.3.

Várias condições podem comprometer as diferentes etapas no eixo GH-IGF-1, prejudicando a secreção ou a ação do GH. As anomalias que comprometem esse eixo se manifestam com déficit de crescimento pós-natal, com exceção da rara deficiência de IGF-1, capaz de comprometer o peso de nascimento por afetar o crescimento pré e pós-natal. Vale lembrar que a IGF-1 é a principal reguladora do crescimento pós-natal, ficando o crescimento pré-natal para fatores como a insulina e IGF-2. As doenças que comprometem a secreção de GH até seu receptor no fígado (GH-R) são classificadas como deficiência na síntese/secreção do GH, respondem à reposição exógena de GH recombinante humano (rhGH) e envolvem: 1. deficiência de GH (DGH), associada

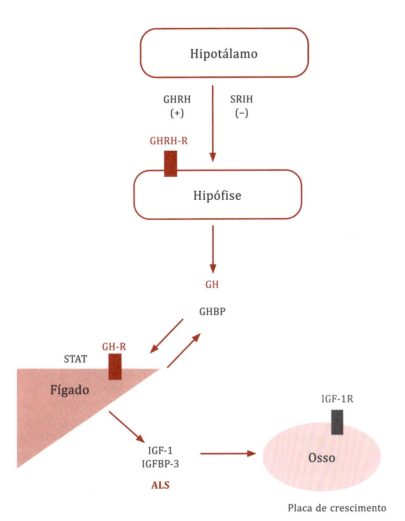

Figura 16.3 – *Representação esquemática do eixo GH-IGF-1. A secreção de GH é mediada por dois peptídeos secretados pelo hipotálamo: negativamente pela SRIH e positivamente pelo GHRH. Também é estimulada pela grelina produzida no estômago, e a IGF-1 produzida no fígado exerce retroalimentação negativa. O GH desempenha seu efeito por meio do seu receptor GH-R, abundante em diversos tecidos, além de ter ação local direta na placa de crescimento. No entanto, sua ação indireta via IGF-1 produzida no fígado é sua via de efeito mais importante. A IGF-1 é carreada por proteínas, especialmente a IGFBP-3, e a subunidade ácido-lábil (ALS) estabiliza esse complexo, aumentando sua vida média e permitindo que a IGF-1 alcance a placa e desempenhe seu papel no crescimento, em seu receptor IGF-1R.*

GHRH: hormônio liberador do hormônio do crescimento; SRIH: somatostatina; GHRH-R: receptor do GHRH; GH: hormônio do crescimento; GHBP: proteína carreadora do GH; GH-R: receptor do GH; STAT: fator de transcrição pós-GH-R; IGF-1: fator de crescimento semelhante à insulina tipo 1; IGFBP-3: proteína carreadora de IGF-1; ALS: subunidade ácido-lábil; IGF-1R: receptor de IGF-1.

Fonte: Adaptada de Reiter e Rosenfeld, 2003.[19]

à deficiência hipofisária múltipla devido a anormalidades anatômicas da hipófise por mutações de fatores de transcrição hipofisários (PROP1, POU1F1, HESX1, LHX3, LHX4, GLI2, SOX2, PITX2, OTX2 e SOX3), em geral também relacionada com defeitos extra-hipofisários de linha mediana, como hipoplasia do nervo óptico, anoftalmia, microftalmia, agenesia do corpo caloso e ausência do septo pelúcido; 2. deficiência isolada de GH por defeito no receptor do GHRH (GHRH-R, um exemplo é a população de Itabaianinha, Sergipe – Brasil) ou mutações no gene do GH (GH-1). As alterações a partir do GH-R (inclusive) são classificadas como deficiência na ação do GH (resistência ao GH), e não respondem à reposição de rhGH: 1. síndrome de Laron (mutação no GH-R); 2. deficiência de STAT, principalmente da STAT-5 (fatores de transcrição na sinalização do GH-R); 3. deficiência de IGF-1 ou ALS; 4. alteração no IGF-1R.

Não somente o controle hormonal, mas também o controle genético do crescimento está se mostrando cada vez mais claro e importante, e muitos genes já foram identificados, necessários para o crescimento normal, a função da hipófise e o controle do eixo GH-IGF-1, genes implicados na placa de crescimento, incluindo o importante gene *SHOX* (do inglês, *short stature homeobox*), além de muitos outros processos intracelulares.

Placa de crescimento[7,18]

Um conceito mais amplo do crescimento deve ser formulado, centrado não apenas no eixo GH-IGF-1, mas também na placa de crescimento, a estrutura biológica responsável pelo crescimento linear. Durante décadas, a estrutura conceitual dominante para a compreensão da baixa estatura (BE) foi centrada no eixo hormonal GH-IGF-1. No entanto, descobertas recentes revelaram uma vasta gama de outros sistemas reguladores que controlam o crescimento esquelético e defeitos genéticos fora desse eixo, que também podem causar distúrbios de crescimento linear. Uma ideia muito mais ampla está baseada no conhecimento de que os distúrbios do crescimento linear resultam de uma disfunção da placa de crescimento, a estrutura responsável pelo alongamento ósseo e, portanto, pela estatura. Consequentemente, os genes que afetam a função da placa de crescimento poderiam produzir um espectro fenotípico variando de uma displasia esquelética grave a uma BE desproporcional ou proporcional, à variação normal de altura e à alta estatura. Com essa visão mais ampla do crescimento e as descobertas de novas doenças, a quantidade de crianças que recebiam o diagnóstico de exclusão de BE idiopática continuará diminuindo. Inúmeros fatores nutricionais são sinérgicos aos sistemas hormonais para o desenvolvimento e a maturação da placa de crescimento, sendo todos essencialmente importantes, como proteínas, cálcio, vitamina D e, recentemente, a vitamina K, sobretudo a menaquinona ou vitamina K_2.

Portanto, a BE poderia ser classificada como um distúrbio primário ou secundário dos condrócitos da placa de crescimento. A BE é causada por uma disfunção da placa de crescimento, que pode resultar tanto de um defeito primário, ou seja, um distúrbio intrínseco na placa de crescimento, quanto de um defeito secundário, em que a placa de crescimento é adversamente afetada por uma doença em outra parte do corpo. Nos distúrbios secundários, os condrócitos da placa de crescimento poderiam ser afetados por uma variedade de mecanismos, incluindo: 1) efeitos nutricionais (mediados em parte por sinais endócrinos); 2) sinalização endócrina; 3) citocinas inflamatórias; 4) líquido extracelular (acidose metabólica); e 5) fatores físicos (como radiação externa, incluindo a radioterapia). Para alguns distúrbios, incluindo muitas síndromes dismórficas, atraso constitucional do crescimento e da puberdade (ACCP) e BE idiopática, o mecanismo responsável pela disfunção da placa de crescimento ainda permanece desconhecido.

Inflamação e crescimento[6]

Crianças com doenças inflamatórias crônicas, como artrite idiopática juvenil (AIJ) ou doença inflamatória intestinal, frequentemente apresentam retardo de crescimento. Vários fatores relacionados com a própria doença, incluindo resposta inflamatória por meio da elevação do cortisol endógeno e citocinas pró-inflamatórias (fator de necrose tumoral-alfa, TNF-alfa e interleucinas, IL-1-beta e IL-6), bem como o tratamento prolongado com doses elevadas de glicocorticoide (GC) exógeno, usado para suprimir a inflamação, podem contribuir negativamente para o crescimento. A desnutrição também é comum nessas crianças e é sugerida como responsável por aproximadamente 60% do seu retardo de crescimento. Todos esses fatores atuam sistemicamente inibindo a secreção de GH, diminuindo a regulação do GH-R no fígado e inibindo a atividade de IGF-1 e dos esteroides sexuais. Localmente, agem na placa de crescimento, inibindo a diferenciação de condrócitos e aumentando a apoptose. Nesses casos, a recuperação do crescimento é possível, mas dependerá do tempo de uso e da dose de GC exógenos utilizados.

Nutrição e crescimento: da desnutrição à obesidade
Desnutrição

O estado nutricional tem um grande impacto no crescimento das crianças, efeito mais evidente durante os 2 primeiros anos de vida. A deficiência energética e/ou proteica resulta em concentrações diminuídas de GH-R e de IGF-1 na placa de crescimento de crianças desnutridas, prejudicando, consequentemente, o crescimento. A insulina, a leptina e o fator de crescimento de fibroblastos 21 (FGF21) são outros mediadores dos efeitos nutricionais do crescimento. Durante o jejum ou a restrição alimentar, a expressão de FGF21 aumenta, o que causa insensibilidade ao GH e suprime a condrogênese, diretamente na placa de crescimento.[6]

As concentrações adequadas de cálcio, fosfato e vitamina D são importantes para a fisiologia normal da placa de crescimento, e suas deficiências podem promover um retardo do crescimento. No raquitismo por deficiência de vitamina D associado à desnutrição, a suplementação com vitamina D e cálcio melhora o crescimento ósseo. Além disso, um efeito positivo da suplementação com vitamina A e zinco já foi demonstrado em crianças com BE.[6,20]

Obesidade e puberdade

Da mesma forma que a desnutrição desempenha um papel importante na regulação do crescimento, o excesso de peso corporal também pode influenciar esse padrão. A obesidade infantil é um problema crescente e alarmante, associado a várias complicações metabólicas e cardiovasculares de curto e longo prazos. Além disso, há evidências que sugerem que o excesso de adiposidade durante a infância influencia os padrões de crescimento e o desenvolvimento puberal. Vários estudos têm mostrado que crianças obesas apresentam maior VC e idade óssea (IO) acelerada em comparação a indivíduos com IMC normal, na época em que são pré-púberes. No entanto, essa vantagem pré-puberal no crescimento tende a diminuir gradualmente durante a puberdade, período em que crianças obesas apresentam um estirão de crescimento reduzido, em comparação a indivíduos com IMC normal.[21]

A secreção de GH também é reduzida em crianças obesas, sugerindo que o aumento do crescimento independe do GH. Os fatores que têm sido implicados no crescimento acelerado nessas crianças incluem concentrações elevadas de leptina e insulina, andrógenos adrenais, IGF-1 e IGFBP-3. O excesso de peso corporal durante a infância também pode influenciar o desenvolvimento puberal, por meio de um efeito no tempo de início da puberdade e nas concentrações dos esteroides sexuais. Há evidências claras de que a obesidade resulta no aparecimento precoce de sinais puberais em meninas. Além disso, meninas obesas apresentam risco aumentado de hiperandrogenismo. Em meninos, o excesso de adiposidade foi associado à puberdade avançada em alguns estudos, enquanto outros relataram, na realidade, um atraso no início desse processo.[21]

Em indivíduos obesos, o crescimento acelera, embora a secreção de GH e as concentrações séricas de GH diminuam para valores inferiores ao normal; isso parece resultar de um aumento na proteína carreadora do GH (GHBP), que reflete um aparente aumento no GH-R, tornando o GH presente, apesar de diminuído, ainda mais eficiente. Algumas crianças podem exibir um crescimento normal, mesmo no pós-operatório da remoção de um craniofaringioma ou outro tumor hipofisário, em que se tornam completamente deficientes de GH (e de outros hormônios adeno-hipofisários); esses pacientes, em geral, são extremamente obesos (obesidade hipotalâmica). Muitos fatores são postulados como a etiologia desses casos de "crescimento sem GH", incluindo prolactina, IGF-1, IGF-2 e, principalmente, o aumento da insulina causado pela resistência à insulina (RI), associado à obesidade. Quando existem obesidade e RI, a resistência está, principalmente, no metabolismo dos carboidratos, e não na fisiologia dos aminoácidos, de modo que a insulina consegue manter o crescimento. Além disso, a insulina pode interagir com o IGF-1R (que tem uma estrutura semelhante à do próprio receptor de insulina) e estimular o crescimento.[10]

Leptina e crescimento puberal[10]

A nutrição exerce um efeito importante sobre o crescimento puberal. Alguns fatores estão implicados nesse processo, como a leptina, uma adipocina produzida no tecido adiposo, que regula o gasto energético e a produção de energia, agindo em um receptor no hipotálamo, além de desempenhar um papel importante na puberdade, fazendo uma verdadeira conexão entre o peso corporal e essa condição. A leptina está elevada em indivíduos obesos e diminuída em desnutridos, por estar relacionada com a quantidade de tecido adiposo. No entanto, a leptina aumenta em paralelo ao aumento da massa gorda na puberdade, mas não antes do seu início, sendo permissiva para o desenvolvimento puberal, porém não o seu gatilho. Existe uma diferença entre os sexos, já que a leptina é suprimida pelos andrógenos. Suas concentrações aumentam em meninos e meninas no início da puberdade e continuam a aumentar nas meninas; em meninos, entretanto, as concentrações de leptina caem no final da puberdade, período em que os valores de andrógenos aumentam. Ginastas femininas ou aquelas com anorexia nervosa, que têm puberdade atrasada ou ausente, apresentam concentrações muito baixas de leptina sérica. Pacientes com deficiência de leptina ou com defeito no seu receptor podem não entrar na puberdade.

Dessa maneira, acredita-se que a leptina possa ser o elo entre a obesidade e a aceleração do crescimento que se observa nessa situação, desempenhando um papel na estimulação direta da cartilagem de crescimento e do crescimento ósseo, via aparecimento de receptores de IGF-1.

Déficit de crescimento: diferenciais

Ao avaliar uma criança com déficit de crescimento, deve-se determinar, inicialmente, se o problema é não crescer linearmente, não ganhar peso, ou ambas as condições. O diagnóstico diferencial de várias patologias dependerá de alguns sinais e sintomas.[1,8,9]

No déficit de crescimento linear, é possível perceber uma queda nos percentis de comprimento/estatura nas curvas-padrão, em uma proporção maior se comparada à curva de peso. Dessa forma, o peso para a estatura (P/E) aumenta. Não existe consenso de quantos percentis o paciente deveria desacelerar até que seja considerado deficiente, mas o critério mais utilizado é cruzar mais de duas linhas de percentis. O diagnóstico diferencial, nesses casos, deve incluir doenças endócrinas, como hipotireoidismo, DGH e síndrome de Cushing, além da doença renal/cardíaca, erros inatos do metabolismo e anormalidades cromossômicas (p. ex., síndrome de Turner).[1,22,23]

No déficit de ganho de peso, é possível perceber uma queda nos percentis de peso nas curvas-padrão, em uma proporção maior se comparada à curva de comprimento/estatura – assim, a relação P/E diminui. Essa situação pode ser normal em uma porcentagem das crianças até os 24 meses, especialmente nas de 0 a 6 meses, mas algumas condições merecem ser afastadas: ingestão inadequada de calorias por dificuldades no aleitamento materno ou baixo nível socioeconômico, diluição inadequada da fórmula, problemas na transição para dieta sólida ou dificuldade para se alimentar (por anomalias no palato ou atraso no desenvolvimento). Outras causas de baixo ganho ponderal são as doenças que causam má-absorção (doença celíaca, doença inflamatória intestinal, fibrose cística, intolerância à lactose, alergia à proteína do leite de vaca e deficiência de dissacaridase), ou um aumento no gasto energético (hipertireoidismo, doença cardíaca ou pulmonar).[1]

Na combinação das duas condições, déficit de crescimento e ganho de peso, tanto comprimento/estatura quanto peso desaceleram nas curvas-padrão, em uma mesma proporção, mas é necessário entender o padrão da desaceleração: se peso e estatura desaceleram ao mesmo tempo, os diagnósticos prováveis são as variantes normais do crescimento, como a BE familiar (estatura corresponde ao desvio-padrão médio da estatura dos pais) e o ACCP (altura normal para a IO – atrasada para a idade cronológica –, atraso da puberdade e previsão de estatura adulta dentro do canal da família). Entretanto, se o peso desacelera antes do comprimento/estatura, deve-se considerar deficiência nutricional crônica.[1]

Existe uma condição chamada de BE idiopática, que é um diagnóstico de exclusão, definida como escore-Z de estatura < −2,00 DP para sua IO, em que foram afastadas todas as possíveis causas conhecidas para o déficit de crescimento, endócrinas e não endócrinas, além do retardo de crescimento intraútero (RCIU). Trata-se de um diferencial da BE familiar e do ACCP e apresenta baixas concentrações de IGF-1, como resultado de subnutrição ou referência a padrões apropriados para a idade cronológica, mas não para a maturação óssea.[24]

Avaliação clínica

O diagnóstico de déficit de crescimento durante a infância e a adolescência é frequentemente desafiador. Crianças com altura abaixo do 3º percentil ou 2,00 DP e com VC diminuída precisam de avaliação clínica. A avaliação deve começar com uma história médica pregressa detalhada, história familiar, alimentação, revisão detalhada dos dados de crescimento anteriores (incluindo o período pós-natal inicial) e um exame físico completo. Juntos, esses dados devem ajudar a identificar o padrão e a causa da falha de crescimento, como RCIU no paciente nascido pequeno para a idade gestacional (PIG), doença crônica, desnutrição/má-absorção, hipotireoidismo, anormalidades esqueléticas ou outras síndromes identificáveis, como a síndrome de Turner. Se houver suspeita de DGH, testes adicionais do eixo GH-IGF-1, juntamente com a avaliação radiológica (IO), também devem ser realizados[3,4,7,18] (ver Figura 16.4).

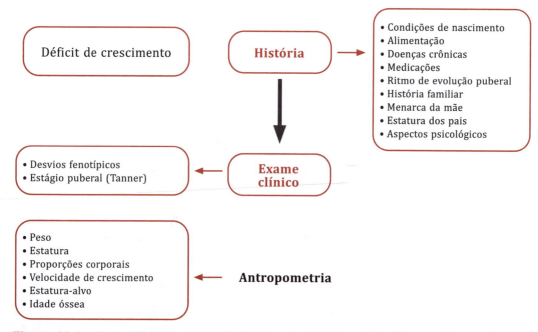

Figura 16.4 – *Dados importantes na história, exame clínico e antropometria em uma criança com déficit de crescimento.*

Fonte: Adaptada de Johnston Rohrbasser, 2011; Kiess et al., 2011.[3,4]

História[1,8]

Deve-se ter especial atenção em relação a alguns itens, que devem ser particularmente detalhados:
- Pré-natal e nascimento: história pré-natal (exposição materna a álcool, tabagismo e medicações, hipertensão ou pré-eclâmpsia) e condições de nascimento (peso e comprimento ao nascer, história de hipoglicemia ou distúrbio metabólico). Importante especificar se houve história de RCIU e se o paciente foi considerado PIG ou grande para a idade gestacional (GIG), de acordo com o peso ao nascer, o comprimento ou ambos. A hipoglicemia pode ser um sinal de DGH, assim como a presença de micropênis e defeito de linha mediana (hipertelorismo, fenda palatina ou lábio leporino). Uma porcentagem dos pacientes nascidos PIG não recupera a estatura prevista entre 2 e 4 anos e não atinge seu alvo familiar.
- Alimentação: de preferência, sob a forma de diário alimentar de 3 dias e analisado por um nutricionista, mais informativo que o simples relato da família, já que consegue dar uma melhor ideia da ingestão de calorias, com atenção para os tipos de comida e o número de refeições, a introdução de dieta sólida, a presença de alergias alimentares e a administração de fórmula.
- História pregressa, doença crônica e uso de medicações: história pregressa de doença e/ou hospitalização. Das doenças crônicas, considerar doença celíaca, doença inflamatória intestinal, doença cardíaca ou renal, que podem prejudicar o estado nutricional ao diminuírem a absorção ou aumentarem as necessidades calóricas. Pacientes portadores de câncer e submetidos à radioterapia cranial podem desenvolver hipopituitarismo e, consequentemente, DGH. Além disso, o uso de GC, de forma crônica e em altas doses

para tratar algumas dessas doenças, pode afetar o crescimento. Deve-se também considerar a presença de refluxo gastresofágico (RGE) ou estenose hipertrófica do piloro, alergia à proteína do leite de vaca, intolerância à lactose, deficiência de dissacaridase, malformações intestinais e enteropatia pós-infecciosa, se o paciente tem apetite normal e não ganha peso adequadamente.

- Revisão dos sistemas: presença de sintomas relacionados com o sistema respiratório (tosse crônica e dificuldade em respirar) e/ou gastrintestinal (diarreia ou sinais relacionados à má-absorção).
- História familiar: a história familiar de BE grave e/ou desproporcionada deve chamar a atenção para a possibilidade de displasia esquelética. A evolução da puberdade dos pais também é importante, especialmente a idade da menarca da mãe e se existe história de ACCP na família.
- Aspectos psicológicos e desenvolvimento neurológico: incluindo o nível socioeconômico e informações sobre o emprego dos pais, presença de algum fator estressante em casa, história de depressão, ansiedade, privação emocional, que podem estar associados à dificuldade em ganhar peso, especialmente nos primeiros 2 anos de vida. Também é importante determinar como foram as aquisições dos principais marcos do desenvolvimento e a escolaridade (se presente). Fator essencial para o crescimento é o adequado desenvolvimento das potencialidades por meio de estimulação neurocognitiva precoce.

Exame clínico
Antropometria: como quantificar o crescimento

Um dos aspectos mais importantes da avaliação do crescimento consiste em garantir uma medida adequada do comprimento (ou estatura) a cada visita. A Academia Americana de Pediatria recomenda a medida do comprimento/estatura (de acordo com a idade) e do peso em toda visita regular da criança ao pediatra, além da circunferência da cabeça (perímetro cefálico) até 3 a 4 anos, medida realizada com uma fita métrica na porção mais proeminente do dorso da cabeça, por cima das orelhas e das sobrancelhas. As circunferências da cintura, do quadril e das pregas cutâneas também podem oferecer informações adicionais, mas não existem recomendações a esse respeito.[1,8]

A medida do comprimento/estatura inclui uma técnica de medida padronizada, em equipamento adequado e calibrado, com observadores bem treinados. Nos pacientes menores de 2 anos, deve ser realizada a medida do comprimento (estatura deitada) em um estadiômetro pediátrico para bebê e, nas crianças mais velhas, a estatura em pé, no estadiômetro de parede. Em situações ideais, a medida do comprimento/estatura deve ser realizada sempre no mesmo antropômetro e, preferencialmente, pelo mesmo avaliador, com média de duas boas medidas. A medida inadequada e a variabilidade das medidas podem resultar em um diagnóstico errôneo. A medida em um estadiômetro de parede inclui os seguintes cuidados importantes: remover os sapatos, bonés e/ou adornos da cabeça; manter os calcanhares unidos; manter cabeça, ombros, glúteos e calcanhares em contato com a superfície vertical (parede); aplicar discreta tração na mandíbula a fim de mantê-la horizontalizada, assim como horizontalizar o eixo de visão.[1,8,25]

O próximo passo é projetar o peso e/ou comprimento/estatura, P/E ou IMC, e o perímetro cefálico para os menores de 24 meses, em curvas de crescimento padronizadas (percentis) ou calcular o escore-Z estatura, que é o desvio da estatura do paciente da estatura média de uma criança de mesmo sexo e idade. Percentis e escores-Z podem ser utilizados, já que existe uma boa correspondência entre eles. Para as crianças norte-americanas, o Centro de Controle e Prevenção de Doenças (CDC) sugere que o gráfico da Organização Mundial da Saúde (OMS) deva ser utilizado para crianças menores de 2 anos e que a curva de crescimento do CDC continue a ser usada para os maiores de

NUTRIÇÃO NA CONSULTA PEDIÁTRICA: COMO CONDUZIR

2 anos.[1,8,26-28] Nas crianças brasileiras, recomenda-se que o gráfico da OMS deva ser utilizado em todas as crianças, menores e maiores de 2 anos de idade. O gráfico de crescimento é a ferramenta mais importante para estabelecer o diagnóstico diferencial, além de existirem curvas de crescimento específicas para determinadas patologias, que devem ser utilizadas nessas situações (síndromes de Turner, Noonan e Down)[1,8,27,28] (ver Capítulo 8).

A análise cuidadosa das curvas determinará o ponto a partir do qual existe uma queda nos percentis de peso e/ou comprimento/estatura, apesar de ser muito infrequente, na prática, encontrar uma doença ou um evento psicológico que coincida com a desaceleração. É também importante diferenciar o que é ser baixo (BE) *vs.* não crescer (diminuição da VC para sexo, idade e estágio puberal). BE é definida como comprimento/estatura abaixo de –2,00 DP da média populacional de altura para sexo e idade ou do percentil 3 das curvas-padrão (CDC ou OMS), ou quando abaixo do alvo genético. Para estabelecer se a criança não cresce, deve-se avaliar a VC.[1,5,26-28]

Além da medida pontual da estatura, é muito importante o cálculo da VC, que permite formular diagnósticos diferenciais. A VC é considerada diminuída quando abaixo do percentil 25 na curva específica.[1,5]

A avaliação rigorosa da VC é um ponto muito importante para estabelecer se o déficit de crescimento tem alguma possível causa orgânica: por exemplo, crianças pequenas, mas crescendo com uma VC adequada, provavelmente se encaixam em uma BE familiar e/ou um ACCP, e não em deficiências hormonais (DGH ou hipotireoidismo).[1] Deve-se lembrar, no entanto, que crianças normais podem modificar seus percentis de crescimento nos primeiros 24 meses de vida, de tal forma que o cruzamento dos percentis de comprimento e/ou peso, nessa fase, pode refletir crescimento de recuperação (do inglês, *catch-up*), por exemplo nos PIG, ou desaceleração (*catch-down*) nos GIG. Esse cruzamento de percentis nem sempre é fisiológico e deve ser examinado no contexto da família, do pré-natal, do nascimento e da história médica. A recuperação do crescimento é definida como aumento do crescimento além do crescimento normal e esperado para a idade. No entanto, se a velocidade é aumentada porém dentro dos intervalos de idade esperados, pode-se ter crescimento sem recuperação do que já foi perdido.

Além disso, entre 2 e 3 anos de idade, a medida da estatura muda de supino para ereto e também pode justificar uma variação. O crescimento abaixo da faixa normal (< –2,00 DP) é consistente com (mas não patognomônico de) DGH. Pacientes com ACCP podem parecer estar desacelerando, já que crescem com uma VC normal para seu estágio puberal (pré-púbere) e apresentam o estirão puberal em uma idade mais avançada.[1,18]

A BE associada a um IMC diminuído sugere uma anormalidade da nutrição/trato gastrintestinal (p. ex., desnutrição ou doença celíaca), enquanto a BE com um IMC elevado pode sugerir hipotireoidismo, síndrome de Cushing ou um distúrbio alimentar central, como a síndrome de Prader-Willi (SPW).[1,18]

A estatura dos pais para o cálculo da estatura-alvo (EA, do inglês *target height*, TH) é também outro passo importante da avaliação. O cálculo da EA consiste em adicionar 13 cm à estatura da mãe (se o paciente é um menino), ou subtrair 13 cm da estatura do pai (se o paciente é uma menina), e fazer uma média dos valores. A altura adulta final de 97% das crianças normais ficará 8,5 cm acima ou abaixo da EA, para meninos e meninas, o que leva o nome de canal familiar[1] (Figura 16.5).

O crescimento pode ser proporcionado ou desproporcionado; no último caso, diferentes partes do corpo crescem em uma proporção não balanceada. Daí a importância das medidas das proporções corporais: perímetro cefálico, envergadura, relação entre o segmento superior e o inferior (SS/SI) e estatura sentada. A relação SS/SI é de 1,7 para recém-nascidos e vai progressivamente diminuindo com a idade até atingir 1,0 na época da puberdade, permanecendo nesse valor. As doenças osteometabólicas, as displasias ósseas e algumas síndromes genéticas cursam com BE desproporcionada.[1]

Estatura-alvo (EA):

$$\frac{E_{mãe} + (E_{pai} - 13\ cm)}{2}$$

$$\frac{E_{pai} + (E_{mãe} + 13\ cm)}{2}$$

Canal familiar: EA ± 8-10 cm

Figura 16.5 – *Cálculo da estatura-alvo e canal familiar, em ambos os sexos.*
Fonte: Adaptada de Al Nofal e Schwenk, 2013.[1]

Outros aspectos[1,8]

Um exame clínico completo com a criança despida é essencial. O exame físico é normal, na maioria das vezes. No entanto, é importante avaliar sinais de uma possível causa orgânica de déficit ponderal e/ou estatural, incluindo: dismorfismos, atraso no desenvolvimento, visceromegalia, sinais de deficiências vitamínicas ou minerais, além de afastar sinais de negligência ou abuso. É também importante observar a técnica de alimentação, interação entre a criança e o cuidador, identificando possíveis problemas relacionados com a sucção e com a deglutição, ou um método de alimentação que não seja eficaz.

Existem diversas síndromes genéticas associadas à BE, cada uma com seus desvios fenotípicos sugestivos, sendo as mais importantes: Turner, Noonan, Down, Russel-Silver e SPW. Entretanto, no caso da síndrome de Turner, a presença de BE isolada em uma menina deve sempre levantar a suspeita, uma vez que os desvios fenotípicos podem ser discretos, não são patognomônicos e, muitas vezes, podem estar ausentes.

Com relação à composição corporal, vários compartimentos podem ser identificados, incluindo massa gorda, massa isenta de gordura (magra) e massa óssea. A técnica de avaliação da composição corporal utilizada pode variar de acordo com a situação clínica. A composição corporal pode ser afetada por várias doenças e condições pediátricas; por exemplo, a composição corporal anormal caracterizada por obesidade e redução da massa magra em crianças com SPW, além dos quadros de desnutrição.

Avaliação laboratorial[1,8,29]

Os exames dependem dos achados em história e exame clínico. Se existe a suspeita de uma causa orgânica, recomenda-se solicitar uma triagem com perfil metabólico, velocidade de hemossedimentação (VHS) ou proteína C reativa (PCR), hemograma completo e dosagem de zinco. A dosagem normal das vitaminas lipossolúveis pode afastar má-absorção de gorduras, o anticorpo transglutaminase confirma a presença de doença celíaca e a dosagem de sódio-cloro no suor comprova a suspeita de fibrose cística (se associada a crescimento deficiente e infecções de repetição). Albumina sérica, cálcio, fósforo e fosfatase alcalina em crianças com desnutrição grave são exames importantes para descartar raquitismo carencial.

A chance de essa triagem laboratorial chegar a um diagnóstico definitivo é muito pequena (< 1% dos casos), mesmo assim é importante como uma triagem inicial.

A triagem hormonal quando a curva de crescimento indica déficit de crescimento e/ou BE inclui, inicialmente, os hormônios tireoidianos (tiroxina livre, T4 livre e hormônio tiroestimulante, TSH), IGF-1 e sua proteína carreadora (IGFBP-3). Como os hormônios tireoidianos são permissivos para a ação do GH, afastar o hipotireoidismo deve ser sempre a primeira avaliação. É importante observar que os exames não podem ser realizados simultaneamente ou em ordem aleatória. Certas condições (p. ex., hipotireoidismo e doença celíaca) podem mascarar a presença de outras (p. ex., DGH), exigindo sempre uma abordagem em etapas com testes de triagem que precedem exames específicos.

As dosagens basais de GH não são informativas do seu padrão de secreção, já que esse hormônio é secretado de uma forma pulsátil. Dessa maneira, para a avaliação da sua secreção, testes de liberação ou estímulo devem ser realizados, porém existem várias críticas em relação à sua interpretação: 1. determinação dos pontos de corte abaixo dos quais os pacientes seriam considerados deficientes, tanto para crianças pré-púberes quanto para os púberes; 2. os estímulos utilizados não são fisiológicos, sendo os mais utilizados a insulina (que promove hipoglicemia) e a clonidina (anti-hipertensivo, que promove um estímulo alfa-adrenérgico); 3. os testes não são reprodutíveis. Apesar da necessidade da realização dos testes, muitas vezes para justificar o uso da medicação, a avaliação clínica ainda é soberana e importante para firmar o diagnóstico definitivo de DGH, especialmente a avaliação da VC antes (com desaceleração) e após a reposição de rhGH (com crescimento de recuperação).

As gonadotrofinas [hormônio luteinizante (LH) e folículo-estimulante (FSH)], as concentrações de estrógeno e a avaliação de sua ação indireta (por meio da ultrassonografia pélvica) devem ser solicitadas para acompanhar o atraso puberal em uma menina, diante da suspeita de síndrome de Turner, a fim de avaliar a falência das gônadas. No entanto, o diagnóstico definitivo dessa síndrome é sempre realizado por meio do exame de cariótipo, com o resultado de 45,X0 e suas variantes mosaico.

A radiografia de mão e punho esquerdo para idade óssea (IO) é usada para avaliar a maturação óssea, comparando-se com padrões internacionais de crianças de mesma idade e sexo, sendo o de Greulich & Pyle o mais utilizado (G&P). Pacientes que apresentam maturação esquelética normal infrequentemente apresentam doença endócrina ou orgânica.

Outros exames de imagem, como ultrassonografia abdominal, trânsito intestinal e estudo de deglutição devem ser solicitados conforme suspeita clínica. A radiografia de esqueleto pode ser solicitada mediante a suspeita clínica de displasia esquelética. A ressonância (RM) da hipófise/sela turca deve ser solicitada na suspeita de DGH, a fim de excluir tumores da região hipotalâmico-hipofisária (especialmente o craniofaringioma) e anormalidades anatômicas da hipófise e de linha mediana (hipoplasia de adeno-hipófise, neuro-hipófise ectópica e interrupção de haste hipofisária). Os testes genéticos/moleculares podem auxiliar no diagnóstico de algumas síndromes genéticas.

Conclusões

A medição precisa da altura e do peso por meio de técnicas padronizadas é um componente fundamental das consultas médicas pediátricas. O cálculo da VC ao longo do tempo permite a comparação com gráficos de crescimento padronizados para identificar possíveis desvios de normalidade. Em uma criança com suspeita de déficit de crescimento, uma avaliação detalhada deve ser realizada para identificar a causa. Em crianças selecionadas, testes adicionais serão úteis, como hemograma completo, painel metabólico abrangente, IO, hormônios tireoidianos e IGF-1.

O diagnóstico diferencial de crianças com deficiência patológica de crescimento pode ser complexo, porque um número substancial de síndromes e doenças está associado a BE e déficit de crescimento. Essa avaliação pode incluir uma combinação de condições nutricionais, história pessoal, familiar e social, exame físico, avaliações laboratoriais gerais e especializadas, exames radiológicos, teste genético e consulta com especialista. Variantes de crescimento normal incluem BE familiar, ACCP e PIG com crescimento de recuperação. As causas patológicas do crescimento anormal abrangem muitas doenças sistêmicas e seus tratamentos, DGH e uma série de síndromes genéticas, incluindo as síndromes de Noonan e Turner. Crianças com BE nas quais nenhuma causa específica é identificada podem ser diagnosticadas como BE idiopática. No entanto, recentes descobertas revelaram que outros sistemas reguladores na placa de crescimento controlam o crescimento esquelético e que defeitos genéticos fora do eixo GH-IGF-1 também podem causar distúrbios de crescimento linear.

A identificação precoce de padrões de crescimento anormais e o encaminhamento imediato para cuidados especializados oferecem às crianças com deficiência de crescimento e/ou BE uma maior chance de diagnóstico, tratamento e melhores resultados clínicos. Como premissa, em 2019 sugerimos um mote da Sociedade de Pediatria de São Paulo em relação à avaliação do crescimento: **não basta medir, não basta pesar – tem de interpretar...**

Em 2020, sugerimos uma modificação do lema, que talvez reflita exatamente o papel essencial do profissional de saúde na avaliação do crescimento e estabeleça parâmetros de acompanhamento: **não basta medir, não basta pesar, não basta interpretar, tem de intervir...** (Fisberg, M).

Referências bibliográficas

1. Al Nofal A, Schwenk WF. Growth failure in children: a symptom or a disease? Nutr Clin Pract. 2013; 28:651-8.
2. Olsen EM, Petersen J, Skovgaard AM, Weile B, Jorgensen T, Wright CM. Failure to thrive: the prevalence and concurrence of anthropometric criteria in a general infant population. Arch Dis Child. 2007; 92:109-14.
3. Johnston Rohrbasser LB. Genetic testing of the short child. Horm Res Paediatr. 2011; 76(Suppl. 3):13-6.
4. Kiess W, Kratzsch J, Kruis T, Müller E, Wallborn T, Odeh R, et al. Genetics of human stature: Insight from single gene disorders. Horm Res Paediatr. 2011; 76(Suppl. 3):11-3.
5. Tanner JM, Davies PS. Clinical longitudinal standards for height and height velocity for North American children. J Pediatr. 1985; 107:317-29.
6. Benyi E, Sävendahl L. The physiology of childhood growth: hormonal regulation. Horm Res Paediatr. 2017; 88:6-14.
7. Baron J, Sävendahl L, De Luca F, Dauber A, Phillip M, Wit JM, et al. Short and tall stature: a new paradigm emerges. Nat Rev Endocrinol. 2015; 11:735-46.
8. Rogol AD, Hayden GF. Etiologies and early diagnosis of short stature and growth failure in children and adolescents. J Pediatr. 2014; 164(5 Suppl):S1-14.e6.
9. Yadav S, Dabas A. Approach to short stature. Indian J Pediatr. 2015; 82:462-70.
10. Styne DM. The regulation of pubertal growth. Horm Res. 2003; 60(Suppl 1):22-6.
11. Karlberg J. A biologically-oriented mathematical model (ICP) for human growth. Acta Paediatr Scand Suppl. 1989; 350:70-94.
12. Clayton PE, Cianfarani S, Czernichow P, Johannsson G, Rapaport R, Rogol A. Management of the child born small for gestational age through to adulthood: a consensus statement of

the International Societies of Pediatric Endocrinology and the Growth Hormone Research Society. J Clin Endocrinol Metab. 2007; 92:804-10.

13. Argente J, Gracia R, Ibáñez L, Oliver A, Borrajo E, Vela A, et al.; Spanish SGA Working Group. Improvement in growth after two years of growth hormone therapy in very young children born small for gestational age and without spontaneous catch-up growth: results of a multicenter, controlled, randomized, open clinical trial. J Clin Endocrinol Metab. 2007; 92:3095-101.

14. Garcia RA, Longui CA, Kochi C, Arruda M, Faria CD, Calliari LE, et al. First two years' response to growth hormone treatment in very young preterm small for gestational age children. Horm Res. 2009; 72:275-80.

15. Marshall WA, Tanner JM. Variations in pattern of pubertal changes in girls. Arch Dis Child. 1969; 44:291-303.

16. Marshall WA, Tanner JM. Variations in the pattern of pubertal changes in boys. Arch Dis Child. 1970; 45:13-23.

17. Spinola-Castro AM, Siviero-Miachon AA. Distúrbios Puberais. In: Burns DAR, Campos Junior D, Silva LR, Gonçalves W (orgs.). Tratado de Pediatria – Sociedade Brasileira de Pediatria. 4. ed. Barueri: Manole; 2017. v. 1, p. 639-48.

18. Ergun-Longmire B, Wajnrajch MP. Growth and growth disorders. In: Feingold KR, Anawalt B, Boyce A, Chrousos G, de Herder WW, Dungan K, et al. (eds.). Endotext [Internet]. South Dartmouth (MA): MDText.com, Inc.; 2000.

19. Reiter EO, Rosenfeld RG. Normal and aberrant growth. In: Larsen PR, Kronenberg HM, Melmed S, Polonsky KS. Williams' Textbook of Endocrinology. 10. ed. Philadelphia: WB Saunders; 2003. p. 1003-14.

20. Adriani M, Wirjatmadi B. The effect of adding zinc to vitamin A on IGF-1, bone age and linear growth in stunted children. J Trace Elem Med Biol. 2014; 28:431-35.

21. Marcovecchio ML, Chiarelli F. Obesity and growth during childhood and puberty. World Rev Nutr Diet. 2013; 106:135-41.

22. Mehta NM, Corkins MR, Lyman B, et al. Defining pediatric malnutrition: a paradigm shift toward etiology-related definitions. JPEN J Parenter Enteral Nutr. 2013; 37:460-81.

23. Boguszewski MCS. Growth hormone deficiency and replacement in children. Rev Endocr Metab Disord. 2021; 22:101-8.

24. Rosenbloom AL. Idiopathic short stature: conundrums of definition and treatment. Int J Pediatr Endocrinol. 2009; 2009:470378.

25. Committee on Practice and Ambulatory Medicine, Bright Futures Periodicity Schedule Workgroup 2020 Recommendations for Preventive Pediatric Health Care. Pediatrics. 2020; 145:e20200013.

26. National Center for Health Statistics. Centers for Disease Control and Prevention Growth Charts. 2000. Disponível em: http://www.cdc.gov/growthcharts/clinical_charts.htm. Acesso em: 27 abr. 2021.

27. WHO Child Growth Standards. Length/height-for-age, weight-for-age, weight-for-length, weight-for-height and body mass index-for-age: methods and development. Geneva: World Health Organization; 2006. Disponível em: https://www.who.int/publications/i/item/924154693X. Acesso em: 27 abr. 2021.

28. De Onis M, Onyango AW, Borghi E, Siyam A, Nishida C, Siekmann J. Development of a WHO growth reference for school-aged children and adolescents. Bull World Health Organ. 2007; 85:660-7.

29. Greulich WW, Pyle SI. Radiographic atlas of skeletal development of the hand and wrist. 2. ed. Stanford: Stanford University Press; 1959.

Capítulo 17

Nutrição na alergia e nas intolerâncias alimentares na infância

Ceres Concilio Romaldini
Vera Lucia Sdepanian

Alergia a proteína do leite de vaca

A alergia alimentar é uma reação adversa ao componente proteico do alimento que envolve mecanismo imunológico; no caso de alergia a proteína do leite de vaca, as proteínas com maior potencial alergênico são a betalactoglobulina, a alfalactoalbumina e a caseína.[1-3]

As manifestações clínicas dependem de vários fatores: mecanismo imunológico envolvido; qualidade e quantidade do alimento ingerido; e fatores ligados ao hospedeiro (idade, tipo de dieta), se os pais têm história de alergia; e; quando o lactente está em aleitamento materno, a quantidade de leite consumida pela mãe.[3,4]

O inquérito alimentar deve ser detalhado, relacionando a introdução de novos alimentos, como fórmulas à base do leite de vaca, ao início das manifestações clínicas. O quadro clínico frequentemente é variável e envolve fundamentalmente os tratos gastrintestinal, cutâneo e respiratório.[4]

A alergia a proteína do leite de vaca mediada por IgE causa manifestações clínicas precoces minutos ou horas após a ingestão do suposto alérgeno alimentar.[5-7] A forma sistêmica de reação imediata mais grave é a anafilaxia.[5-7] As manifestações ocorrem na pele, além de um ou mais órgãos envolvidos, como o trato gastrintestinal, o respiratório e o cardiovascular, manifestando-se, com urticária, rinoconjuntivite alérgica, dermatite atópica, vômitos e diarreia imediatos, e broncoespasmo.[5-7]

Já a alergia a proteína do leite de vaca cuja reação é mediada por células, portanto não mediada por IgE, causará sintomas tardios, que ocorrem horas ou semana após a ingestão do leite de vaca, acometendo, em sua maioria, o trato gastrintestinal, como refluxo gastresofágico, cólica do primeiro trimestre, enteropatia, enterocolite, proctocolite eosinofílica e constipação.[8]

NUTRIÇÃO NA CONSULTA PEDIÁTRICA: COMO CONDUZIR

Assim, os sintomas incluem cólicas intensas, recusa alimentar, vômitos, diarreia sem sangue, diarreia com sangue e muco, perda de peso e, às vezes, constipação.[8]

O diagnóstico consistirá na realização da dieta de eliminação da proteína considerada responsável pelo processo alérgico a partir da suspeita clínica.[4] O desaparecimento dos sintomas após alguns dias indicará que possivelmente aquela era a proteína alergênica.[4] A certeza diagnóstica se confirmará com o teste de desencadeamento, também chamado de teste de provocação oral, quando o sintoma reaparece com a introdução da proteína que tinha sido retirada da dieta.[4] Nos pacientes com manifestações graves como choque anafilático, **não se deve realizar o desencadeamento para a confirmação diagnóstica**.[4]

A síndrome da enterocolite induzida pela proteína da dieta (FPIES) é uma reação não mediada por IgE, causada pelo leite de vaca ou outra proteína, classificada por quadro agudo ou crônico:[9]

- FPIES aguda: acontece quando a exposição ao alérgeno é intermitente (arroz, aveia, peixe, ovo, frango, leite de vaca), com vômitos 1 a 4 horas após a ingestão, e diarreia após 5 a 10 horas.[9] Associam-se os sinais de palidez cutânea e letargia, e a desidratação e o choque hipovolêmico acontecem em 15% dos casos.[9] O tratamento consiste em hidratação, ondansetrona e metilprednisolona.[9]

- FPIES crônica: ocorre na exposição contínua à proteína do leite de vaca, em geral nos primeiros 6 meses de vida, com vômitos intermitentes, diarreia crônica e déficit de ganho de peso.[9] A maioria apresenta resolução clínica com a retirada do alérgeno da dieta, com alguns casos de difícil controle, que necessitam de hidratação intravenosa e internação hospitalar.[9]

Deve-se enfatizar que, no caso da alergia a leite de vaca mediada por células, **não há teste laboratorial** para a certeza diagnóstica, e que o diagnóstico será firmado clinicamente, conforme descrito anteriormente. No caso da alergia mediada por IgE, o teste cutâneo ou a detecção de anticorpos IgE específicos no sangue podem ser utilizados, embora, durante o 1º ano de vida, a acurácia desses testes não seja elevada.[4] Vale lembrar que resultado positivo do teste de IgE específica indica sensibilização ao alérgeno, e não alergia. O diagnóstico de certeza de alergia ocorre quando o paciente apresenta a manifestação clínica após ingerir o alimento – essa é a importância da terapia de provocação oral.[4]

A terapia de provocação oral pode ser realizada de forma aberta, mais frequentemente executada na prática clínica, quando o alimento é oferecido ao paciente *in natura* com conhecimento dos responsáveis e do médico, simples-cego ou, ainda, duplo-cego placebo-controlado, considerado o padrão-ouro.[10] Assim, o teste de provocação oral pede ser usado tanto para a confirmação do diagnóstico de alergia quanto para avaliar se o paciente já apresenta tolerância ao alérgeno que, em geral, pode ser testada no final do 1º ano de vida. Sempre realizar esse teste sob supervisão médica.

Vale ressaltar que a dieta de exclusão consiste na exclusão completa da proteína alergênica e prescrição de dieta substitutiva, que suprirá todas as necessidades nutricionais do lactente.[11] A família deve ser informada acerca de como realizar com segurança a dieta de exclusão de leite vaca e derivados (Quadro 17.1).[11]

No caso de o lactente estar em aleitamento materno, a dieta de exclusão do leite de vaca e derivados será realizada pela mãe, que deverá manter o aleitamento materno; ainda, durante este tempo de dieta, a mãe poderá realizar dieta de suplementação de cálcio.[4] Se os sintomas do lactente não desaparecerem, é possível que outras proteínas da dieta da mãe veiculadas pelo leite materno estejam envolvidas no processo alérgico, como soja, ovo, trigo, peixe e amêndoas. Cuidado para não restringir a dieta materna desnecessariamente, uma vez que ela necessita de um consumo de alimentos adequados para suprir as necessidades do lactente.

Quadro 17.1 – Orientação para dieta sem leite de vaca e derivados

Informações básicas

- Todos os produtos e preparações que contêm leite de vaca não podem ser usados na alimentação da criança
- Não compre alimentos que não tenham a relação de todos os ingredientes na embalagem ou no rótulo
- Durante a dieta isenta do leite de vaca e derivados, leite de outros animais como cabra, búfala ou ovelha também não podem ser utilizados na alimentação
- Não compre produtos vendidos sem embalagem ou por unidade
- É obrigatória a leitura dos rótulos das embalagens de qualquer produto usado na alimentação da criança
- Procure identificar a presença do leite de vaca nos rótulos, encontrando a palavra "leite" ou termos relacionados ao leite de vaca
- Mesmo conhecendo o produto, procure ter o hábito de ler o rótulo e a embalagem, pois podem ocorrer alterações na composição dos produtos.

Termos indicativos da presença de leite na composição do alimento

- Termos muito comuns (sempre apresentam a palavra leite): leite integral, leite semidesnatado, leite desnatado, leite em pó, leite em pó desnatado
- Termos comuns: soro do leite, traços do leite, formulação láctea, preparação láctea, laticínios, proteína do leite de vaca, fermento lácteo
- Termos pouco comuns: caseína, caseinato, lactoalbumina, lactoglobulina

Fonte: Adaptado de Morais e Toporovski, 2010.[11]

Quando o lactente não está em aleitamento materno, a fórmula que recebe deverá ser substituída por uma fórmula à base de proteínas extensamente hidrolisadas ou à base de aminoácidos.[4] As fórmulas de soja não devem ser recomendas para lactentes com alergia a leite de vaca e manifestações digestivas não mediadas por IgE.[12] Essa fórmula de soja poderia ser recomendada nas crianças maiores de 6 meses com alergia mediada por IgE, embora as Sociedades Internacionais não as recomendem como primeira opção.[12] Fórmulas com proteínas parcialmente hidrolisadas e leite de outros mamíferos, como cabra e ovelha, não são adequadas para o tratamento da alergia a leite de vaca.[11]

Deve-se ressaltar que, se não houver resolução dos sintomas com a dieta de substituição, possivelmente o diagnóstico de alergia alimentar deve estar equivocado, devendo-se investigar outra causa para os sintomas e não manter o paciente em restrição dietética sem necessidade.

A tolerância ao leite de vaca ocorre, na alergia não mediada por IgE, aproximadamente com 1 ano de vida em 70% dos casos, e a quase totalidade aos 3 anos de idade. A alergia do tipo IgE-mediada, em geral, tem curso mais prolongado, e parte dos pacientes tem alergia permanente.[11]

Refluxo gastresofágico

Consiste no retorno do conteúdo gástrico para o esôfago e é um processo fisiológico normal, que ocorre várias vezes ao dia em lactentes, crianças, adolescentes e adultos saudáveis. A maioria dos episódios apresenta duração inferior a 3 minutos, ocorre no período pós-prandial e causa pouco ou nenhum sintoma.[13-15]

É importante que o pediatra informe aos familiares ou cuidadores do lactente que regurgitações e/ou vômitos nos primeiros meses de vida ocorrem com frequência. Esse fato pode ser exemplificado no estudo de Nelson *et al.*, que aplicou um questionário para 948 pais de lactentes saudáveis, e demonstrou que, entre 4 e 6 meses, 67% dos lactentes apresentavam regurgitação após as mamadas, proporção que se reduziu a 21% e 5%, aos 7 a 9 meses e 10 a 12 meses de vida, respectivamente (Figura 17.1).[14] Portanto, espera-se resolução espontânea dos sintomas de regurgitação ao final do 1º ano de vida.

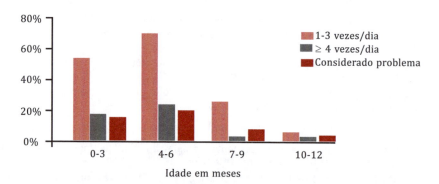

Figura 17.1 – *Proporção de regurgitação e/ou vômitos no 1º ano de vida.*
Fonte: Adaptada de Nelson et al., 1997.[14]

Os sinais/sintomas podem estar associados a situações tanto fisiológicas quanto patológicas nos primeiros meses de vida. Os possíveis diagnósticos diferenciais seriam cólica do lactente, doença do refluxo gastresofágico (DRGE) e alergia a proteína do leite de vaca. Deve-se também considerar outros diagnósticos diferenciais, como infecção do trato urinário, erros inatos de metabolismo, anormalidade anatômica do tubo digestivo alto e doenças neurológicas.[13]

Denomina-se DRGE quando o retorno do conteúdo gástrico causa sintomas prejudiciais ao bem-estar do indivíduo e/ou complicações clínicas.[1,3] Os principais sintomas são: regurgitação ou vômitos associados a irritabilidade, odinofagia; anorexia ou recusa alimentar; baixo ganho de peso; dor abdominal; distúrbios do sono; sintomas respiratórios como tosse e chiado.[13,15]

O Quadro 17.2 apresenta os principais sinais de alerta que podem sugerir outro diagnóstico que não o de refluxo gastresofágico.

Quadro 17.2 – Principais sinais de alerta que podem sugerir diagnósticos diferenciais do refluxo gastresofágico		
Gerais	**Neurológicos**	**Gastrintestinais**
• Febre • Letargia • Irritabilidade ou dor excessivas • Falha importante de crescimento/emagrecimento • Disúria • Início de vômitos após os 6 meses ou que persistem após os 12 meses	• Fontanela tensa • Macro/microcefalia • Aumento da circunferência cerebral • Convulsões	• Vômitos persistentes com perda de peso • Vômitos noturnos • Vômitos biliosos • Hematêmese/melena • Diarreia crônica • Sangramento retal • Distensão abdominal

Fonte: Adaptado de Rosen et al., 2018.[13]

Se o lactente apresentar algum sinal de alerta, segundo os dados obtidos a partir da anamnese e do exame físico, o paciente deverá proceder à investigação diagnóstica para verificar os possíveis diagnósticos diferenciais e, a partir disso, realizar o tratamento adequado.[13,14]

Contudo, quando o lactente não apresenta sinal algum de alarme, e o quadro sintomatológico for leve ou moderado, deve-se iniciar orientações posturais e dietéticas, não introduzir medicamentos, não realizar exame laboratorial e acompanhar o paciente por 2 a 4 semanas, para observar a resposta clínica às medidas propostas.[13]

Medidas posturais

Inicialmente, é preciso lembrar da anatomia da junção gastresofágica, que está localizada em posição superior e posterior ao estômago. Dessa forma, quando o lactente está em posição ereta, ou seja, "em pé", essa junção permanece em contato com a bolha gástrica, relativamente protegida do refluxo líquido, assim como em posição prona (decúbito ventral).[15] Contudo, quando o lactente está deitado em posição supina, isto é, decúbito dorsal, essa junção está em contato direto com o líquido do conteúdo gástrico.

Desse modo, logo após as mamadas, o lactente deve ser colocado em posição vertical, durante 20 a 30 minutos.[13,15] E, quando colocado no berço, não deve permanecer em posição prona (decúbito ventral), tampouco em posição lateral, que não é uma posição estável, devido à associação ao risco de síndrome de morte súbita.[13,15] Portanto, a posição dorsal é recomendada para o lactente durante sua permanência no berço.[13,15]

Observa-se que o lactente na posição "sentada" ("bebê conforto") apresentará aumento dos episódios de refluxo, pois, quando com idade inferior a 6 meses, não apresenta tônus normal da região dorsal, e o corpo movimenta-se para a frente, contraindo a musculatura do abdome.[13,15]

Apesar de a posição "totalmente vertical" diminuir o número de refluxos, o estudo de Chao *et al.* (2007) sugere que o consumo de fórmula infantil antirregurgitação é mais efetivo na redução dos episódios de regurgitação após mamada.[16]

Medidas dietéticas

O aleitamento materno exclusivo é de fundamental importância e deve ser mantido sempre que possível. Reduzir os intervalos entre as mamadas parece contribuir para a melhora dos sintomas.[13,15] Para lactentes em uso de fórmulas infantis de rotina, recomenda-se a substituição por fórmulas infantis antirregurgitação.[16]

As fórmulas antirregurgitação com amido pré-gelatinizado, sem excesso de carboidratos e quantidade adequada de proteínas contribuem para a manutenção de uma nutrição adequada e reduzem o risco de sobrepeso e obesidade no futuro.[17,18]

Quando o amido pré-gelatinizado (amido digerível) – uma proporção da lactose é substituída por amido de milho, arroz ou batata[17] – entra em contato com o pH ácido do estômago, transforma-se em conteúdo espesso. Essa característica resulta numa fórmula infantil líquida no momento do preparo, que, apenas após o contato com o ácido clorídrico do estômago, torna-se espessa. É importante que o pediatra oriente os responsáveis pelo lactente de que a fórmula infantil se torna espessa (mais viscosa) apenas após contato com pH ácido do estômago. Essa situação é benéfica para o lactente, porque receberá o conteúdo na textura habitual – líquida (leite materno ou fórmula infantil de rotina). Quando a fórmula infantil contém amido que já se espessa durante o seu preparo, em geral é necessário cortar o bico da mamadeira, uma prática inadequada, pois o lactente receberá um volume superior de alimento, em divergência com sua capacidade fisiológica, resultando em risco de engasgos, tosse ou aspiração.

Outro aspecto que vale a atenção é que as fórmulas infantis com amido pré-gelatinizado à base de carboidratos digeríveis não comprometem a biodisponibilidade de nutrientes essenciais, como cálcio, ferro e zinco, o que pode ocorrer com o consumo de fórmulas infantis com carboidratos não digeríveis, como goma jataí.[19]

Sabemos que a alimentação do lactente durante o 1º ano de vida é prioritariamente láctea (leite materno ou fórmulas infantis). Por esse motivo, caso o lactente esteja consumindo fórmula infantil AR, esta deve conter todos os nutrientes essenciais para o melhor desenvolvimento desse bebê.[19] Cuidados adicionais, como a oferta ideal de proteínas, com quantidade e qualidade similares às encontradas no leite materno, contribuem para a redução do risco de obesidade no futuro.[19] É indiscutível a importância da presença de DHA e ARA em fórmulas infantis: embora não obrigatória segundo o *Codex Alimentarius*, é muito recomendada, pois contribui para o adequado desenvolvimento neurológico e visual dos lactentes.[20]

É importante destacar a importância de se evitar o abuso de prescrição de medicamentos para os lactentes que simplesmente vomitam.[21]

Se o diagnóstico for sugestivo de DRGE, há necessidade de administração dos fármacos específicos.[21] Os efeitos adversos observados com as medicações procinéticas comercializadas são mais evidentes que os benefícios a elas associados. Dessa forma, não existem evidências que justifiquem o emprego rotineiro de metoclopramida, eritromicina, betanecol, bromoprida ou domperidona para a DRGE.[13,14]

Vale ressaltar ainda que diversas publicações placebo-controladas com inibidores de bomba de prótons em lactentes com choro excessivo e sintomas de DRGE não demonstraram benefício do uso desse medicamento, além de proporcionarem maior incidência de eventos adversos.[22-24]

O tratamento da DRGE objetiva a melhora da qualidade de vida do lactente/criança, promoção e/ou manutenção de adequado ganho de peso e prevenção/melhora das complicações clínicas associadas à DRGE.

É imprescindível que o acompanhamento desses pacientes seja meticuloso – consultas com retornos frequentes para que se possa avaliar a evolução clínica após a introdução de cada medida terapêutica. No caso de um resultado benéfico, deve-se programar o tempo de uso daquela terapêutica e o momento de sua suspensão. Em contraposição, caso a terapêutica não seja benéfica, esta deverá ser interrompida e o médico deverá rever seu diagnóstico. As orientações médicas precisam acompanhar a evolução clínica e individual de cada paciente.

Doença celíaca

A doença celíaca é uma doença sistêmica autoimune, mediada por linfócito T *helper* tipo 1 (Th1), que ocorre em indivíduos geneticamente predispostos, que são expostos ao glúten e às prolaminas relacionadas, assim como outros fatores ambientais.[25] Os principais determinantes de suscetibilidade genética correspondem aos heterodímeros HLA DQ2 e DQ8, que estão presentes em mais de 95% dos pacientes com doença celíaca.[26] A manifestação da doença celíaca ocorre após um período de exposição às prolaminas presentes no trigo (gliadina), no centeio (secalina) e na cevada (hordeína).[27]

Essa enfermidade é considerada a doença genética mais frequente, apresenta prevalência mundial entre 1:100 e 1:250.[28-30] No Brasil, os estudos populacionais em doadores de sangue também demonstraram alta frequência de doença celíaca (entre 1:214 e 1:681),[31-34] assim como outros estudos populacionais brasileiros.[35,36]

Quanto ao quadro clínico da doença celíaca, há um amplo espectro de manifestações clínicas, que podem ser gastrintestinais e extraintestinais (Quadro 17.3).[25,26,37]

Quadro 17.3 – Manifestações clínicas gastrintestinais e extraintestinais da doença celíaca

	Manifestações clínicas
Gastrintestinais	Diarreia, vômitos, distensão abdominal, flatulência, dor abdominal e constipação
Extraintestinais - Hematológicas	Anemia ferropriva refratária à ferroterapia oral, anemia por deficiência de folato ou de vitamina B_{12}, equimoses, petéquias
Extraintestinais - Endocrinológicas	Baixa estatura, retardo do desenvolvimento puberal
Extraintestinais - Musculoesqueléticas	Redução da densidade mineral óssea segundo a idade cronológica, hipoplasia do esmalte dentário, fratura óssea após traumatismo leve, artralgia, artrites, miopatia, tetania
Extraintestinais - Hepáticas	Aumento de enzimas hepáticas
Extraintestinais - Neurológicas	Enxaqueca; epilepsia com calcificação cerebral parieto-occipital bilateral, ataxia relacionada com o glúten, neuropatia periférica
Extraintestinais - Psiquiátricas	Depressão, autismo
Extraintestinais - Ginecológicas	Irregularidade menstrual, amenorreia, infertilidade, abortos de repetição
Extraintestinais - Estomatológicas	Estomatite com lesões aftosas de repetição
Extraintestinais - Dermatológicas	Dermatite herpetiforme ou dermatite de Duhring-Brocq
Extraintestinais - Miscelânea	Irritabilidade, fraqueza, emagrecimento sem causa aparente, edema de aparição abrupta após estresse infeccioso ou cirúrgico

Fonte: Elaborado pelos autores.

Ainda, deve-se considerar o diagnóstico de doença celíaca em todos os pacientes que pertencerem aos grupos de risco para essa enfermidade, mesmo sem qualquer sintoma clínico relacionado à doença celíaca (Quadro 17.4).[1,2,13]

Quadro 17.4 – Grupos de risco para doença celíaca

- Familiares de primeiro grau de pacientes com doença celíaca
- Doenças autoimunes
- Diabetes melito tipo I
- Tireoidite de Hashimoto
- Déficit seletivo de imunoglobulina A
- Síndrome de Sjögren
- Alopecia *areata*
- Artrite reumatoide
- Hepatite autoimune
- Miocardite autoimune
- Pericardite autoimune
- Psoríase
- Vitiligo
- Síndrome de Down
- Síndrome de Turner
- Síndrome de Williams

Fonte: Elaborado pelos autores.

O diagnóstico dependerá da combinação dos dados clínicos, sorológicos e histopatológicos.[25,37-40]

A suspeita clínica – manifestações gastrintestinais, extraintestinais ou se o paciente pertence a algum grupo de risco para doença celíaca – inaugurará o processo diagnóstico.

Os exames sorológicos mais sensíveis e específicos que podem ser solicitados nos pacientes com suspeita clínica são o anticorpo antitransglutaminase tissular 2 da classe IgA – teste mais barato e de fácil execução por ser um teste de ELISA – e o anticorpo antiendomísio da classe IgA – teste mais caro, que depende da experiência do examinador para ler uma lâmina de imunofluorescência indireta.[25,37]

O anticorpo antitransglutaminase tissular 2 da classe IgA é considerado o teste de escolha para indicar qual paciente deverá realizar a biópsia de intestino delgado.[25,38-40]

A deficiência total de IgA é a principal causa de resultados falso-negativos dos anticorpos mencionados.[25,37] Os anticorpos antigliadina desamidada não são superiores aos anticorpos previamente mencionados, exceto no caso de lactentes menores de 2 anos, em que o anticorpo antigliadina desamidada da classe IgG teria maior sensibilidade.[41]

Deve-se considerar que a utilidade dos testes sorológicos dependerá da ingestão de glúten. No caso de ingestão escassa de glúten, há risco de seronegatividade.[25,37]

É preciso refletir sobre o controle de qualidade dos exames sorológicos para doença celíaca, uma vez que os laboratórios que realizam esses testes deveriam ter certificado de acreditação e estabelecer pontos de corte mais adequados segundo a sua população. Ainda, as dosagens do anticorpo antitransglutaminase tissular 2 da classe IgA e do anticorpo antiendomísio da classe IgA não são estandardizadas, observando-se, consequentemente, variações do mesmo teste entre diversos laboratórios. Outra consideração refere-se ao fato de os laboratórios não considerarem o cálculo adequado da curva de calibração para incluir o valor 10 vezes superior ao limite da normalidade.

Com respeito ao estudo genético, os heterodímeros HLA DQ2 e DQ8 têm alto valor preditivo negativo, isto é, na ausência destes, é muito pouco provável a ocorrência de doença celíaca.[25,38]

O diagnóstico histológico da doença celíaca será obtido a partir da avaliação das biópsias do intestino delgado tidas por meio da pinça de endoscopia digestiva alta, que demonstrará atrofia da vilosidade intestinal e aumento dos linfócitos intraepiteliais – maior que 25 para cada 100 enterócitos.[42]

Portanto, a combinação dos dados clínicos, sorológicos e histopatológicos resultará no diagnóstico de doença celíaca. Considerando-se a falta de padronização dos testes sorológicos para doença celíaca no Brasil, a biópsia de intestino delgado deve ser considerada padrão-ouro para o diagnóstico de doença celíaca.

Manejo nutricional

O tratamento da doença celíaca consistirá na dieta totalmente sem glúten, que deve ser iniciada somente após a confirmação diagnóstica. Nunca se deve realizar teste terapêutico com essa dieta.

A dieta sem glúten consiste na retirada completa e para toda a vida do trigo, do centeio, da cevada e do malte – que é um subproduto da cevada.[25,37] Vale ressaltar que, como a aveia é em geral contaminada com o trigo, ela também deve ser eliminada da dieta; caso seja garantido que a aveia não esteja contaminada com o trigo, ela pode ser consumida pelo paciente com doença celíaca.[43]

A dieta do indivíduo com doença celíaca deverá atender às necessidades nutricionais de acordo com a idade. A alimentação permitida ao celíaco compreende arroz, grãos (feijão, lentilha, soja, ervilha, grão-de-bico), óleo, azeite, vegetais, hortaliças, frutas, tubérculos (batata, mandioca, cará, inhame), ovos, carnes (bovina, suína, peixes e aves), leite e derivados.[44]

O glúten pode ser substituído pelas farinhas dos seguintes alimentos: milho (farinha de milho, amido de milho, fubá), arroz (farinha de arroz), batata (fécula de batata), mandioca (farinha de mandioca, polvilho doce, polvilho azedo, tapioca);[43] milete, quinoa e amaranto também são permitidos.

A retirada do glúten da dieta parece ser tarefa simples, entretanto essa prática requer uma mudança importante dos hábitos alimentares.

A transgressão à dieta sem glúten pode ser voluntária, quando o paciente com doença celíaca come glúten voluntariamente, ou involuntária, quando os alimentos industrializados não informam corretamente a lista dos ingredientes contidos nos produtos, como também quando os alimentos sem glúten se contaminam com o glúten, o que pode ocorrer no campo, durante a colheita, a moagem, o transporte, o armazenamento e o empacotamento dos produtos, assim como no preparo dos alimentos sem glúten.[45]

Vale ressaltar que, embora os pacientes com doença celíaca tenham conhecimento a respeito da doença e do seu tratamento, 30% referem transgressão voluntária à dieta.[45]

Segundo o *Codex Alimentarius*, para que um produto industrializado seja denominado *gluten free*, a quantidade de glúten não pode exceder 20 mg/kg.[46]

Sdepanian *et al.* observaram que a maioria dos produtos industrializados que não continha glúten, segundo o rótulo, realmente não continha glúten, além da quase totalidade dos alimentos preparados pelo paciente com doença celíaca e/ou seus familiares não ter glúten.[43]

Analisando-se a presença de glúten em medicamentos no Brasil, verificou-se que nenhum medicamento continha glúten.[47]

Em 1992, foi promulgada uma Lei Federal no país que determinava a impressão de advertência "contém glúten" nos rótulos e nas embalagens de alimentos industrializados que apresentassem em sua composição trigo, centeio, cevada, aveia e seus derivados. Em maio de 2003, uma nova Lei Federal (Lei n. 10.674) foi promulgada, em substituição à anterior, determinando que todos os alimentos industrializados deveriam conter a expressão "contém glúten" ou "não contém glúten", conforme o caso. Há também uma Resolução – RDC 137, de maio de 2003, para os produtos farmacêuticos, que devem apresentar a expressão "contém glúten" naqueles medicamentos com essa proteína.

Em 18 de setembro de 2009, foi publicado no *Diário Oficial da União* o Protocolo Clínico e Diretrizes Terapêuticas da Doença Celíaca para capacitar os profissionais nos Serviços de Atenção à Saúde a respeito de quando pensar em doença celíaca a partir dos sintomas clínicos, como interpretar os exames subsidiários e como tratar a doença. Naquela ocasião, inclui-se na tabela do Sistema Único de Saúde (SUS) o marcador sorológico anticorpo antitransglutaminase recombinante humano da classe IgA, que, até então, não fazia parte dessa tabela. Infelizmente, esse protocolo ainda não é obedecido na grande maioria dos estados do Brasil.

É fundamental que os profissionais de saúde convençam seus pacientes a obedecerem à dieta totalmente sem glúten durante toda a vida. Entretanto, não se deve aterrorizar o paciente com doença celíaca e seus familiares com respeito à ocorrência de contaminação dos alimentos sem glúten, como lamentavelmente tem ocorrido, por exemplo nas redes sociais que se prestam a ajudar esses pacientes. A doença celíaca não é uma doença infectocontagiosa. O simples ato de lavar com água e sabão os utensílios de cozinha, como talheres, pratos e panelas, é suficiente para eliminar o glúten. Não é necessário comprar uma cozinha nova, fornos e aparelho de micro-ondas. Tampouco é necessário separar os utensílios para uso exclusivo do paciente com doença celíaca ou levar utensílios próprios da criança para a escola.

As recomendações consideradas adequadas para não haver contaminação dos alimentos sem glúten são:

- Não compartilhar a torradeira. O paciente deve ter sua torradeira própria para tostar o pão sem glúten.
- Produtos como requeijão, manteiga, margarina, geleia e similares devem ser etiquetados com o nome do paciente e utilizados somente por ele, e nunca compartilhados com os demais membros da família.

- O óleo para fritar alimentos sem glúten deve ser utilizado exclusivamente para esses alimentos.
- Forno à lenha deve ser exclusivo para, por exemplo, fazer pizza sem glúten, ou outros produtos sem glúten, e não deve ser compartilhado para preparar alimentos com glúten.

Nos últimos anos, com o modismo de que a dieta sem glúten é mais saudável, a oferta de produtos industrializados sem glúten tem aumentado. Certamente, esse fato beneficiou muito os pacientes com doença celíaca. Entretanto, é fundamental alertar os pacientes e/ou seus responsáveis a sempre realizar a leitura dos rótulos dos produtos industrializados, mesmo que já estejam habituados a consumir esses mesmos produtos.

Recomenda-se que, ao frequentar um restaurante, o paciente com doença celíaca avise que não pode consumir quantidade alguma de trigo, centeio, cevada, malte e aveia, solicitando sugestões de pratos com essas especificações.

Não se recomenda que os pacientes com doença celíaca consumam alimentos presumivelmente sem glúten preparados em padarias. Isso porque um estudo que analisou 214 produtos presumivelmente sem glúten preparados em padarias demonstrou que a maioria deles continha glúten.[48]

Não há fundamento no movimento existente hoje, principalmente em redes sociais, para que o paciente com doença celíaca evite a exposição cutânea ou respiratória ao trigo. A frequência da sensibilização (IgE específica $\geq$ 0,35 kUA/L) ao trigo nas crianças com doença celíaca foi baixa, igual a 4,0%, à semelhança da sensibilização ao trigo na população geral.[49] Portanto, somente uma minoria dos pacientes com doença celíaca, que também apresenta alergia a trigo, deve evitar esse tipo de exposição.

As Associações de Celíacos do Brasil, assim como a Federação Nacional das Associações de Celíacos do Brasil, exercem papel muito importante, não somente para oferecer suporte aos pacientes, como também para promover a divulgação da doença na mídia, assim como para participar de ações junto aos governos Estaduais e Federal em prol do indivíduo com doença celíaca.

Com a instituição de dieta totalmente sem glúten, há uma completa normalização da mucosa intestinal, assim como dos exames sorológicos e das manifestações clínicas.

Com respeito ao prognóstico da doença celíaca, há uma série de complicações não malignas,[50] como osteoporose, doenças autoimunes, esterilidade, distúrbios neurológicos e psiquiátricos, além de complicações malignas,[51] por exemplo, o linfoma, carcinoma de esôfago e faringe, e o adenocarcinoma de intestino delgado. O risco de complicações está associado à não obediência à dieta totalmente sem glúten. Esses dados justificam a prescrição de dieta totalmente isenta de glúten, durante toda a vida, a todos os pacientes com doença celíaca, independentemente das manifestações clínicas. Aqueles pacientes que obedecem à dieta sem glúten têm a doença controlada e, consequentemente qualidade de vida semelhante à dos indivíduos sem doença celíaca.

Portanto, é de extrema importância convencer o paciente a seguir uma dieta totalmente sem glúten durante toda a vida.

Intolerância à lactose

A lactose (beta-galactosil-1,4 glicose) é o principal carboidrato do leite humano e de outros mamíferos.[52,53] É sintetizada na glândula mamária pelo sistema lactose sintetase, o qual liga uma molécula de glicose a uma de galactose.[52,53]

A sua concentração varia de 7,2 g/100 mL no leite humano maduro a quantidades praticamente indetectáveis no leite de alguns mamíferos marinhos, por exemplo, leão-marinho, foca e morsa. No leite de vaca, cabra e ovelha, a concentração é de aproximadamente 5 g/100 mL.[52,53]

A digestão e a absorção da lactose são realizadas na borda estriada dos enterócitos e requerem a atividade da enzima betagalactosidase (também denominada hidrolase-lactase florizina ou comumente conhecida como lactase), situada nas microvilosidades dos enterócitos.[52,53] A lactase tem ação específica sobre a lactose, desdobrando-a nos monossacarídeos glicose e galactose.[52,53]

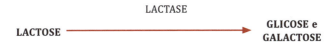

A glicose e a galactose, uma vez captadas para o interior dos enterócitos, passam para a circulação sanguínea. A glicose pode ser utilizada imediatamente para liberar energia ou ser armazenada sob a forma de glicogênio, principalmente no fígado e nos músculos. Nas células hepáticas, a galactose sofre transformação enzimática e é armazenada sob a forma de glicogênio.[52,53] Muitos componentes estruturais das células e dos tecidos (glicoproteínas e mucopolissacarídeos) contêm galactose.

A concentração de lactase é variável ao longo da mucosa intestinal e observa-se que sua atividade no duodeno é 40% menor que aquela no jejuno.[52,53]

A lactase já pode ser detectada na 8ª semana de gestação, entretanto o seu nível se mantém baixo entre a 27ª e a 32ª semana, quando se eleva rapidamente e atinge o seu pico máximo no recém-nascido a termo.[52,53]

Em certas populações, a atividade da lactase começa a diminuir na infância, na faixa etária pré-escolar, entretanto essa redução enzimática pode ocorrer em qualquer idade, a partir do 1º ou 2º ano de vida e após os 60 anos. Na maioria dos mamíferos, após o desmame, a atividade da enzima atinge concentrações não detectáveis. No homem, entretanto, observa-se que 30% da população mundial apresenta uma persistência da atividade da lactase depois do desmame até a vida adulta.[52-55]

A redução da atividade da lactase desencadeia a intolerância à lactose, que decorre da diminuição da absorção da lactose ingerida na parte proximal do delgado.

A lactose não absorvida e que se mantém na luz intestinal, quando alcança o colo, é fermentada pela ação das bactérias anaeróbias ali presentes. A fermentação resulta na formação de gases (hidrogênio, dióxido de carbono e metano) e ácidos graxos de cadeia curta (acético, propiônico e butírico),[56] os quais são absorvidos pela mucosa colônica e usados como fonte de energia. Os gases, após absorção intestinal, são eliminados no ar expirado pelos pulmões; o hidrogênio, principalmente, é usado para diagnóstico da intolerância à lactose. A lactose que permanece no lúmen intestinal também gera um aumento da carga osmótica no íleo e colo e desencadeia a secreção de fluidos e eletrólitos para o interior do intestino, com aumento do trânsito intestinal, fezes amolecidas e diarreia.[57]

Deve-se ressaltar que a intolerância à lactose é uma reação que não depende da participação de um mecanismo imunológico em sua fisiopatologia, e sim é uma reação adversa e que se diferencia da alergia a proteína do leite de vaca.

A intolerância a lactose ocorre quando há uma redução da enzima lactase, ainda que os sintomas (distensão abdominal, flatulência, dor abdominal e diarreia) possam ser influenciados pelos seguintes fatores: quantidade de lactose ingerida; características físicas do alimento que contém lactose (sólido ou líquido); ritmo do esvaziamento gástrico (alimentos com maior teor de gordura e açúcar diminuem a velocidade do esvaziamento gástrico); motilidade e tempo do trânsito intestinal; qualidade da microbiota colônica e quantidade de secreção resultante da carga osmótica no lúmen do colo e de sua capacidade de absorção.[57]

São descritos indivíduos que não são absorvedores de quantidades moderadas de lactose, mas tolerantes, isto é, não apresentam manifestações clínicas. Os indivíduos não absorvedores que apresentam algum sintoma são designados intolerantes.[57]

A intolerância à lactose pode decorrer de intolerância à lactose congênita, hipolactasia primária do tipo adulto, deficiência secundária de lactase e hipolactasia do prematuro.

Intolerância à lactose congênita

Também chamada de má-absorção congênita de lactose, é uma condição muito rara, autossômica recessiva, extremamente grave e decorrente de uma deficiência congênita de lactase.[58,59] Na falta de diagnóstico precoce, pode levar ao óbito. Existem poucos casos relatados na literatura e os primeiros foram descritos em crianças finlandesas, nas quais o estudo genético mostrou que a doença se deve a mutações no gene *LCT*, que codifica a enzima lactase.[58,59]

Os sintomas surgem no período neonatal, logo após a primeira ou a segunda mamada. O recém-nascido apresenta diarreia aquosa volumosa, distensão abdominal, vômitos, desidratação e perda de eletrólitos após a introdução de leite materno ou fórmula contendo lactose.[58,59] A biópsia de jejuno revela uma mucosa de morfologia normal, presença de outras dissacaridases, mas ausência da enzima lactase. Com dieta restritiva de lactose, os sintomas desaparecem e os recém-nascidos apresentarão crescimento e desenvolvimento normais.[58,59]

Hipolactasia primária do tipo adulto

Hipolactasia é a denominação dada para a diminuição da atividade da enzima lactase na mucosa do intestino delgado. A hipolactasia do tipo adulto ou deficiência ontogenética de lactase ou, também, lactase não persistente, ocorre em aproximadamente 70% da população mundial e representa a causa mais frequente de intolerância à lactose.[52]

A redução de lactase é geneticamente programada e ocorre em vários grupos raciais. Estudos populacionais mostram que os italianos da região Sul do país, asiáticos, árabes, judeus, gregos, nigerianos, negros americanos, ameríndios e esquimós apresentam de 60% a 100% de deficiência de lactase. Contudo, como citado anteriormente, alguns grupos raciais, por exemplo, habitantes da Europa setentrional e de Nova Deli na Índia, mantêm a atividade da lactase após o desmame e apresentam somente de 2% a 30% de redução da enzima. Admite-se que esse fato é comum em descendentes de populações de regiões geográficas onde o leite de animais domesticados foi introduzido na alimentação do homem há aproximadamente 8.000 a 10.000 anos. Desse modo, a persistência da lactase, após o desmame, pode ter ocorrido por um processo de coevolução gene-cultural,[60] isto é, são populações que, na sua origem, dependiam mais da pecuária que da agricultura e eram grandes consumidores de leite. Estudos moleculares correlacionam o polimorfismo do gene da expressão da lactase à persistência da atividade da enzima.[55,61]

Embora se denomine hipolactasia do tipo adulto, o declínio da atividade da lactase geralmente se inicia durante a infância, ao redor dos 4 ou 5 anos de idade, e pode ser progressivo com a idade; deve-se alertar que não é comum antes dos 2 ou 3 anos de idade.

Estudos de prevalência de má-absorção de lactose demonstram índices menores de má-absorção em indivíduos de cor branca em relação aos indivíduos de cor não branca.[55]

Pesquisa realizada em Ribeirão Preto, no estado de São Paulo, mostrou que entre 115 pacientes com idade entre 5 e 60 anos (média 28,8 ± 14,8 anos), 68,8% apresentavam hipolactasia do tipo adulto, definida pela dosagem de atividade das dissacaridases (lactase/sacarase) em mucosa duodenal pelo método de Dahlqvist. Os autores detectaram hipolactasia em 91,3% dos indivíduos não brancos e em 53,2% dos indivíduos brancos.[62]

Em 225 alunos de escolas públicas de Porto Alegre, no Rio Grande do Sul, de 8 a 18 anos de idade (média 12,2 ± 2,0 anos), a taxa de má-absorção de lactose, diagnosticada pelo teste do hidrogênio expirado após ingestão de 250 mL de leite de vaca integral, foi maior entre as crianças não brancas (15,5%) em relação às de cor branca (5,2%), confirmando a influência racial na hipolactasia do tipo adulto.[63]

Deve-se ressaltar que, na hipolactasia primária do adulto, a enzima lactase é normal, mas reduz sua expressão ao longo da vida, enquanto na intolerância à lactose congênita, a lactase está truncada ou ausente.[64]

Deficiência secundária de lactase

A deficiência secundária de lactase ou má-absorção secundária de lactose ocorre na vigência de doenças que lesam a mucosa do intestino delgado, com consequente perda de área absortiva. Entre as carboidrases, a lactase é a que primeiro se reduz, por se concentrar mais no ápice das vilosidades e estar frouxamente ligada à borda estriada do enterócito.

A má-absorção secundária de lactose é comum na diarreia persistente do lactente, após se estabelecer a agressão da mucosa por um agente infeccioso (viral ou bacteriano), ou por uma infecção intestinal aguda prolongada (diarreia persistente) ou por vários episódios de diarreia aguda. Entretanto, a má-absorção secundária da lactose pode surgir em outras doenças que causam danos à mucosa intestinal, por exemplo, a doença celíaca, a doença inflamatória intestinal (em especial doença de Crohn), a enteropatia induzida por alergia alimentar, as enterites induzidas por drogas e radiação e na desnutrição proteico-energética. Embora a *Giardia lamblia* não seja invasiva, na infecção maciça os trofozoítos podem atapetar a mucosa intestinal e impedir a absorção de nutrientes.

A má-absorção secundária de lactose é transitória e potencialmente reversível com o controle da doença desencadeante e a resolução da lesão de mucosa do intestino delgado.

Hipolactasia do prematuro

Também chamada de má-absorção de lactose do prematuro, e, ainda, deficiência neonatal de lactase, é observada em recém-nascidos prematuros com menos de 32 semanas de gestação, em razão da atividade reduzida de lactase.[52]

Diagnóstico clínico e laboratorial

A suspeita clínica de intolerância à lactose, principalmente da hipolactasia primária do tipo adulto, geralmente se baseia nos sinais e sintomas relatados pela criança ou pelo adolescente, relacionados com a ingestão de leite. Os sintomas da intolerância à lactose são muito variáveis e dependem de muitos fatores, como já citado. Os sintomas mais frequentes são dor e distensão abdominal, borborigmos, aumento excessivo da produção de flatos, amolecimento das fezes, diarreia aquosa, náuseas e vômitos. A dor abdominal geralmente é mais frequente nas crianças maiores e adolescentes e localiza-se na região periumbilical ou nos quadrantes inferiores do abdome e pode ou não ser acompanhada de diarreia.

Os principais testes que orientam a pesquisa de má-absorção de lactose consistem na prova de tolerância da lactose por meio de curva glicêmica e na prova do hidrogênio no ar expirado.

A prova de tolerância da lactose por meio de curva glicêmica consiste na alteração da glicemia após a ingestão e absorção do açúcar. A lactose é administrada via oral, após jejum de 6 ou 8 horas, na dose padronizada de 2 g/kg de peso corpóreo (máximo 50 g) em solução aquosa a 10%. São dosadas as glicemias de jejum, 30 e 60 minutos após a ingestão da lactose. Na avaliação dos resultados, calcula-se a diferença entre o valor da glicemia de cada um dos períodos e o de jejum, considerando-se sempre o maior valor. Há três tipos de resposta:

a) Não absorvedor: quando o aumento da glicemia não ultrapassar 19 mg/dL.
b) Pobre absorvedor: quando o aumento variar entre 20 e 30 mg/dL.
c) Bom absorvedor: quando o aumento ultrapassar 34 mg/dL.

Deve-se observar se o paciente apresenta sinais e sintomas durante a prova e nas 24 horas seguintes. O paciente intolerante pode apresentar distensão abdominal, cólicas, flatulência, borborigmo ou diarreia. Essa prova é bastante útil, apresenta boa sensibilidade e especificidade, entretanto alguns fatores podem interferir no resultado, como o tempo de esvaziamento gástrico (se lento, o resultado do teste pode ser falso-negativo).[65]

A prova do hidrogênio no ar expirado é um teste que apresenta boa acurácia, e atualmente compreende o recurso diagnóstico de primeira escolha por ser um teste não invasivo. Baseia-se no hidrogênio produzido pela fermentação da lactose no colo. Cerca de 16% a 20% desse hidrogênio difunde-se pela mucosa colônica, passa pela corrente sanguínea e é eliminado pelos pulmões. Como o hidrogênio expirado guarda relação com a quantidade de lactose não absorvida, a sua medida no ar expirado, por aparelho específico, traduz o grau de má-absorção do carboidrato. Para sua realização, os pacientes ingerem uma dose padronizada de lactose (2 g/kg até um máximo de 25 g) e segue-se a coleta do ar expirado. O valor basal (jejum) de hidrogênio deve ser menor que 10 ppm (partes por milhão) e aumentos após a ingestão de lactose maiores que 20 ppm durante um período de 2 a 3 horas são significativos de má-absorção. Os sintomas de má-absorção de lactose devem ser sempre monitorados durante a prova. Nas crianças intolerantes à lactose, podem ocorrer sintomas clínicos (diarreia, flatulência) durante ou após a realização da prova. Alguns fatores podem interferir na eliminação de hidrogênio no ar expirado, dando resultados falso-negativos ou falso-positivos. Entre eles, estão o uso recente de antimicrobianos, que alterarão a microbiota intestinal, a alteração da motilidade intestinal e o supercrescimento bacteriano.[66]

Outros métodos para a pesquisa de má-absorção de lactose são a medida da atividade da enzima lactase em fragmento de intestino delgado obtido por biópsia intestinal e o exame genético.[65,67] A dosagem direta da enzima lactase em fragmento de mucosa intestinal é utilizada principalmente em pesquisa. Com a validação do polimorfismo *LCT-13910C>T*, o exame genético passou a ser realizado como rotina laboratorial em vários centros.[68] A má-absorção de lactose também pode ser detectada por testes indiretos, como a medida do pH fecal, que deve estar ácido (abaixo de 6,0) e a presença de substâncias redutoras nas fezes acima de 0,5%; entretanto, são testes que apresentam baixa acurácia.[65]

Tratamento

O tratamento da intolerância à lactose deve ser instituído exclusivamente naqueles pacientes que apresentam as manifestações clínicas de intolerância ao dissacarídeo.

Na hipolactasia primária do tipo adulto, recomenda-se excluir o leite e os produtos lácteos da dieta até a obtenção da remissão total dos sintomas.

Desse modo, os alimentos proibidos são leite de vaca, queijos e demais derivados de leite, além de preparações à base de leite (panquecas, molhos, bolachas, biscoitos, pudins, cremes, sorvetes, entre outros).

Entre os alimentos permitidos estão carnes em geral, leguminosas, arroz e cereais, todas as verduras e legumes, leite de arroz, leite de soja, pães e bolachas que não contenham leite em sua composição.

Deve-se substituir o leite e os produtos lácteos por outras fontes de nutrientes para suprir as necessidades de calorias, proteínas, cálcio e vitamina D. É muito importante um planejamento dietético adequado para que as crianças possam atingir um crescimento e desenvolvimento satisfatórios. Como a dieta é isenta de leite e derivados, deve-se suplementar cálcio por meio de preparações comerciais com a finalidade de atingir as quantidades necessárias para a idade preconizadas pela *Dietary Reference Intakes* (DRI) ou Ingestões Dietéticas de Referência.[69]

Os alimentos que apresentam uma maior concentração de cálcio são os vegetais de cor verde-escura, feijão, grão-de-bico, semente de gergelim, sardinha, castanha-do-brasil, amêndoa e os sucos de soja ou laranja enriquecidos de cálcio. Alguns vegetais apresentam teores elevados de ácido oxálico, como o espinafre e a couve-manteiga, os quais podem influenciar na biodisponibilidade do cálcio. O ácido oxálico pode formar complexos insolúveis cálcio-oxalato e causam, assim, menor disponibilidade de cálcio para ser absorvido. Entre os vegetais que contêm pouco oxalato estão a acelga, o brócolis e o repolho. O ácido fítico, presente no feijão, também pode interferir na absorção do cálcio. Entretanto, no processamento dos alimentos, os fitatos podem ser degradados e perdem o poder de inibir a absorção intestinal de cálcio. A extensão na qual os ácidos oxálico e fítico podem afetar a biodisponibilidade do cálcio é muito variável.[70]

Com a suspensão de lactose, é muito importante a leitura dos rótulos dos alimentos industrializados para identificar a presença ou não de lactose no produto.

Após a exclusão de lactose por 1 a 2 meses, sua reintrodução deve ser gradual, de acordo com o limiar sintomático de cada paciente. Deve-se adicionar um alimento com lactose por vez e diminuir a quantidade ou eliminá-lo se ocorrerem sintomas. Ressalta-se que a dose de lactose capaz de desencadear sintomas varia muito de paciente para paciente, motivo pelo qual é importante personalizar a orientação da dieta.

A maioria das crianças e adolescentes com algum grau de deficiência de lactase pode tolerar a quantidade de lactose (cerca de 12 g) contida em um copo de leite (220 mL) 1 ou 2 vezes/dia sem apresentar sintomas.[71] É preferível o leite ser consumido com outros alimentos ou em pequenas quantidades distribuídas durante o dia. É muito importante definir o limiar de tolerância à lactose de cada paciente. O leite e os sorvetes apresentam concentrações elevadas de lactose e os queijos geralmente contêm menor quantidade e são bem aceitos pelos portadores de intolerância à lactose.

Os produtos lácteos fermentados (iogurtes e coalhadas) são mais bem tolerados. Esses produtos contêm microrganismos vivos com betagalactosidase e, desse modo, são capazes de hidrolisar a lactose. A ingestão de iogurtes e coalhadas provoca menos sintomas de intolerância à lactose quando comparada à de leite de vaca integral; assim, constitui uma fonte alternativa de calorias e cálcio.[72] De modo geral, os pacientes com intolerância à lactose também aceitam bem os queijos, pelo fato de estes apresentarem baixo teor de lactose.

A indústria brasileira de alimentos fabrica leites em forma líquida ou em pó, nos quais a lactose foi previamente hidrolisada em diferentes graus. Os leites isentos de lactose são preparados em forma de pó e constituem as fórmulas infantis. Destaca-se que as fórmulas isentas de lactose contêm proteínas do leite de vaca e, assim, estão contraindicadas no tratamento da alergia a proteína do leite de vaca. Os preparados com baixo teor de lactose (10% de lactose) são industrializados em forma líquida, leite UHT (*ultrahigh temperature*). Ambas as formas (pó ou líquida) são nutricionalmente adequadas e apresentam boa tolerância.

Encontram-se também no mercado produtos sem lactose, como os leites vegetais, embora seus conteúdos nutricionais não sejam equivalentes aos do leite de vaca. As fórmulas infantis à base de proteína isolada de soja também representam uma opção por serem adequadas às necessidades do lactente.

Definido o limiar de tolerância à lactose de cada paciente, ele é orientado a usar preparações comerciais da enzima lactase nas situações em que ingerirá quantidade de lactose superior ao seu limiar.

A lactase exógena é obtida de leveduras produtoras de betagalactosidases e está disponível na forma em pó solúvel, cápsulas ou tabletes administrados quando se ingerem leite ou produtos lácteos sólidos. Essa enzima, adicionada aos alimentos que contenham lactose, pode reduzir as manifestações clínicas e a quantidade de hidrogênio expirado durante a prova do hidrogênio no ar expirado, naqueles indivíduos intolerantes à lactose. Entretanto, pode eventualmente não ser capaz de hidrolisar toda a lactose da dieta devido ao tipo de levedura e à dose da enzima utilizados.[73,74] São exemplos de produtos comerciais de lactase a Lactase Enzime®, a Lactaid®, a LactAce®, e o DigeLac® na apresentação em pó (sachê).

Para o paciente aprender a usar a reposição enzimática, orienta-se a introdução gradual de produtos lácteos. Por exemplo, iniciar com 50 mL de leite e uma cápsula de enzima por 2 dias e observar a reação do paciente. Se não houver sintomas, aumenta-se para 100, 150 e 200 mL de leite e manter uma cápsula. Apresentando sintomas, o paciente deve aumentar para duas cápsulas de enzima. Recomenda-se o leite de início e depois a introdução de queijos. O paciente fica, desse modo, treinado para adequar a quantidade de enzima necessária a outros diferentes produtos que contenham leite.

Principalmente nas crianças e nos adolescentes intolerantes à lactose, a redução do consumo de leite e de produtos lácteos por tempo prolongado pode ocasionar uma ingestão inadequada de cálcio. Esses pacientes estarão mais predispostos a desenvolver uma mineralização óssea inadequada e consequentes osteoporose e fraturas. Como mencionado anteriormente, é importante avaliar se a ingestão de cálcio é adequada e, caso esteja insuficiente, recomenda-se suplementar o cálcio sob a forma de carbonato de cálcio ou gluconato de cálcio. Os suplementos de cálcio em quantidades maiores que 300 mg/dia podem reduzir a absorção de ferro.[70]

As concentrações de vitamina D nesses pacientes com restrição de produtos lácteos e, especialmente, nos portadores de má-absorção, como aqueles com doença de Crohn, também devem ser monitoradas.

A principal função da vitamina D é manter a mineralização óssea e a integridade do esqueleto, estimulando a absorção de cálcio e fósforo pelo intestino. A vitamina D e o hormônio da paratireoide mantêm normal a concentração circulante de cálcio e auxiliam na mobilização do cálcio e fósforo do osso para o meio extracelular, isto é, atuam como importantes reguladores da homeostase do cálcio e do metabolismo ósseo.[75] A vitamina D também está relacionada com a fisiopatogênese de diversas doenças, por exemplo, em crianças, a deficiência da vitamina promove raquitismo e retardo de crescimento e, em adultos, desenvolvimento da osteoporose.[76] Estudos recentes mostram que a deficiência de vitamina D é um importante fator de risco para diferentes doenças crônicas, incluindo as doenças autoimunes.[77,78]

Pode-se obter a vitamina D a partir de diferentes fontes: exposição solar, alimentação (p. ex., óleo de fígado de bacalhau e de certos peixes gordurosos) ou suplementos (vitamina D_3 – colecalciferol – ou vitamina D_2 – ergocalciferol). Entretanto, o homem depende principalmente da exposição solar, isto é, da síntese cutânea catalisada pelos raios UVB solares.

Referências bibliográficas

1. Sampson HA, Anderson JA. Summary and recommendations: classification of gastrointestinal manifestations due to immunologic reactions to foods in infants and young children. J Pediatr Gastroenterol Nutr. 2000; 30:S87-94.
2. Johansson SG, Bieber T, Dahl R, Friedmann PS, Lanier BQ, Lockey RF, et al. Revised nomenclature for allergy for global use: Report of the Nomenclature Review Committee of the World Allergy Organization, October 2003. J Allergy Clin Immunol. 2004 May; 113(5):832-6.
3. Fiocchi A, Brozek J, Schünemann H, Bahna SL, von Berg A, Beyer K, et al. World Allergy Organization (WAO) Diagnosis and Rationale for Action against Cow's Milk Allergy (DRACMA) Guidelines. World Allergy Organ J. 2010 Apr; 3(4):57-161.
4. Koletzko S, Niggemann B, Arato A, Dias JA, Heuschkel R, Husby S, et al.; European Society of Pediatric Gastroenterology, Hepatology, and Nutrition. Diagnostic approach and management of cow's-milk protein allergy in infants and children: ESPGHAN GI Committee practical guidelines. J Pediatr Gastroenterol Nutr. 2012 Aug; 55(2):221-9.
5. Wilson BG, Bahna SL. Adverse reactions to food additives. Ann Allergy Asthma Immunol. 2005 Dec; 95(6):499-507.
6. Sampson HA. Anaphylaxis and emergency treatment. Pediatrics. 2003 Jun; 111(6 Pt 3):1601-8.
7. Bock SA, Muñoz-Furlong A, Sampson HA. Fatalities due to anaphylactic reactions to foods. J Allergy Clin Immunol. 2001 Jan; 107(1):191-3.
8. Sicherer SH. Clinical aspects of gastrointestinal food allergy in childhood. Pediatrics. 2003 Jun; 111(6 Pt 3):1609-16.
9. Nowak-Węgrzyn A, Chehade M, Groetch ME, Spergel JM, Wood RA, Allen K, et al. International consensus guidelines for the diagnosis and management of food protein-induced enterocolitis syndrome: Executive summary-Workgroup Report of the Adverse Reactions to Foods Committee, American Academy of Allergy, Asthma & Immunology. J Allergy Clin Immunol. 2017 Apr; 139(4):1111-1126.e4.
10. Fleischer DM, Bock SA, Spears GC, Wilson CG, Miyazawa NK, Gleason MC, et al. Oral food challenges in children with a diagnosis of food allergy. J Pediatr. 2011 Apr; 158(4):578-583.e1.
11. Morais MB, Toporovski MS. Alergia à proteína do leite de vaca. In: Sdepanian VL. Gastroenterologia Pediátrica: manual de condutas. Barueri: Manole; 2010. p. 1-13.
12. ESPGHAN Committee on Nutrition; Agostoni C, Axelsson I, Goulet O, Koletzko B, Michaelsen KF, Puntis J, et al. Soy protein infant formulae and follow-on formulae: a commentary by the ESPGHAN Committee on Nutrition. J Pediatr Gastroenterol Nutr. 2006 Apr; 42(4):352-61.
13. Rosen R, Vandenplas Y, Singendonk M, Cabana M, DiLorenzo C, Gottrand F, et al. Pediatric Gastroesophageal Reflux Clinical Practice Guidelines: Joint Recommendations of the North American Society for Pediatric Gastroenterology, Hepatology, and Nutrition and the European Society for Pediatric Gastroenterology, Hepatology, and Nutrition. J Pediatr Gastroenterol Nutr. 2018; 66(3):516-54.
14. Nelson SP, Chen EH, Syniar GM, Christoffel KK. Prevalence of symptoms of gastroesophageal reflux during infancy. A pediatric practice-based survey. Pediatric Practice Research Group. Arch Pediatr Adolesc Med. 1997; 151(6):569-72.
15. Lightdale JR, Gremse DA. Section on gastroenterology, hepatology, and nutrition. gastroesophageal reflux: management guidance for the pediatrician. Pediatrics. 2013; 131(5):e1684-95.

16. Chao HC, Vandenplas Y. Effect of cereal-thickened formula and upright positioning on regurgitation, gastric emptying, and weight gain in infants with regurgitation. Nutrition. 2007; 23(1):23-8.
17. Codex Alimentrius Comission. Joint FAO/WHO Food Standards Programme. Codex Standard for Infant Formulae (Codex Stan 72-1981). Codex Standard for Follow Up Formulae (Codex Stan 156-1987). In: Codex Alimentarius. v. 4. 2. ed. Roma: FAO/WHO; 1994.
18. Weber M, Grote V, Closa-Monasterolo R, Escribano J, Langhendries J-P, Dain E, et al.; European Childhood Obesity Trial Study Group. Lower protein content in infant formula reduces BMI and obesity risk at school age: follow-up of a randomized trial. Am J Clin Nutr. 2014; 99(5):1041-51.
19. Bosscher D, Van Caillie-Bertrand M, Deelstra H. Effect of thickening agents, based on soluble dietary fiber, on the availability of calcium, iron, and zinc from infant formulas. Nutrition. 2001; 17(7-8):614-8.
20. Colombo J, Carlson SE, Cheatham CL, Shaddy DJ, Kerling EH, Thodosoff JM, et al. Long-term effects of LCPUFA supplementation on childhood cognitive outcomes. Am J Clin Nutr. 2013; 98(2):403-12.
21. Ferreira CT, Carvalho E, Sdepanian VL, Morais MB, Vieira MC, Silva LR. Gastroesophageal reflux disease: exaggerations, evidence and clinical practice. J Pediatr (Rio J). 2014; 90(2):105-18.
22. Orenstein SR, Hassall E, Furmaga-Jablonska W, Atkinson S, Raanan M. Multicenter, double-blind, randomized, placebo-controlled trial assessing the efficacy and safety of proton pump inhibitor lansoprazole in infants with symptoms of gastroesophageal reflux disease. J Pediatr. 2009; 154:514-20.
23. Chen IL, Gao W-Y, Johnson AP, Niak A, Troiani J, Korvick J, et al. Proton pump inhibitor use in infants: FDA reviewer experience. J Pediatr Gastroenterol Nutr. 2012; 54(1):8-14.
24. Winter H, Gunasekaran T, Tolia V, Gottrand F, Barker PN, Illueca M. Esomeprazole for the treatment of GERD in infants ages 1-11 months. J Pediatr Gastroenterol Nutr. 2012; 55:14-20.
25. Hill ID, Fasano A, Guandalini S, Hoffenberg E, Levy J, Reilly N, Verma R. NASPGHAN clinical report on the diagnosis and treatment of gluten-related disorders. J Pediatr Gastroenterol Nutr. 2016; 63(1):156-65.
26. Green PHR, Lebwohl B, Greywoode R. Celiac disease. J Allergy Clin Immunol. 2015; 135(5):1099-106.
27. Kasarda DD. Can an increase in celiac disease be attributed to an increase in the gluten content of wheat as a consequence of wheat breeding? J Agric Food Chem. 2013; 61(6):1155-9.
28. Lionetti E, Catassi C. New clues in celiac disease epidemiology, pathogenesis, clinical manifestations, and treatment. Int Rev Immunol. 2011; 30(4):219-31.
29. Hoffenberg EJ, MacKenzie T, Barriga KJ, Eisenbarth GS, Bao F, Haas JE, et al. A prospective study of the incidence of childhood celiac disease. J Pediatr. 2003 Sep; 143(3):308-14.
30. Fernández-Fernández S, Borrell B, Cilleruelo ML, Tabares A, Jiménez-Jiménez J, Rayo AI, et al. Prevalence of celiac disease in a long-term study of a Spanish at-genetic-risk cohort from the general population. J Pediatr Gastroenterol Nutr. 2019; 68(3):364-70.
31. Oliveira RP, Sdepanian VL, Barreto JA, Cortez AJ, Carvalho FO, Bordin JO, et al. High prevalence of celiac disease in Brazilian blood donor volunteers based on screening by IgA antitissue transglutaminase antibody. Eur J Gastroenterol Hepatol. 2007; 19(1):43-9.
32. Melo SB, Fernandes MI, Peres LC, Troncon LE, Galvão LC. Prevalence and demographic characteristics of celiac disease among blood donors in Ribeirão Preto, State of São Paulo, Brazil. Dig Dis Sci. 2006; 51(5):1020-5.

33. Pereira MA, Ortiz-Agostinho CL, Nishitokukado I, Sato MN, Damião AO, Alencar ML, et al. Prevalence of celiac disease in an urban area of Brazil with predominantly European ancestry. World J Gastroenterol. 2006; 12(40):6546-50.
34. Gandolfi L, Pratesi R, Cordoba JC, Tauil PL, Gasparin M, Catassi C. Prevalence of celiac disease among blood donors in Brazil. Am J Gastroenterol. 2000; 95(3):689-92.
35. Trevisiol C, Brandt KG, Silva GA, Crovella S, Ventura A. High prevalence of unrecognized celiac disease in an unselected hospital population in north-eastern Brasil (Recife, Pernambuco). J Pediatr Gastroenterol Nutr. 2004; 39(2):214-5.
36. Brandt KG, Silva GA. Seroprevalence of celiac disease at a general pediatric outpatient clinic. Arq Gastroenterol. 2008; 45(3):239-42.
37. Husby S, Koletzko S, Korponay-Szabó IR, Mearin ML, Phillips A, Shamir R, et al.; ESPGHAN Working Group on Coeliac Disease Diagnosis; ESPGHAN Gastroenterology Committee; European Society for Pediatric Gastroenterology, Hepatology, and Nutrition. European Society for Pediatric Gastroenterology, Hepatology, and Nutrition guidelines for the diagnosis of coeliac disease. J Pediatr Gastroenterol Nutr. 2012; 54(1):136-60.
38. Husby S, Koletzko S, Korponay-Szabó I, Kurppa K, Mearin ML, Ribes-Koninckx C, et al.; European Society Paediatric Gastroenterology, Hepatology and Nutrition Guidelines for Diagnosing Coeliac Disease 2020. J Pediatr Gastroenterol Nutr. 2020; 70(1):141-56.
39. Ludvigsson JF, Bai JC, Biagi F, Card TR, Ciacci C, Ciclitira PJ, et al.; BSG Coeliac Disease Guidelines Development Group; British Society of Gastroenterology. Diagnosis and management of adult coeliac disease: guidelines from the British Society of Gastroenterology. Gut. 2014; 63(8):1210-28.
40. Kurien M, Ludvigsson JF, Sanders DS; authors of the BSG guidelines. A no biopsy strategy for adult patients with suspected coeliac disease: making the world gluten-free. Gut. 2015; 64(6):1003-4.
41. Assandri R, Montanelli A. Diagnosis of gluten-related enteropathy in a newborn: how and when? Gastroenterol Hepatol Bed Bench. 2019; 12(4):278-86.
42. Lagana SM, Bhagat G. Biopsy diagnosis of celiac disease: the pathologist's perspective in light of recent advances. Gastroenterol Clin North Am. 2019; 48(1):39-51.
43. Sdepanian VL, Scaletsky IC, Fagundes-Neto U, Batista de Morais M. Assessment of gliadin in supposedly gluten-free foods prepared and purchased by celiac patients. J Pediatr Gastroenterol Nutr. 2001; 32(1):65-70.
44. Grupo de trabajo del Protocolo para el diagnóstico precoz de la enfermedad celíaca. Protocolo para el diagnóstico precoz de la enfermedad celíaca. Ministerio de Sanidad, Servicios Sociales e Igualdad. Servicio de Evaluación del Servicio Canario de la Salud (SESCS); 2018.
45. Sdepanian VL, de Morais MB, Fagundes-Neto U. Celiac disease: evaluation of compliance to gluten-free diet and knowledge of disease in patients registered at the Brazilian Celiac Association (ACA). Arq Gastroenterol. 2001; 38(4):232-9.
46. Food and Agriculture Organization of the United Nations. Codex Alimentarium Commission. Standard for foods for special dietary use for persons intolerante to gluten. CODEX STAN 118-1979. Adopted in 1979. Amendment: 1983 and 2015. Revision: 2008.
47. Sdepanian VL, Scaletsky IC, de Morais MB, Fagundes-Neto U. Pesquisa de gliadina em medicamentos – informação relevante para a orientação de pacientes com doença celíaca Assessment of gliadin in pharmaceutical products – important information to the orientation of celiac disease patients. Arq Gastroenterol. 2001; 38(3):176-82.
48. Salles DRM. Detecção de glúten em alimentos presumivelmente sem glúten preparados em panificadoras [dissertação]. São Paulo: Universidade Federal de São Paulo – Escola Paulista de Medicina – Unifesp; 2006.

49. Lanzarin CMV, Silva NOE, Venturieri MO, Solé D, Oliveira RP, Sdepanian VL. Celiac Disease and Sensitization to Wheat, Rye, and Barley: Should We Be Concerned? Int Arch Allergy Immunol. 2020 Dec; 15:1-7.

50. Holmes GK. Non-malignant complications of coeliac disease. Acta Paediatr Suppl. 1996; 412:68-75.

51. Card TR, West J, Holmes GK. Risk of malignancy in diagnosed coeliac disease: a 24-year prospective, population-based, cohort study. Aliment Pharmacol Ther. 2004; 20(7):769-75.

52. Misselwitz B, Butter M, Verbeke K, Fox MR. Update on lactose malabsorption and intolerance: pathogenesis, diagnosis and clinical management. Gut. 2019; 68:2080-91.

53. Pilson ME, Kelly AL. Composition of milk from Zalophus californianus, the California sea lion. Science. 1962; 135:104-5.

54. Troelsen JT. Adult-type hypolactasia and regulation of lactase expression. Biochim Biophys Acta. 2005; 1723:19-32.

55. Heyman MB. Lactose intolerance in infants, children and adolescents. Pediatrics. 2006; 118:1279-86.

56. Stephens AM, Haddad AC, Phillips SJ. Passage of carbohydrates into the colon. Gastroenterology. 1983; 85:589-95.

57. Levitt M, Wilt T, Shaukat A. Clinical implications of lactose malabsorption versus lactose intolerance. J Clin Gastroenterol. 2013; 47:471-80.

58. Savilahti E, Launiala K, Kuitunen P. Congenital lactase deficiency. A clinical study on 16 patients. Arch Dis Child. 1983; 58:246-52.

59. Kuokkanen M, Kuokkanen J, Enattah NS, Ylisaukko-oja T, Komu H, Varilo T, et al. Mutations in the translated region of the lactase gene (LCT) underlie congenital lactase deficiency. Am J Hum Genet. 2006; 78:339-44.

60. Hollox E. Genetics of lactase persistence – fresh lessons in the history of milk drink. Eur J Hum Genet. 2005; 13:267-9.

61. Ingran CJ, Mulcare CA, Itan Y, Thomas MG, Swallow DM. Lactose digestion and the evolutionary genetics of lactase persistence. Hum Genet. 2009; 124:579-91.

62. Escoboza PML, Fernandes MIM, Peres LC, Einerhand AWC, Galvão LC. Adult-type hypolactasia: clinical, morphologic and functional characteristics in Brazilian patients at a University Hospital. J Pediatr Gastroenterol Nutr. 2004; 39:361-5.

63. Pretto FM, Silveira TR, Menegaz V, Oliveira J. Má absorção de lactose em crianças e adolescentes: diagnóstico através do teste do hidrogênio expirado com leite de vaca como substrato. J Pediatr (Rio J). 2002; 78:213-8.

64. Robayo-Torres CC, Nichols BL. Molecular differentiation of congenital lactase deficiency from adult-type hypolactasia. Nutr Rev. 2007; 65:95-8.

65. Romaldini CC, Barbieri D. Exames laboratoriais complementares na investigação da diarreia. In: Barbieri D, Kotze LMS, Rodrigues M, Romaldini CC (eds.). Atualização em doenças diarreicas da criança e do adolescente. São Paulo: Atheneu; 2010. p. 669-89.

66. Gasbarrini A, Corazza GR, Gasbarrini G, Montalto M, Di Stefano M, Basilisco G, et al. Methodology and indications of H2- breath testing in gastrointestinal diseases: the Rome Consensus Conference. Aliment Pharmacol Ther. 2009; 29(Suppl. 1):1-49.

67. Di Stefano M, Terulla V, Tana P, Mazzocchi S, Romero E, Corazza GR. Genetic test for lactase non-persistence and hydrogen breath test: is genotype better than phenotype to diagnose lactose malabsorption? Dig Liver Dis. 2009; 41:474-49.

68. Mattar R, Mazo DFC. Intolerância à lactose: mudança de paradigmas com a biologia molecular. Rev Assoc Med Bras. 2010; 56:230-6.

69. Ross AC, Manson JE, Abrams SA, Aloia JF, Brannon PM, Clinton SK, et al. The 2011 Dietary Reference Intakes for calcium and vitamin D: what dietetics practitioners need to know? J Am Diet Assoc. 2011; 111:524-7.

70. De Angelis RC. Fome oculta, impacto para a população do Brasil. De Angelis RC (eds.). São Paulo: Atheneu; 1999.

71. Uggioni PL, Fagundes RLM. Tratamento dietético da intolerância à lactose infantil. Teor de lactose em alimentos. Hig Alim. 2006; 21:24-9.

72. Galvão LC, Fernandes MIM, Thomas ACP, Gonsalves AAM. Conteúdo de lactose e atividade de beta-galactosidase em iogurtes, queijos e coalhadas produzidos no Brasil. Rev Paul Pediatria. 1999; 13:77-81.

73. Montalto M, Curigliano V, Santoro L, Vastola M, Cammarota G, Manna R. Management and treatment of lactose malabsorption. World J Gastroenterol. 2006; 12:187-91.

74. Lin MY, Dipalma JÁ, Martini MC, Gross CJ, Harlander SK, Savaiano DA. Comparative effects of exogenous lactase (beta-galactosidase) preparations on in vivo lactose digestion. Dig Dis Sci. 1993; 38:2022-7.

75. Reichel H, Koeffler HP, Norman AW. The role of vitamin D endocrine system in health and disease. N Engl J Med. 1989; 320:980-91.

76. Holick MF. Vitamin D deficiency. N Engl J Med. 2007; 357:266-81.

77. Holick MF. Vitamin D: importance in the prevention of cancers, type 1 diabetes, heart disease and osteoporosis. Am J Clin Nutr. 2004; 79:362-71 [Erratum, Am J Clin Nutr 2004; 79:890].

78. Elamin MB, Abu Elnour NO, Elamin KB, Fatourechi MM, Alkatib AA, Almandoz JP, et al. Vitamin D and cardiovascular outcomes: a systematic review and meta-analysis. J Clin Endocrinol Metab. 2011; 96:1931-42.

Seção
4

Obesidade

Capítulo 18

Avaliação clínica e laboratorial da criança e do adolescente obesos

Maria Arlete Meil Schimith Escrivão

Avaliação clínica da criança e do adolescente obesos

A avaliação clínica da criança e do adolescente obesos inclui o histórico, o exame físico, com avaliação antropométrica, e a detecção de possíveis repercussões do excesso de peso.[1]

Na anamnese de uma criança ou de um adolescente com obesidade, algumas informações devem ser destacadas: idade que iniciou o ganho excessivo de peso; fatores desencadeantes; evolução da doença; tratamentos prévios para controle do peso; dados referentes à gestação e ao parto;[2] peso e comprimento ao nascimento; ganho de peso nos 2 primeiros anos de vida;[3,4] desenvolvimento neuropsicomotor; antecedentes mórbidos; uso de medicamentos que aumentam o apetite (anti-histamínicos, corticosteroides); histórico alimentar (tempo de aleitamento materno,[5,6] idade de introdução e qualidade da alimentação complementar,[7] dia alimentar habitual, preferências alimentares, comportamentos relacionados com a alimentação, horários das refeições); atividade física desenvolvida pela criança ou pelo adolescente (aulas de educação física e atividades extracurriculares); tempo gasto com atividades sedentárias (televisão, *videogame*, computador, *tablet*, celular); horas de sono.

No interrogatório sobre os diversos aparelhos, averiguar a presença de dores articulares nos membros inferiores, provocadas pelo impacto do excesso de peso nas articulações que sustentam o peso corporal, lesões de pele (estrias, acantose *nigricans*, associação de infecções fúngicas e bacterianas, especialmente em dobras profundas), roncos e múltiplos despertares durante o sono, comuns na apneia obstrutiva do sono, alterações menstruais nas adolescentes, que costumam ocorrer na síndrome dos ovários policísticos, sintomas de depressão e ansiedade.

O histórico familiar deve incluir obesidade e as morbidades associadas, como diabetes tipo 2, hipertensão arterial, dislipidemias e doenças cardiovasculares.

O diagnóstico de obesidade é feito com a utilização de métodos antropométricos de fácil aplicação e baixo custo. O peso e a estatura são os dados rotineiramente coletados. Com os dados de peso e estatura, calcula-se o índice de massa corpórea (IMC) = peso (kg) ÷ estatura^2 (metros), que apresenta boa correlação com a quantidade de gordura corporal.

O valor do IMC encontrado deverá ser analisado, utilizando-se um referencial internacional como o da Organização Mundial da Saúde (OMS) (2006, 2007).[8] O diagnóstico do excesso de peso é baseado em percentis ou escores-z do IMC/idade, como mostrado na Tabela 18.1.

Tabela 18.1 – IMC/idade			
Percentil	**Escore-z**	**< 5 anos**	**5 a 20 anos incompletos**
> 85 e ≤ 97	> +1 e ≤ +2	Risco de sobrepeso	Sobrepeso
> 97 e ≤ 99,9	> +2 e ≤ +3	Sobrepeso	Obesidade
> 99,9	> +3	Obesidade	Obesidade grave

Fonte: OMS, 2006, 2007.[8]

As pregas cutâneas, que fornecem indiretamente a quantidade de gordura corporal, também podem ser mensuradas. Há necessidade de treinamento adequado do profissional que realizará essas medidas, pois os erros são muito frequentes. As mais utilizadas em crianças são a tricipital e a subescapular. A espessura da prega cutânea (em milímetros) é obtida por meio de um plicômetro e deve ser comparada com valores de referência, como os da OMS.[8]

Sempre que possível, avaliar a composição corporal do obeso. O método considerado padrão-ouro para essa avaliação é a absorciometria por dupla emissão de feixes de raios X (DXA – *dual-energy x-ray absorptiometry*), que detecta a quantidade de massa magra e de massa gorda e fornece a distribuição anatômica da gordura corporal. Trata-se de um método pouco invasivo e bastante utilizado para essa finalidade.

Na Tabela 18.2 pode ser encontrada a distribuição, em percentis, do percentual de gordura corporal, segundo idade e sexo.[9]

A circunferência abdominal (CA) é um parâmetro importante a ser avaliado no obeso, pois mede indiretamente os depósitos intra-abdominais de gordura. A adiposidade central (abdominal) está relacionada ao maior risco de desenvolvimento de morbidades associadas à obesidade. A medida é realizada com uma fita métrica inextensível, no ponto médio entre a borda inferior da última costela e a borda superior da crista ilíaca. Valores elevados da circunferência abdominal (a partir do percentil 90) em crianças e adolescentes são associados a alterações metabólicas, como resistência insulínica e dislipidemias, a hipertensão arterial e maior risco cardiovascular.[10]

A Tabela 18.3, derivada do Bogalusa Heart Study,[10] apresenta os valores de circunferência abdominal, segundo idade, sexo e raça, com ponto de corte no percentil 90.

Tabela 18.2 – Distribuição, em percentis, do percentual de gordura corporal por idade e sexo									
Anos	**Percentis**								
	2	**9**	**25**	**50**	**75**	**85**	**91**	**95**	**98**
Meninos									
5,0	12,2	13,1	14,2	15,6	17,4	18,6	19,8	21,4	23,6
6,0	12,4	13,3	14,5	16,0	18,0	19,5	20,9	22,7	25,3
7,0	12,6	13,6	14,9	16,5	18,8	20,4	22,0	24,1	27,2
8,0	12,7	13,8	15,2	17,0	19,5	21,3	23,1	25,5	29,1
9,0	12,8	14,0	15,5	17,5	21,2	22,2	24,2	26,8	31,0
10,0	12,8	14,1	15,7	17,8	20,7	22,8	25,0	27,9	32,4
11,0	12,6	13,9	15,4	17,7	20,8	23,0	25,3	28,3	32,9
12,0	12,1	13,4	15,1	17,4	20,4	22,7	25,0	27,9	32,2
13,0	11,5	12,8	14,5	16,8	19,8	22,0	24,2	27,0	31,0
14,0	10,9	12,3	14,0	16,2	19,2	21,3	23,3	25,9	28,2
15,0	10,4	11,8	13,6	15,8	18,7	20,7	22,6	25,0	28,2
16,0	10,1	11,5	13,3	15,5	18,4	20,3	22,1	24,3	27,2
17,0	9,8	11,3	13,1	15,4	18,3	20,1	21,8	23,9	26,5
18,0	9,6	11,2	13,1	15,4	18,3	20,1	21,7	23,6	25,9
Meninas									
5,0	13,8	15,0	16,4	18,0	20,1	21,5	22,8	24,3	26,3
6,0	14,4	15,7	17,2	19,1	21,5	23,0	24,5	26,2	28,4
7,0	14,9	16,3	18,1	20,2	22.8	24.5	26.1	28.0	30.5
8,0	15,3	16,9	18,9	21,2	24,1	26,0	27,7	29,7	32,4
9,0	15,7	17,5	19,6	22,1	25,2	27,2	29,0	31,2	33,9
10,0	16,0	17,9	20,1	22,8	26,0	28,2	30,1	32,2	35,0
11,0	16,1	18,1	20,4	23,3	26,6	28,8	30,7	32,8	35,6
12,0	16,1	18,2	20,7	23,5	27,0	29,1	31,0	33,1	35,8
13,0	16,1	18,3	20,8	23,8	27,2	29,4	31,2	33,3	25,9
14,0	16,0	18,3	20,9	24,0	27,5	29,6	31,5	33,6	36,1
15,0	15,7	18,2	21,0	24,1	27,7	29,9	31,7	33,8	36,3
16,0	15,5	18,1	21,0	24,3	27,9	30,1	32,0	34,1	36,5
17,0	15,1	17,9	21,6	24,4	28,2	30,4	32,3	34,4	36,8
18,0	14,7	17,7	21,0	24,6	28,5	30,8	32,7	34,8	37,2

*Os percentis de 2, 85 e 95 definem os pontos de corte para redução de gordura corporal, excesso de gordura corporal e obesidade.

Fonte: MacCarthy et al., 2006.[9]

Tabela 18.3 – Circunferência abdominal em crianças e adolescentes											
Idade (anos)	BRANCOS						NEGROS				
	Meninos			Meninas			Meninos			Meninas		
	Percentil			Percentil			Percentil			Percentil		
	N	50	90	N	50	90	N	50	90	N	50	9
5	28	52	59	34	51	57	36	52	56	34	52	56
6	44	54	61	60	53	60	42	54	60	52	53	59
7	54	55	61	55	54	64	53	56	61	52	56	67
8	95	59	75	75	58	73	54	58	67	54	58	65
9	53	62	77	84	60	73	53	60	74	56	61	78
10	72	64	88	67	63	75	53	64	79	49	62	79
11	97	68	90	95	66	83	58	64	79	67	67	87
12	102	70	89	89	67	83	60	68	87	73	67	84
13	82	77	95	78	69	94	49	68	87	64	67	81
14	88	73	99	54	69	96	62	72	85	51	68	92
15	58	73	99	58	69	88	44	72	81	54	72	85
16	41	77	97	58	68	93	41	75	91	34	75	90
17	22	79	90	42	66	86	31	78	101	35	71	105

Fonte: Freedman et al.,1999.[10]

As crianças e os adolescentes obesos podem apresentar prejuízos psicossociais, como isolamento social, *bullying*, especialmente no ambiente escolar, e processos depressivos,[11] além de algumas alterações detectáveis ao exame físico, conforme descrito a seguir.

Alterações ortopédicas[12]

O abdome proeminente do obeso promove o deslocamento anterior do centro de gravidade corporal, com acentuação da lordose lombar, aumento da inclinação anterior da pelve e rotação interna dos quadris. Esse quadro pode causar deformidades distais, como os joelhos valgos e os pés planos valgos.

O excesso de peso também costuma provocar traumas nas articulações que sustentam o peso corporal, como nos quadris, joelhos e tornozelos, com o desenvolvimento de processos degenerativos e dores articulares.

Alterações dermatológicas[13]

As estrias são muito comuns, devido ao esgarçamento da pele provocado pelo excesso de tecido adiposo subcutâneo.

As infecções fúngicas, associadas ou não a processos bacterianos, também ocorrem com muita frequência nas regiões de dobras profundas, facilitadas pela presença da umidade nesses locais e pelo atrito com roupas, principalmente de tecidos sintéticos.

Nos casos de obesidade com hiperinsulinismo, pode ser observada a acantose *nigricans*, uma hiperpigmentação da pele que surge principalmente no pescoço e nas axilas.

Hipertensão arterial

A pressão sistólica e a diastólica aumentam com o incremento do IMC.[14] A obesidade é uma das principais causas de hipertensão arterial em crianças e adolescentes, favorecendo complicações cerebrovasculares e cardiovasculares futuras.[15,16]

O diagnóstico de hipertensão arterial é feito quando os valores da pressão sistólica e/ou diastólica estão no percentil 95 ou acima deste, em três ou mais ocasiões, e de pré-hipertensão, quando estão entre os percentis 90 e 95, de acordo com o sexo, a idade e a altura.[17]

Quando, ao exame clínico, for diagnosticada hipertensão arterial, especialmente em adolescentes obesos e hipertensos há muito tempo, as seguintes avaliações devem ser realizadas com o objetivo de detectar possíveis lesões em órgãos-alvo: fundo de olho, eletrocardiograma, radiografia de tórax, ureia, creatinina, sódio, potássio e urina tipo 1.

Outras consequências do excesso de peso, que necessitam de exames subsidiários para serem diagnosticadas, são descritas a seguir.

Alterações do metabolismo da glicose

Aproximadamente 25% das crianças obesas apresentam alterações do metabolismo da glicose, como resistência insulínica, hiperinsulinemia, intolerância à glicose, que podem culminar com o diabetes melito tipo 2.[18]

A resistência insulínica consiste na incapacidade do organismo de responder à ação da insulina. Para a manutenção da tolerância normal à glicose, ocorre aumento compensatório da secreção de insulina pelas células betapancreáticas, desencadeando, assim, o hiperinsulinismo. A insulinemia de jejum é normal quando está abaixo de 15 μUI/mL. A resistência insulínica pode ser avaliada pelo índice HOMA-IR (*Homeostasis Model Assessment of Insulin Resistance*), calculado pela seguinte fórmula:[19]

$$\text{HOMA-IR} = \text{glicemia jejum (mmol/L)} \times \text{insulinemia jejum (\mu U/mL)} \div 22{,}5$$

Para converter a glicemia em mg/dL para mmol/L, basta multiplicar o valor por 0,05.

Considera-se resistência insulínica quando os valores de HOMA-IR estão acima de 3,43. Quanto maior o valor do HOMA-IR, maior é o grau da resistência insulínica.

São identificados como normais os valores de glicemia de jejum < 100 mg/dL; alterados entre 100 e < 126 mg/dL; e, a partir de 126 mg/dL, faz-se o diagnóstico de diabetes melito. Quando são encontrados valores alterados de glicemia de jejum (entre 100 e 126 mg/dL), há indicação do teste de tolerância oral à glicose. Após 2 horas da sobrecarga oral, valores de glicemia < 140 mg/dL são normais; aqueles entre 140 e 200 mg/dL, são considerados intolerância à glicose; e, a partir de 200 mg/dL, é feito o diagnóstico de diabetes melito.[20]

Dislipidemias

Uma repercussão metabólica bastante comum na obesidade está relacionada com os níveis adversos de lipídios. As alterações do perfil lipídico encontradas com maior frequência em indivíduos obesos consistem no aumento de triglicérides e na diminuição da fração HDL-C.

Os valores de referência do perfil lipídico para crianças e adolescentes, segundo a I Diretriz de Prevenção da Aterosclerose na Infância e na Adolescência da Sociedade Brasileira de

Cardiologia,[21] são: colesterol total < 150 mg/dL, valor desejável; valores entre 150 e 170 mg/dL são considerados limítrofes; e, a partir de 170 mg/dL, aumentados; os pontos de corte para o LDL-C e os triglicérides são os mesmos: < 100 mg/dL, valor desejável; valores entre 100 e 129 mg/dL são considerados limítrofes; e a partir de 130 mg/dL, aumentados; quanto ao HDL-C, é desejável que seja ≥ 45 mg/dL.

Doença gordurosa do fígado não alcoólica

A doença gordurosa do fígado não alcoólica também pode ocorrer em crianças e adolescentes obesos.[22] O aumento de triglicérides e ácidos graxos livres circulantes contribui para o acúmulo de gordura no fígado, desencadeando a esteatose hepática, que pode progredir para esteato-hepatite e cirrose hepática. As lesões hepáticas decorrem de mecanismos combinados, que envolvem a resistência insulínica e o estresse oxidativo.[23]

Em geral, os casos apenas com esteatose não apresentam sintomas. Quando evoluem para esteato-hepatite, podem surgir náuseas, desconforto no quadrante superior direito do abdome e hepatomegalia.

Para avaliação da função hepática do obeso, devem ser realizadas as dosagens de AST, ALT, gama-GT, e, para detectar a presença e o grau da esteatose, é necessária a realização da ultrassonografia hepática.

Alterações respiratórias

Também são comuns em crianças e adolescentes com obesidade. Os casos graves podem apresentar a síndrome da apneia obstrutiva do sono,[24] caracterizada por roncos, sono agitado com múltiplos despertares e pausas respiratórias. Além das manifestações que ocorrem durante o período de sono, geralmente apresentam sonolência diurna e déficits neurocognitivos. O diagnóstico é confirmado pela polissonografia, que consiste no monitoramento do paciente, com registro de eletroencefalograma, eletromiograma, eletro-oculograma, eletrocardiograma, fluxo de ar nasal e bucal, esforço respiratório e saturação de oxigênio. O exame é realizado durante uma noite inteira, durando de 6 a 8 horas seguidas, e todas as variáveis descritas são monitoradas de maneira simultânea e contínua.

Síndrome metabólica

Quando o adolescente apresenta obesidade abdominal e morbidades associadas, como hipertensão arterial, dislipidemia e alterações do metabolismo da glicose, pode ser feito o diagnóstico de síndrome metabólica (SM).

A obesidade, especialmente com depósitos intra-abdominais de gordura, tem papel central no estabelecimento das repercussões adversas que compõem a síndrome metabólica, que, por sua vez, é considerada importante fator de risco para o diabetes tipo 2 e as doenças cardiovasculares.[25]

Não há consenso na literatura sobre o critério mais adequado para o diagnóstico de síndrome metabólica em crianças e adolescentes.[26] As constantes mudanças fisiológicas no metabolismo e na composição corporal, que ocorrem na infância e na adolescência, dificultam o estabelecimento de pontos de corte específicos para os parâmetros utilizados no diagnóstico dessa síndrome. Além disso, faltam estudos de longo seguimento em crianças e adolescentes associando esses valores com doenças futuras. Os critérios propostos pela Federação Internacional de Diabetes (IDF) são bastante utilizados e definem a SM em adolescentes, são eles:[27]

- Abaixo de 6 anos: excluídas da definição.
- 6 anos e abaixo de 10 anos: não se faz o diagnóstico de SM. Quando a criança apresenta obesidade central (CA > P90) + antecedentes familiares de obesidade, diabetes tipo 2, dislipidemias, hipertensão arterial, doença cardiovascular – os demais parâmetros devem ser avaliados.
- 10 anos e abaixo de 16 anos: o diagnóstico é feito quando há obesidade central (CA > P90) e duas ou mais das seguintes alterações:
  - Triglicerídeos ≥ 150 mg/dL; HDL-C < 40 mg/dL; glicemia > 100 mg/dL ou a presença de diabetes tipo 2; PAS (pressão arterial sistólica) > 130 mmHg ou PAD (pressão arterial diastólica) > 85 mmHg.
  - A partir de 16 anos: deve ser usado o critério da IDF para adultos, com os mesmos pontos de corte utilizados para indivíduos abaixo de 16 anos para TG, pressão arterial e glicemia; CA > 94 cm para homens e > 80 cm para mulheres; HDL-C < 40 mg/dL para homens e < 50 mg/dL para mulheres.

Referências bibliográficas

1. Sociedade Brasileira de Pediatria. Departamento Científico de Nutrologia. Manual de Orientação – Obesidade na infância e adolescência. 3. ed. São Paulo: SBP; 2019.
2. Scerri C, Savona-Ventura C. Early metabolic imprinting as a determinant of childhood obesity. Int J of Diabetes Mellitus. 2010; 2:175-78.
3. Munthali RJ, Kagura J, Lombard Z, Norris SA. Early life growth predictors of childhood adiposity trajectories and future risk for obesity: birth to twenty cohort. Childhood Obesity. 2017; 13(5):384-91.
4. Weber M, Grote V, Closa-Monasterolo R, Escribano J, Langhendries JP, Dain E, et al.; The European Childhood Obesity Trial Study. Lower protein content in infant formula reduces BMI and obesity risk at school age: follow-up of a randomized trial. Am J Clin Nutr. 2014; 99:1041-51.
5. Ma J, Qiao Y, Zhao P, Li W, Katzmarzyk PT, Chaput JP. Breastfeeding and childhood obesity: a 12-country study. Matern Child Nutr. 2020; 16(3):e12984.
6. Wang L, Collins C, Ratliff M, Xie B, Wang Y. Breastfeeding Reduces Childhood Obesity Risks. Childhood Obesity. 2017; 13(3):197-204.
7. Laving AR, Hussain SR, Atieno DO. Overnutrition: Does Complementary Feeding Play a Role? Ann Nutr Metab. 2018; 73(suppl. 1):15-8.
8. World Health Organization. Child growth standards. Geneva: WHO. Disponível em:http://www.who.int/childgrowth/standards/bmi_for_age/en/. Acesso em: 25 jan. 2021.
9. McCarthy HD, Cole TJ, Fry T, Jebb SA, Prentice AM. Body fat reference curve for children. Int J Obes. 2006; 30:598-602.
10. Freedman DS, Serdula MK, Srinivasan SR, Berenson GS. Relation of circumferences and skinfold thicknesses to lipid and insulin concentrations in children and adolescents: The Bogalusa Heart Study. Am J Clin Nutr. 1999; 69:308-17.
11. Andrade TM. Experiência na avaliação e na abordagem psicodinâmica de crianças e adolescentes obesos do Ambulatório de Obesidade da Disciplina de Nutrologia do Departamento de Pediatria da Universidade Federal de São Paulo [tese de mestrado]. São Paulo: Unifesp/EPM; 2010.

12. Gettys FK, Jackson JB, Frick SL. Obesity in pediatric orthopaedics. Orthop Clin North Am. 2011; 42(1):95-105.
13. Yosipovitch G, DeVore A, Dawn A. Obesity and the skin: Skin physiology and skin manifestations of obesity. J Am Acad Dermatol. 2007; 56:901-16.
14. Bloch KV, Klein CH, Szklo M, Kuschnir MCC, Abreu GA, Barufaldi LA, et al. ERICA: prevalences of hypertension and obesity in Brazilian adolescents. Rev Saúde Pública. 2016; 50(suppl. 1):S1-12.
15. Lloyd LJ, Langley-Evans SC, McMullen S. Childhood obesity and adult cardiovascular disease risk: a systematic review. International Journal of Obesity. 2010; 34:18-28.
16. Lavrador MSF, Abbes PT, Escrivão MAMS, Taddei JAAC. Riscos cardiovasculares em adolescentes com diferentes graus de obesidade. Arq Bras Cardiol. 2011; 96(3):205-11.
17. National High Pressure Education Program Working Group on High Blood Pressure in Children and Adolescents. The fourth report on the diagnosis, evaluation, and treatment of high blood pressure in children and adolescents. Pediatrics. 2004; 114(2):555-76.
18. Tfayli H, Arslanian S. Pathophysiology of type 2 diabetes mellitus in youth: the evolving chameleon. Arq Bras Endocrinol Metabol. 2009; 53:165-74.
19. Cuartero B, Lecalle C, Lobo C, Vergaz A, Rey C, Villar MJ, Martinez E. Índice HOMA y QUICKI, insulina y peptido C en ninos sanos. An Pediatr (Barc). 2007; 66(5):481-90.
20. Sociedade Brasileira de Diabetes. Diretrizes da Sociedade Brasileira de Diabetes. Tratamento e Acompanhamento do Diabetes Mellitus. Rio de Janeiro: Diagraphic; 2007.
21. Giuliano ICB, Caramelli B, Pellanda L, Duncan B, Mattos S, Fonseca FH (eds.). I Diretriz de prevenção da aterosclerose na infância e adolescência. Arq Bras Cardiol. 2005; 85(Supl. 6):S4-36.
22. Lira ARF, Oliveira FLC, Escrivão MAMS, Colugnati FAB, Taddei JAAC. Hepatic steatosis in a school population of overweight and obese adolescents. J Pediatr. 2010; 86(1):45-52.
23. Wicklow BA, Wittmeier KDM, Macintosh AC, Sellers EA, Ryner L, Serrai H, et al. Metabolic consequences of hepatic steatosis in overweight and obese adolescents. J Diabetes Care. 2012; 22:1-6.
24. Arens R, Sin S, Nandalike K, Rieder J, Khan UI, Freeman K, et al. Upper airway structure and body fat composition in obese children with obstructive sleep apnea syndrome. Am J Respir Crit Care Med. 2011; 183:782-7.
25. Bremer AA, Mietus-Snyder M, Lustig RH. Toward a Unifying Hypothesis of Metabolic Syndrome. Pediatrics. 2012; 129:557-70.
26. Cavali MLR, Escrivão MA, Brasileiro RS, Taddei JA. Metabolic syndrome: comparison of diagnosis criteria. J Ped. 2010; 86(4):325-30.
27. Zimmet P, Alberti G, Kaufman F, Tajima N, Silink M, Arslanian S, et al. International Diabetes Federation Task Force on Epidemiology and Prevention of Diabetes. The metabolic syndrome in children and adolescents. Lancet. 2007; 369(9579):2059-61.

Capítulo 19

Alterações do metabolismo da glicose: a progressão da resistência insulínica

Louise Cominato
Thais Della Manna

Introdução

A epidemia de obesidade vem afetando assustadoramente crianças e adolescentes em todo o mundo. A ocorrência de comorbidades como resistência à insulina, pré-diabetes, diabetes melito tipo 2 (DM2) e síndrome metabólica, já encontradas na faixa etária pediátrica, contribui enormemente para o aumento de risco cardiovascular e piora da qualidade de vida.

A obesidade tem aumentado em todas as faixas etárias pediátricas. A prevalência de sobrepeso e obesidade combinada aumentou globalmente de 27,5% para adultos e 47,1% para crianças entre os anos de 1980 e 2013. Houve aumento substancial na prevalência entre crianças e adolescentes nos países em desenvolvimento: de 8,1% para 12,9% entre os meninos e de 8,4% para 13,4% em meninas.[1]

O excesso de peso e o acúmulo de tecido adiposo resultam em processos patológicos, como resistência insulínica, hipertensão arterial sistêmica e dislipidemia, que estão associados ao desenvolvimento de aterosclerose. A coexistência de alterações metabólicas e hemostáticas serve de base para a doença coronariana no adulto. Estudos clínicos e epidemiológicos têm claramente estabelecido a relação entre obesidade e doenças cardiovasculares, resistência à insulina e DM2.[2]

Homeostase da glicose e resistência insulínica

A homeostase da glicose depende do equilíbrio entre a secreção de insulina pela célula beta pancreática e a ação da insulina nos tecidos-alvo. A evolução da glicemia normal para a intolerância à glicose está associada ao agravamento da resistência insulínica, sendo um fator preditivo forte para o desenvolvimento do DM2 e para a doença cardiovascular.[3,4]

À medida que o tecido adiposo se expande, em especial na região visceral, ocorre hipertrofia das células adiposas, que passam a ser mais resistentes à ação da insulina para suprimir a lipólise. Esses adipócitos também secretam substâncias pró-inflamatórias, como interleucina-6 e fator de necrose tumoral-alfa, ácidos graxos livres, inibidor do ativador do plasminogênio-1, além de adipocinas, como resistina e proteína ligadora de retinol 4, que promovem o aumento da resistência insulínica.[5,6]

O aumento da secreção insulínica ocorre por uma capacidade secretora compensatória das células beta. Quando essa compensação falha, resulta em uma secreção de insulina insuficiente, portanto, a resistência insulínica pode evoluir para diminuição da secreção de insulina pelas células beta, por aumentar as necessidades de insulina. A deficiência insulínica causa redução da captação muscular de glicose, aumento da mobilização de ácidos graxos livres do tecido adiposo e produção exagerada de glicose pelo fígado. A hiperglicemia acontecerá, inicialmente, após as refeições e, mais tardiamente, no período de jejum. A hiperglicemia pode agravar tanto a resistência insulínica quanto a diminuição da secreção da célula beta, propiciando o desenvolvimento de DM2.[4]

Na puberdade existe uma resistência insulínica fisiológica que, somada a ganho de peso, aumento da adiposidade visceral, consumo frequente de dietas gordurosa e estilo de vida sedentário, aumenta o risco de desenvolvimento de diabetes tipo 2 nessa faixa etária. Situações precoces da vida podem ser consideradas de risco para o desenvolvimento de sobrepeso, resistência à insulina e risco de diabetes tipo 2, como: ter nascido pequeno para a idade gestacional (PIG) ou grande para idade gestacional (GIG), obesidade materna ou por diabetes gestacional e DM2 materno.

A secreção de insulina depende da gravidade e da duração da doença, e o comprometimento pode variar desde uma resposta atrasada, mas exuberante à sobrecarga de glicose, até uma insuficiência evidente. Adultos com sintomatologia diabética apresentam uma redução de 50% na secreção de insulina à época do diagnóstico, podendo ficar dependentes de insulina dentro de alguns anos. Dados do estudo norte-americano TODAY (*Treatment Options for T2DM in Adolescents and Youth*) sugerem que a perda de secreção de insulina é ainda mais rápida quando o DM2 começa na adolescência.[7-10]

Síndrome metabólica

A combinação de dislipidemia, regulação anormal da glicose, obesidade/aumento da circunferência abdominal e hipertensão é conhecida coletivamente como síndrome metabólica (SM).[11]

Inicialmente descrita por Kylin em 1920, foi renomeada por Reaven em 1988 como síndrome X. Em 2001, o Programa Nacional de Educação sobre o Colesterol (NCEP) *Adult Treatment Panel III* (ATP III) definiu o termo "síndrome metabólica" para descrever a presença de quaisquer 3 de 5 riscos particulares: hiperglicemia, hipertrigliceridemia, adiposidade central, hipertensão e baixa das lipoproteínas de alta densidade (HDL-c).[6,5]

Os critérios de definição de SM da infância foram propostos pela International Diabetes Federation (IDF), em 2007, e continuam sendo aceitos pela maioria dos autores do assunto, conforme a Tabela 19.1.[5,12]

A origem fisiopatológica da SM está associada à resistência à insulina. Na resistência insulínica, a ação da insulina gerando lipogênese no fígado não é prejudicada, causando a liberação de ácidos graxos livres e triglicerídeos na circulação, resultando em dislipidemia.[5]

Tabela 19.1 – Critérios de definição de síndrome metabólica – IDF			
	< 10 anos	**Entre 10 e 16 anos**	**16 anos**
Definição	Não definir	> CA + 2 critérios	> CA + 2 critérios
Circunferência abdominal (CA)	-	≥ percentil 90	Homem > 94 cm Mulher > 80 cm
Glicemia (mg/dL)	-	≥ 100	≥ 100
Triglicérides (mg/dL)	-	≥ 150	≥ 150
HDL-c (mg/dL)	-	< 40	< 40: homem < 50: mulher
Pressão sistólica (mmHg)	-	≥ 130/85	≥ 130/85

Fonte: Zimmet et al., 2007.[12]

Morrison *et al.*, ao avaliarem cerca de 800 crianças e adolescentes, observaram 4% de prevalência de SM nessa população. Ao reavaliar os mesmos pacientes 25 anos depois, constataram que 19,4% dos adultos que apresentaram SM na infância apresentaram doença cardiovascular, enquanto somente 1,5% dos adultos que não tiveram SM na infância apresentaram doença cardiovascular. O mesmo ocorreu com o risco de diabetes – o número de diabéticos triplicou entre os adultos que apresentaram SM quando crianças, mostrando a importância do diagnóstico e do tratamento da SM desde a infância.[13,14]

Diabetes tipo 2

Concomitantemente à epidemia de obesidade infantil, a incidência e a prevalência de DM2 também se elevaram significativamente. Os estudos indicam que grande parte dos diabetes recém-diagnosticados em adolescentes é do tipo 2. Os principais fatores de risco associados ao DM2 na infância são: obesidade, antecedente familiar para DM2, diabetes gestacional materno, puberdade, certas etnias, alto ou baixo peso ao nascimento e presença de SM. O DM2 aparece preferencialmente em adolescentes na fase puberal, com idade média de 13 anos, e afeta mais meninas que meninos em uma proporção de 1,5:1 a 3:1.[15]

No Brasil, segundo dados do estudo ERICA (*Estudo de Riscos Cardiovasculares em Adolescentes*), o DM2 em adolescentes é subestimado e pouco diagnosticado. Nesse estudo, estima-se que mais de 200 mil adolescentes brasileiros apresentem diabetes tipo 2.[16]

Por ser uma "doença silenciosa", discute-se a importância de se fazer uma triagem diagnóstica na infância. A American Diabetes Association (ADA) recomenda a realização de glicemia de jejum a cada 2 anos em crianças com idade > 10 anos ou em início de puberdade para triagem diagnóstica.[15,17]

O diagnóstico é feito por medidas de glicose plasmática de jejum, ou dosagens de glicose aleatórias ou durante o teste oral de tolerância à glicose (TOTG) da seguinte forma:[15,18]
- Sintomas de diabetes associados a glicemia aleatória ≥ 200 mg/dL.
- Glicemia de jejum ≥ 126 mg/dL (necessários dois testes).
- Glicemia no tempo 120 min do TOTG ≥ 200 mg/dL (dois testes).
- Hb glicada ≥ 6,5% (dois testes).

O tratamento do DM2 na infância envolve mudanças no estilo de vida, como reeducação alimentar, atividade física e medicamentos. A recomendação de medicação para uso pediátrico é a metformina, que aumenta a sensibilidade da insulina e reduz a gliconeogênese hepática. A dose recomendada é de 1 a 2,5 mg/dia, após as principais refeições, para reduzir os efeitos colaterais gastrintestinais, como náuseas, vômitos, dor abdominal e diarreia.[15]

Recentemente, a liraglutida foi aprovada para uso em adolescentes com DM2. Trata-se de um análogo do GLP-1 (*glucagon-like peptide-1*), que atua sobre as células do pâncreas, reduzindo a secreção inapropriada de glucagon, estimulando a liberação de insulina mediada pela ingestão de glicose, reduzindo o esvaziamento gástrico e atuando sobre o centro da saciedade, reduzindo o apetite. Com isso, ocorrem plenitude pós-prandial, emagrecimento, melhora da glicemia de jejum e pós-prandial. A dose usual é de 1,8 mg/dia e pode ser adicionada à metformina. Os efeitos colaterais mais comuns são gastrintestinais, especialmente náuseas.[19]

O tratamento com insulina é indicado nos casos de hiperglicemias mais graves, cetose, em associação às insuficiências cardíaca, renal e hepática, bem como em pacientes que não respondem bem ao tratamento inicial.

Conclusão

A obesidade está intimamente associada a alterações do metabolismo da glicose.

Evidências recentes sugerem que jovens com DM2 apresentam maior suscetibilidade às complicações do diabetes, por se desenvolverem em idade mais precoce, o que corresponderia a um fenótipo potencialmente mais letal que o DM1 iniciado na infância.

O diagnóstico e tratamento precoces, bem como o acompanhamento das possíveis comorbidades, são essenciais para manter a qualidade de vida desses pacientes.

Referências bibliográficas

1. Ng M, Fleming T, Robinson M, Thomson B, Graetz N, Margono C, et al. Global, regional, and national prevalence of overweight and obesity in children and adults during 1980-2013: a systematic analysis for the Global Burden of Disease Study 2013. Lancet. 2014; 384(9945):766-81.
2. WHO. Obesity: preventing and managing the global epidemic. Report of a WHO consultation. World Health Organ Tech Rep Ser. 2000; 894:i-xii, 1-253.
3. Kleber M, de Sousa G, Papcke S, Wabitsch M, Reinehr T. Impaired glucose tolerance in obese white children and adolescents: three to five year follow-up in untreated patients. Exp Clin Endocrinol Diabetes. 2011; 119(3):172-6.
4. Arslanian SA. Type 2 diabetes mellitus in children: pathophysiology and risk factors. J Pediatr Endocrinol Metab. 2000; 13(Suppl. 6):1385-94.
5. Magge SN, Goodman E, Armstrong SC. The metabolic syndrome in children and adolescents: shifting the focus to cardiometabolic risk factor clustering. Pediatrics. 2017; 140(2):e20171603.
6. Damiani D, Kuba VM, Cominato L, Dichtchekenian V, Menezes Filho HC. Metabolic syndrome in children and adolescents: doubts about terminology but not about cardiometabolic risks. Arq Bras Endocrinol Metabol. 2011; 55(8):576-82.
7. Druet C, Tubiana-Rufi N, Chevenne D, Rigal O, Polak M, Levy-Marchal C. Characterization of insulin secretion and resistance in type 2 diabetes of adolescents. J Clin Endocrinol Metab. 2006; 91(2):401-4.
8. Intensive blood-glucose control with sulphonylureas or insulin compared with conventional treatment and risk of complications in patients with type 2 diabetes (UKPDS 33). UK Prospective Diabetes Study (UKPDS) Group. Lancet. 1998; 352(9131):837-53.

9. Zeitler P, Hirst K, Pyle L, Linder B, Copeland K, Arslanian S, et al. A clinical trial to maintain glycemic control in youth with type 2 diabetes. N Engl J Med. 2012; 366(24):2247-56.
10. TODAY Study Group. Rapid rise in hypertension and nephropathy in youth with type 2 diabetes: the TODAY clinical trial. Diabetes Care. 2013; 36(6):1735-41.
11. Wittcopp C, Conroy R. Metabolic syndrome in children and adolescents. Pediatr Rev. 2016; 37(5):193-202.
12. Zimmet P, Alberti KG, Kaufman F, Tajima N, Silink M, Arslanian S, et al. The metabolic syndrome in children and adolescents – an IDF consensus report. Pediatr Diabetes. 2007; 8(5):299-306.
13. Morrison JA, Friedman LA, Gray-McGuire C. Metabolic syndrome in childhood predicts adult cardiovascular disease 25 years later: the Princeton Lipid Research Clinics Follow-up Study. Pediatrics. 2007; 120(2):340-5.
14. Morrison JA, Friedman LA, Wang P, Glueck CJ. Metabolic syndrome in childhood predicts adult metabolic syndrome and type 2 diabetes mellitus 25 to 30 years later. J Pediatr. 2008; 152(2):201-6.
15. American Diabetes Association. Classification and Diagnosis of Diabetes: Standards of Medical Care in Diabetes-2019. Diabetes Care. 2019; 42(Suppl. 1):S13-s28.
16. Telo GH, Cureau FV, Szklo M, Bloch KV, Schaan BD. Prevalence of type 2 diabetes among adolescents in Brazil: Findings from Study of Cardiovascular Risk in Adolescents (ERICA). Pediatr Diabetes. 2019; 20(4):389-96.
17. American Diabetes Association. Classification and Diagnosis of Diabetes: Standards of Medical Care in Diabetes-2020. Diabetes Care. 2020; 43(Suppl. 1):S14-s31.
18. Zeitler P, Arslanian S, Fu J, Pinhas-Hamiel O, Reinehr T, Tandon N, et al. ISPAD Clinical Practice Consensus Guidelines 2018: Type 2 diabetes mellitus in youth. Pediatr Diabetes. 2018; 19(Suppl. 27):28-46.
19. Tamborlane WV, Barrientos-Perez M, Fainberg U, Frimer-Larsen H, Hafez M, Hale PM, et al. Liraglutide in children and adolescents with type 2 diabetes. N Engl J Med. 2019; 381(7):637-46.

Capítulo 20

Dislipidemia na obesidade

Fernanda Luisa Ceragioli Oliveira

A dislipidemia secundária à obesidade é considerada a mais prevalente na infância e adolescência. O perfil lipídico mais frequente consiste em aumento de triglicérides, do LDL-c de partículas densas e pequenas e da VLDL-1 e remanescentes, além de diminuição da fração HDL-c do colesterol. Assim, o valor de LDL-c e colesterol total tendem a estar dentro dos valores adequados de referência.[1] A dislipidemia secundária à obesidade faz parte da síndrome metabólica do paciente obeso, acarretando a gênese da arteriosclerose, risco maior de doenças cardiovasculares e mortalidade precoces.

As alterações do perfil lipídico da obesidade estão diretamente associadas à presença da resistência insulínica. Demonstrou-se em estudo de coorte que as crianças obesas, quando comparadas às eutróficas, apresentaram maior risco de elevação de triglicérides, LDL-c e hiperinsulinemia.[2] A redução da captação de glicose celular e o aumento da atividade insulínica na lipase lipoproteica (LPL) e no hormônio estimulante da lipase (HSL) acarretam liberação de ácidos graxos livres e lipemia pós-prandial. O aumento dos triglicérides circulantes promove secreção hepática de VLDL-c, sendo a maioria partículas grandes de VLDL-c_1. Aumento da produção de VLDL-c_1 produz maior síntese de LDL-c de partículas densas e pequenas, que migram para a camada íntima arterial, ficando suscetíveis à oxidação e contribuindo para a gênese da arteriosclerose. Além disso, o aumento de produção de VLDL-c hepática corrobora para a redução da secreção hepática de HDL-c, que corresponde a partículas pequenas e densas, que têm a função de captar o colesterol periférico celular.[3] O transporte reverso do colesterol consiste em captar colesterol em tecidos para o fígado, sendo esta a principal função antiaterogênica do HDL-c.

A concentração de HDL-c na obesidade depende do grau e da distribuição da adiposidade. Quanto maior o índice de massa corpórea (IMC), maiores a elevação de triglicerídeos (TG) e a redução de HDL-c ajustado para a idade.[4] A presença de adiposidade visceral e de circunferência abdominal parece ter associação negativa com a concentração sérica de HDL-c,[5,6] mostrando correlação negativa com a adiposidade central. Na obesidade, há alteração funcional do HDL-c, comprometendo sua função antioxidante no endotélio[7] e no transporte reverso do colesterol devido à modificação da atividade enzimática [enzima proteína de transferência do colesteril éster (CETP), lecitina colesterol acetiltransferase (LCAT), lipase hepática] decorrente da própria obesidade e resistência à insulina.[8] Resumindo, quanto maior o grau de obesidade e maior a adiposidade central, menor a quantidade de HDL-c, sempre respeitando o potencial genético individual do HDL-c. Na Figura 20.1 está descrito o metabolismo lipídico do colesterol.[9]

O perfil lipídico alterado na obesidade também acarreta menor secreção do fluxo de apoproteínas e fosfolípides de quilomícrons e VLDL-c, que são utilizados na maturação do HDL-c.[10] A CETP é secretada no tecido adiposo, sendo este a principal fonte plasmática. A CETP acarreta modificação da composição do LDL-c, que são enriquecidos por TG, sendo substrato preferencial para lipase hepática. A atividade e a quantidade da CETP estão aumentadas no obeso, contribuindo para a redução da concentração de HDL-c, por aumento da transferência de TG para quilomícrons e VLDL-c, além de aumento do HDL-c rico em TG.[10]

À medida que o grau de obesidade aumenta, os adipócitos aumentam em quantidade, tamanho e na produção de citocinas (IL-6, TNF-alfa, PAF-1), contribuindo para a oxidação do LDL-c e a formação de placas ateromatosas.[11] A esse processo, dá-se o nome de estado inflamatório da obesidade.

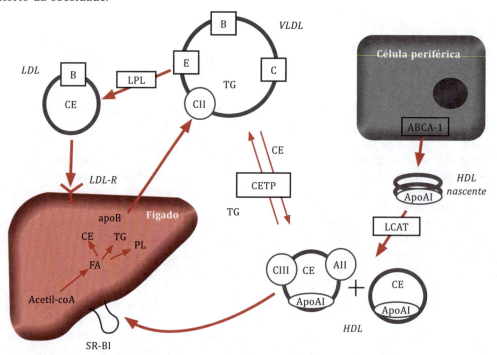

Figura 20.1 – *Metabolismo do colesterol e suas frações.*

LDL: LDL colesterol; LDL-R: receptor do LDL-c; CE: ésteres de colesterol; HDL: HDL-colesterol; CETP: enzima proteína de transferência do colesteril éster; LCAT: lecitina colesterol acetiltransferase; LH: lipase hepática; LPL: lipase lipoproteica; FA: ácidos graxos; TG: triglicérides; PL: fosfolipídeos; B, E, CII, CIII, AII: apoproteínas.; SRBI: receptor removedor da proteína classe B tipo 1; ABCA1: transportador de cassetes de ligação ao ATP.

Fonte: Irace et al., 2009.[9]

Dislipidemia na obesidade e risco cardiovascular

Pelo exposto, as alterações do perfil lipídico da obesidade determinam maior chance de instalação do processo arteriogênico e aumento do risco de morbimortalidade de doenças cardiovasculares. Avaliando-se pacientes obesos e o desenvolvimento de aterosclerose de carótida, independentemente de apresentarem ou não síndrome metabólica, a obesidade constitui importante fator de risco cardiovascular.[12] Em crianças chinesas, observou-se que a obesidade estava associada ao aumento do risco cardiovascular, por elevação das concentrações séricas de triglicérides, LDL-c e apoproteína B, além de redução do HDL-c e apoproteína A.[13]

Todas as alterações do perfil lipídico da obesidade apresentam associação com doença cardiovascular (DCV),[12] entretanto as concentrações séricas elevadas da fração HDL-c parecem ter correlação positiva na prevenção do evento cardiovascular, por sua ação na inibição da trombose, oxidação e inflamação.[14,15] A cada aumento de 1 mg/dL de HDL-c, associa-se uma redução de risco de DCV em 2% a 3%;[15] enquanto a redução de 5 mg/dL aumenta o risco DCV em 14%.[16] Mesmo que a LDL-c esteja com valores séricos abaixo de 70 mg/dL, a fração HDL-c abaixo dos valores recomendados aumenta o risco de DCV.[17]

Concentrações de triglicérides em jejum com valores acima da recomendação para adultos são consideradas risco preditivo independente de DCV, pois os estudos demonstram que pacientes com altas concentrações de TG apresentam grande quantidade de LDL-c com partículas pequenas e densas, que acarretam maior risco de glicosilação e oxidação, iniciando o processo arteriosclerótico.[18] Em um estudo populacional em adultos por meio de metanálise, o risco cardiovascular eleva em 14% para cada aumento de 89 mg/dL de triglicérides séricos nos homens e 37% nas mulheres após ajustes de fatores de confundimento.[19] Em outra metanálise, comparando-se o tercil superior com o inferior, a razão de risco ajustada para morbimortalidade de doenças coronarianas foi de 1,7 (1,6-1,9).[20] Concentrações de triglicérides séricos coletados sem jejum parecem ter associação mais forte com a doença cardiovascular do que as concentrações de triglicérides em vigência de jejum.[21] Assim, extrapola-se que crianças e adolescentes com triglicérides acima do recomendado provavelmente terão maior risco de DCV, pois o processo de gênese de arteriosclerose iniciará mais precocemente.

Sendo a dislipidemia da obesidade causada pelo hiperinsulinismo, a pesquisa de outros componentes da síndrome metabólica é obrigatória. Desse modo, o risco de DCV de crianças e adolescentes obesos é formado por vetores múltiplos para gênese de arteriosclerose: adiposidade central, dislipidemia, diabetes melito tipo 2 e hipertensão arterial.

Diagnóstico de dislipidemia na obesidade

A avaliação do perfil lipídico completo (colesterol total e frações) deve ser efetuada em todas as crianças e adolescentes com excesso de peso, principalmente obesos, coletado adequadamente após jejum de 8 a 12 horas, em laboratório confiável de análises clínicas. O guia de atualização da Sociedade Brasileira de Pediatria propõe novas orientações sobre o jejum para determinação laboratorial do perfil lipídico.[22] A Tabela 20.1 descreve as variações do perfil lipídico segundo o estado da criança ou do adolescente, em jejum ou pós-prandial. A fórmula utilizada para calcular o LDL modifica-se segundo o valor de triglicérides acima de 400 mg/dL. Nesses casos, a fórmula de Martin[23] deve ser utilizada no lugar da fórmula de Friedewald,[24] frequentemente comum nos laboratórios de análises clínicas.

Os valores de perfil lipídico para crianças acima de 2 anos, segundo sexo e idade, por percentis foram publicados pela Academia Americana de Pediatria.[25] A Sociedade Brasileira de Pediatria e a Sociedade Brasileira de Cardiologia recomendam os valores da I Diretriz de Prevenção da Aterosclerose na Infância e na Adolescência (2005)[26,27] para determinação do perfil lipídico adequado da criança (acima de 2 anos) e do adolescente (Tabela 20.2). Deve-se associar dosagens de apoproteínas A1 e B quando for possível, utilizando o ponto de corte de Kwiterovich (2008)[28] (Tabela 20.3).

Tabela 20.1 – Valores de referência adequados para o perfil lipídico (mg/dL) em indivíduos entre 2 e 19 anos: com ou sem jejum

Perfil lipídico	Em jejum (mg/dL)	Sem jejum (mg/dL)
Colesterol total	< 170	< 170
LDL colesterol	< 110	< 110
HDL colesterol	> 45	> 45
Triglicérides 2-9 anos 10-19 anos	< 75 < 90	< 85 < 100
Não HDL-colesterol	< 120	—
Apolipoproteína B	< 90	—

Fonte: SBP, 2007.[21]

Tabela 20.2 – Valores séricos do perfil lipídico para crianças acima de 2 anos e adolescentes

Lipoproteínas (mg/dL)	Desejáveis	Limítrofes	Elevados
CT	< 150	150 a 169	> 170
LDL-c	< 100	100 a 129	≥ 130
HDL-c	≥ 45	—	—
TG	< 100	100 a 129	≥ 130

Fonte: Giuliano et al., 2007.[26]

Tabela 20.3 – Valores de apolipoproteínas

Apolipoproteínas (mg/dL)	Desejáveis	Limítrofes	Elevados
Apolipoproteína B	< 90	90 a 109	> 110
Apolipoproteína AI	> 120	110 a 120	< 110

Fonte: Kwiterovich, 2008.[28]

Em crianças e adolescentes com excesso de peso, na maioria das vezes, as concentrações séricas de LDL-c estão adequadas para a idade. À medida que o grau de obesidade aumenta, altera-se o tipo do LDL-c circulante para LDL pequena partícula, embora a dosagem total de LDL-c se mantenha adequada. Em crianças e adolescentes com obesidade grave, podem-se evidenciar alterações do valor sérico do LDL-c acima de 130 mg/dL, causadas pela saturação da fração VLDL colesterol. Deve-se sempre afastar dislipidemia primária associada à hipercolesterolemia familiar, solicitando perfil lipídico dos pais.

Tratamento
Dietético

As estratégias de intervenção nutricional nas dislipidemias estimulam a adoção de hábitos alimentares saudáveis, promovendo o equilíbrio no balanço energético para a manutenção do ritmo de crescimento e maturação sexual.[29,30]

A dislipidemia secundária à obesidade tende a desaparecer com a adequação do peso corporal. Assim, a primeira terapia nutricional da dislipidemia para obesidade é a redução do peso, a fim de adequar o IMC. Redução de 15% do peso corporal implica em queda de 45% dos valores de triglicérides, assim como a atividade física regular reduz as concentrações séricas de triglicérides em 24%, independentemente da coexistência de perda de peso.[9,10] Um estudo no período de 2 anos, aliando modificações no estilo de vida (dieta e atividade física), demonstrou diminuição de 20% da concentração sérica de triglicérides com perda pequena de peso corporal (3%).[31] Apenas pequenas modificações do peso implicam na redução do risco de DCV para crianças e adolescentes, pois contribuem para melhores parâmetros laboratoriais na síndrome metabólica.[32] As orientações nutricionais aliadas à atividade física estão descritas no capítulo de tratamento da obesidade (Capítulo 21). Sabe-se que a atividade física modifica o perfil lipídico, sendo que a atividade aeróbia reduz concentrações séricas triglicérides, LDL-c e colesterol total, além de aumentar a concentração de HDL-c.[33]

Assim, além das recomendações utilizadas na prevenção das doenças cardiovasculares (Quadro 20.1),[34,35] as orientações nutricionais para as alterações das concentrações de LDL-c, HDL-c e TG estão descritas na Quadro 20.2.[35-39]

Nas crianças maiores de 2 anos de idade, preconiza-se a restrição de colesterol < 300 mg/dia, a ingestão diária de gorduras totais a 30%, gorduras saturadas < 10% e *trans* < 1% do valor energético total (VET).[25,35-40]

Quadro 20.1 – Orientações nutricionais para prevenção de arterosclerose
• Aumentar consumo de vegetais, frutas, legumes, feijão
• Estimular a ingestão de alimentos ricos em fibras (frutas, verduras, legumes), leguminosas, grãos integrais e cereais – 5 porções por dia (3 frutas e 2 hortaliças/leguminosas)
• Incluir na dieta peixe, pelo menos 2 vezes na semana
• Priorizar cozinhar ou grelhar carne, frango ou peixe
• Preparar alimentos com pouco ou sem sal e açúcar
• Limitar consumo de suco de frutas; consumo acima de 350 mL por dia, considera-se risco de obesidade em qualquer idade
• Reduzir consumo total de sal e açúcar, bem como o consumo de alimentos industrializados (sucos, refrigerantes, biscoitos, sopas) e processados (molhos de soja, *ketchup*)
• Utilizar óleos vegetais e evitar uso de margarinas
• Priorizar carne magra e retirar pele das aves antes de processar o alimento
• Escolher porções pequenas de alimentos

Fonte: Haymann et al., 2006; Alwaili et al., 2009; Oliveira et al., 2010.[34,38,39]

Quadro 20.2 – Orientação nutricional na dislipidemia na obesidade

Hipertrigliceridemia e baixo HDL-c

ESTIMULAR:
- Consumo de água
- Consumo de frutas, vegetais e folhas
- Consumo de grãos integrais
- Consumo de óleos vegetais ricos em ácido graxo essencial ômega-3 (soja e canola) e em antioxidantes/flavonoides (oliva)
- Consumo de peixes 2 a 3 vezes por semana
- Fazer todas as refeições: café da manhã, lanche, almoço, lanche, jantar e ceia

EVITAR:
- Consumo de alimentos industrializados – alto teor de açúcares de adição (frutose, glicose, sacarose, maltodextrina, açúcar invertido)
- Suco de frutas
- Guloseimas: bala, chiclete, doces
- Doces caseiros
- Leite e iogurtes integrais (preferir o semidesnatado)
- Controlar ingestão de gordura nos lanches e nas refeições: assar, grelhar e cozer alimentos, além de não utilizar molhos de temperos, creme de leite, margarinas, leite condensado e sorvetes
- Abolir frituras

Aumento de LDL-c

EVITAR:
- Todas as recomendações acima da hipertrigliceridemia
- Ingestão de gordura *trans* (alimentos pré-preparados, doces de panificadora, bolachas, sorvete, molho de pipoca)

Lembrar que as crianças obesas devem ter controle do consumo energético diário e incentivo à atividade física regular.

Fonte: Haymann et al., 2007; Lichtenstein et al., 2006; Expert Painel, 2011.[34,35,40]

Estimular a ingestão de carboidratos complexos e fibras alimentares por meio de frutas e hortaliças (cinco porções/dia) e inclusão de alimentos integrais na dieta. A ingestão de fibra alimentar pode ser calculada considerando a idade da criança mais 5 g/dia, até a quantidade máxima de 20 g/dia.[25] Quanto aos micronutrientes antioxidantes, seguem as mesmas recomendações indicadas para crianças sem alterações no perfil lipídico, pois não existe consenso quanto aos benefícios do uso de suplementos por meio de formulados ou medicamentosos.[25]

Restringir o consumo de carboidratos simples (< 10% do VET), evitando a presença de guloseimas, adição de açúcar às preparações, refrigerantes, sucos naturais e artificiais, principalmente quando existir alteração no perfil sérico de TG. Lembrar que os carboidratos simples estão presentes em alimentos naturais, como água de coco (glicose) e suco de frutas (frutose). Não se consideram açúcar simples a lactose do leite e a frutose da fruta inteira. Desse modo, o suco de fruta deve ser substituído por vitaminas com frutas inteiras, sem coar com pano ou passar na peneira. A mistura de frutas inteiras também é recomendada. Nunca ultrapassar 300 mL por dia.

O consumo de sal também não deve ultrapassar 5 g/dia (2.000 mg de sódio). Atualmente, as crianças obesas devem ser estimuladas a consumir potássio (3.500 mg/dia) e limitadas a 1.000 mg de sódio por dia, pelo risco de desenvolvimento de hipertensão arterial. A substituição do sal por temperos naturais deve ser recomendada, como cebola, alho, salsinha, cebolinha, orégano, hortelã, manjericão, coentro e cominho. Evitar o consumo de carnes muito salgadas, como bacalhau, charque, carne seca e defumados.

Produtos industrializados também devem ser evitados, pois muitos deles são ricos em açúcar, sal e gorduras *trans*, como biscoitos recheados, salgadinhos, embutidos, enlatados e congelados.

Estimular o consumo de alimentos ricos em gorduras poli-insaturadas, como peixes (consumir 2 vezes/semana), e priorizar os óleos vegetais, principalmente os que contêm maior teor de ácidos graxos essenciais ômega-3 – ácido linolênico (soja, canola) e flavonoides/antioxidantes (oliva).[36-39] Restringir o consumo de frituras, gorduras hidrogenadas (gordura *trans*) e carnes com quantidade maior de gorduras aparentes e peles. Lembrar-se de retirar a gordura e a pele dos alimentos antes de processá-los, como ao cozer, grelhar ou assar.

Preferir leite de vaca semidesnatado, sendo recomendado consumi-lo 2 a 3 vezes/dia (máximo 400 mL/dia).[39] Limita-se o uso de leite desnatado apenas em situações extremas, como síndrome hiperquilomicronemia e hipertrigliceridemia familiar (TG > 1.000 mg/dL).

Dietas mais restritivas são recomendadas quando ocorrem alterações das concentrações séricas de LDL-c.[31,36-40] Nesse caso, o colesterol dietético deve ficar em torno de 200 mg/dia, e as gorduras saturadas em 7% do valor energético.[25,36-40] Apesar das restrições qualitativas, a ingestão de gorduras totais deve seguir o preconizado para a idade.[25,36-40]

Outra medida possível é a inclusão de fibras solúveis e de alimentos ricos em fitosterol para o controle do perfil lipídico.[25,40,41] Fitosteróis por meio de margarinas ou medicamentoso podem ser utilizados na dosagem de 1 a 2 g dia para reduzir 10% a 15% o valor do LDL-c. Sempre devem ser ingeridos durante as refeições – almoço e jantar.

Na hipertrigliceridemia, deve-se indicar o controle da ingestão de carboidratos simples e o consumo de dieta rica em ácidos graxos ômega-3, com o consumo de peixes ricos em DHA e EPA na frequência de 2 a 3 vezes/semana.[34-39] Para adultos, a recomendação de suplementação de ômega-3 (DHA e EPA) consiste em 2 a 4 g dia,[40,41] que resulta em redução de 20% a 45% dos valores de triglicérides.

A utilização de medicamentos antiobesogênicos e a cirurgia bariátrica podem contribuir para perda de peso e melhora da dislipidemia da obesidade, assim como dos marcadores inflamatórios.[9]

Medicamentoso

Deve ser utilizado nas crianças acima de 10 anos de idade, que não responderam adequadamente ao tratamento dietético e à mudança do estilo de vida, por 6 meses a 1 ano. É rara a necessidade de uso de medicação na dislipidemia da obesidade, sendo indicada nas seguintes situações:[39-42]

- O valor plasmático da fração LDL do colesterol acima de 160 mg/dL, com outras comorbidades associadas à síndrome metabólica.
- Hipertrigliceridemia, quando houver risco de pancreatite ou associação de outros fatores de risco para DCV. Não há consenso a respeito do ponto de corte para realizar tratamento medicamentoso. O risco de pancreatite ocorre quando os valores de triglicérides estão acima de 500 mg/dL.

Há poucos estudos com tratamento medicamentoso para dislipidemia na síndrome metabólica. Em adultos, as medicações mais utilizadas para dislipidemia secundária à síndrome metabólica são os fibratos e as estatinas.[40-42] A metformina, utilizada para tratar o diabetes melito tipo 2, pode auxiliar no controle do perfil lipídico, pois atua diminuindo os ácidos graxos livres plasmáticos.[43,44]

Os **fibratos** são medicamentos derivados do ácido fíbrico, com mecanismo de ação complexo, que age reduzindo as concentrações séricas de triglicérides e aumentando as concentrações séricas de HDL-c.[36-42] Podem, ainda, causar diminuição nas concentrações séricas LDL-c. A dose recomendada do benzofibrato e ciprofibrato é de 20 mg/kg/dia (máximo de 20 kg) para crianças. Nos adolescentes, observa-se uso de doses maiores, chegando a 1.000 mg/dia. Os efeitos colaterais incluem elevação das transaminases e creatinoquinases, miopatia e rabdomiólise, principalmente quando combinados ao uso de estatinas. Aumento de creatinina pode ser observado no uso de fibratos;[45] nos casos de doenças renais, a dose deve ser ajustada para cada doença renal.[46] Essa classe de medicações deve ser usada preferencialmente em crianças e adolescentes com elevação grave de triglicérides, com alto risco de desenvolver pancreatite (TG ≥ 500 mg/dL).[36-42]

A **estatina** é um inibidor da HMG-CoA redutase, que bloqueia a síntese do colesterol. A redução da biossíntese total do colesterol acarreta resposta das células e dos órgãos, aumentando a síntese dessa enzima e do receptor LDL-c. A concentração plasmática de colesterol diminui à custa de remoção da fração LDL-c aumentada no fígado, decorrente do incremento dos receptores LDL-c.[36-42] Essa medicação parece abaixar as concentrações séricas plasmáticas de colesterol total em 21% a 32%, a fração LDL-c em 25% a 39%, triglicérides em 15% a 25%, e incrementa a fração HDL em 5% a 10%.[43] Em um estudo utilizando atorvastatina em adolescentes de 10 a 17 anos (LDL-c ≥ 190 mg/dL), incluindo aquelas com síndrome metabólica, 60% atingiram a meta de concentrações séricas de LDL-c < 130 mg/dL, enquanto no grupo-controle, nenhuma adolescente atingiu essa meta após 6 meses de acompanhamento dietético e atividade física.[47] A dosagem inicial de atorvastatina recomendada é de 10 mg, administrada à noite, a qual pode ser aumentada até 20 mg/dia. A prastatina pode ser utilizada nas doses 5, 10 e 20 mg/dia.[40,41,46] Os efeitos colaterais das estatinas incluem hepatotoxicidade com aumento das transaminases (geralmente transitório), miotoxicidade com mialgia e/ou raramente rabdomiólise e, ainda, teratogenicidade. Adolescentes do sexo feminino em uso de estatinas devem estar devidamente orientadas quanto aos métodos contraceptivos.[40] Ainda, podem ocorrer interações medicamentosas, com aumento do risco de toxicidade (macrolídeos, antifúngicos, inibidores da protease, bloqueadores do canal de cálcio e ciclosporina) e diminuição do nível sérico das estatinas (rifampicina, barbitúricos e carbamazepina). Sua eficácia e segurança em crianças e adolescentes são similares às encontradas em adultos.[40,48]

O uso de estatina está indicado quando a criança ou o adolescente obeso estiver com valores séricos de LDL-c > 160 mg/dL. Nunca a utilize apenas para reduzir a concentração sérica de triglicérides.

Considerações finais

A dislipidemia é uma das repercussões da obesidade, com perfil lipídico de hipertrigliceridemia, aumento de VLDL-c e baixo HDL-c, além de aumentar a quantidade de LDL-c de partículas pequenas. Essa alteração do metabolismo lipídico acarreta aumento do risco de doença cardiovascular tanto na morbidade quanto na mortalidade. A hipertrofia do tecido adiposo produz adipocinas e citocinas, que contribuem para aumentar o processo inflamatório e favorecer a arteriogênese. A prevenção e o tratamento estão vinculados às mudanças de estilo de vida, como melhores hábitos alimentares e aumento da atividade física. As terapias medicamentosas em crianças e adolescentes devem-se ater aos casos de risco de pancreatite, sempre avaliando custo e benefício da sua utilização.

Referências bibliográficas

1. Raal FJ. Pathogenesis and management of the dyslipidemia of the metabolic syndrome. Metab Syndr Relat Disord. 2009; 7(2):83-8.
2. Freedman DS, Dietz WH, Srinivasan SR, Berenson GS. The relation of overweight to cardiovascular risk factors among children and adolescents: the Bogalusa Heart Study. Pediatrics. 1999; 103(pt. 1):1175-82.

3. Wang H, Peng DQ. New insights into the mechanism of low high-lipoprotein cholesterol in obesity. Lipids Health Dis. 2011; 10:176-206.
4. Lammon-Fava S, Wilson PW, Schafaer EJ. Impact in body mass index on coronary heart disease risk factors in men and woman. The Framingham Offspring Study. Arterioscler Thromb Vasc Biol. 1996; 16(12):1509-15.
5. Després JP, Morgani S Ferland M, Tremblay A, Lupien PJ, Nadeau A, et al. Adipose tissue distribuition and plasma lipoprotein levels in obese women. Importance of intra-abdominal fat. Arteriosclerosis. 1989; 9(2):203-10.
6. Navarro E, Mijac V, Ryder HF, Flórez H. Ultrasonography measurement of intrabdominal visceral fat in obese men. Association with alterations in lipids and insulinemia. Arch Latinoam Nutr. 2010; 60(2):160-7.
7. Sorrentino SA, Besler C, Rohrer L, Meyer M, Heinrich K, Bahlmann FH, et al. Endothelial-vasoprotective effects of high-density lipoprotein are imparaired in patients with type 2 diabetes mellitus but are improved after extended-release niacin therapy. Circulation. 2010; 121(1):110-22.
8. Rashi S, Genest J. Effect in obesity on high-density lipoprotein metabolism. Obesity. 2007; 15(12):2875-88.
9. Irace C, Scavelli F, Carallo C, Serra R, Cortese C, Gnasso A. Body mass index, metabolic syndrome and carotid atherosclerosis. Coronary Artery Disease. 2009; 20:94-9.
10. Ng DS. The Role of LCAT in Atherosclerosis. In: Cheema S.K. (eds). Biochemistry of Atherosclerosis. Boston: Springer; 2006. p. 23-38.
11. van de Woestijne AP, Monajemi H, Kalkhoven E, Visseren FL. Adipose tissue dysfunction and hypertriglyceridemia: mechanisms and management. Obes Rev. 2011; 12(10):829-40.
12. Franssen R, Monajemi H, Stroes ESG, Kastelein JJP. Obesity and dyslipidemia. Med Clin North Am. 2011; 95:893-902.
13. Zhang CX, Tse LA, Deng XQ, Jiang ZQ. Cardiovascular risk factors in overweight and obese Chinese children. A comparison of weight-for-height index and BMI as the screening criterion. Eur J Nutr. 2008; 47:244-50.
14. Ansell BJ, Watson KE, Fogelman AM, Navab M, Fonarow GC. High density lipoprotein function: recent advances. J Am Coll Cardiol. 2005; 46:1792-8.
15. Brewer HB Jr. Increasing HDL cholesterol levels. N Engl J Med. 2004; 350(15):1491-94.
16. Gotto AM Jr, Whitney E, Stein EA, Shapiro DR, Clearfield M, Weis S, et al. Relation between baseline and on-treatment lipid parameters and first acute major coronary events in the Air-Force/Texas coronary atherosclerosis prevention study (AFCAPS/TexCAPS). Circulation. 2000; 101(5):477-84.
17. Castelli W. Lipoproteins and cardiovascular disease: biological basis and epidemiological studies. Value Health. 1998; 1:105-9.
18. Onat A, Sari I, Yazici M, Can G, Hergenç F, Avci GS. Plasma triglycerides an independent predictor of cardiovascular disease in men: prospective study based on population with prevalent metabolic syndrome. Int J Cardiol. 2006; 108:89-95.
19. Hokanson JE, Austin MA. Plasma triglycerides level is a risk factor for cardiovascular disease independent of high density lipoprotein cholesterol level: a meta-analysis of population – based prospective studies. J Cardiovasc Risk. 1996; 3:213-9.
20. Sarwar N, Danesh J, Eiriksdottir G, Sigurdsson G, Wareham N, Bingham S, et al. Triglycerides and the risk of coronary heart disease: 10158 incident cases among 262525 participants in 29 western prospective studies. Circulation. 2007; 115;450-8.
21. Bansal S, Buring JE, Rifai N, Mora S, Sacks FM, Ridker PM. Fasting compared with nonfasting triglycerides and risk of cardiovascular events in women JAMA. 2007; 298:299-308.

22. Sociedade Brasileira de Pediatria (SBP). Guia Prático de Atualização. Departamento Científico de Endocrinologia. Novas orientações sobre o jejum para determinação laboratorial do perfil lipídico. Publicado em: 2/07/2007. Disponível em: https://www.sbp.com.br/fileadmin/user_upload/19922c-GPA_Jejum_para_Perfil_Lipidico.pdf. Acesso em: 27 abr. 2021.

23. Martin SS, Blaha MJ, Elshazly MB, Toth PP, Kwiterovich PO, Blumenthal RS, et al. Comparison of novel method vs the Friedewald equation for estimating low-density lipoprotein cholesterol levels from the standard lipid profile. JAMA. 2013; 310:2061-8.

24. Friedewald WT, Levy RI, Fredrickson DS. Estimation of the concentration of low-density lipoprotein cholesterol in plasma, without use of the preparative ultracentrifuge. Clin Chem. 1972; 18:499-502.

25. Daniels SR, Greer FR, and the Committee on Nutrition. Lipid screening and cardiovascular health in childhood. Pediatrics. 2008; 122:198-208.

26. Giuliano ICB, Caramelli B, Pellanda L, Duncan B, Mattos S, Fonseca FH. I Diretriz de Prevenção da Aterosclerose na Infância e na Adolescência. Arq Bras Cardiol. 2005; 85(suppl. VI).

27. Sociedade Brasileira de Pediatria – Departamento de Nutrologia. Manual de orientação: alimentação do lactente, alimentação do pré-escolar, alimentação escolar, alimentação do adolescente, alimentação da escola. Rio de Janeiro: Sociedade Brasileira de Pediatria – Departamento de Nutrologia; 2018. Disponível em: www.sbp.com.br/img/manual_alim_dc_nutrologia.pdf. Acesso em: 27 abr. 2021.

28. Kwiterovich PO Jr. Recognition and management of dyslipidemia in children and adolescents. J Clin Endocrinol Metab. 2008; 93(11):4200-9.

29. Heart Association Pediatric and Adult Nutrition Guidelines. A scientific statement from the American Heart Association Nutrition Committee of the Council on Nutrition, Physical Activity and Metabolism, Council on Cardiovascular Disease in the Yong, Council on Arteriosclerosis, Thrombosis and Vascular Biology, Council on Cardiovascular Nursing, Council on Epidemiology and Prevention, and Council for High Blood Pressure Research. Circulation. 2009; 119:1161-75.

30. Zappalla FR, Gidding SS. Lipid management in children. Endocrinol Metab Clin N Am. 2009; 38:171-83.

31. Anderson K, Karlström B, Fredén S, Petersson H, Ohrvalll M, Zethelius B. A two-year clinical lifestyle intervention program for weight loss in obesity. Food Nutr Res. 2008; 52.

32. Ells LJ, Rees K, Brown T, Mead E, Al-Khudairy L, Azevedo L, et al. Interventions for treating children and adolescents with overweight and obesity: an overview of Cochrane reviews. Int J Obes. 2018; 42:1823-33.

33. Kelley A, Kelley KS. Aerobic exercise and lipids and lipoproteins in children and adolescents: A meta-analysis of randomized controlled trials. Atherosclerosis. 2007; 191:447-53.

34. Hayman LL, Meininger JC, Daniels SR, McCrindle BW, Helden L, Ross J, et al. Primary Prevention of Cardiovascular Disease in Nursing Practice: Focus on Association Committee on Atherosclerosis, Hypertension, and Obesity in Youth Cardiovascular Nursing, Council on Epidemiology and Prevention, and Council on Nutrition, Physical Activity, and Metabolism. Circulation. 2007; 116:334-57.

35. Lichtenstein AH, Appel LJ, Brands M, Carnethon M, Daniels S, Franch HA, et al. Diet and lifestyle recommendations revision 2006. A scientific statement from the American Heart Association Nutrition Committee. Circulation. 2006; 114(1):82-96.

36. Lughetti L, Predieri B, Bruzzi P, Balli F. Approaches to dyslipidemia treatment in children and adolescents. Expert Rev Endocrinol Metab. 2008; 3(5):615-33.

37. Crindle BW. Hyperlipidemia in children. Thrombosis Res. 2006; 118:49-68.

38. Alwaili K, Alrasadi K, Awan Z, Genest J. Approac to the diagnosis and management of lipoprotein disorders. Curr Opin Endocrinol Diabetes Obes. 2009; 16:132-40.
39. Oliveira FLC, Patin RV, Escrivão MAMS. Atherosclerosis prevention and treatment in children and adolescents. Exp Rev Cardiovasc Ther. 2010; 8(4):513-28.
40. Expert Panel on Integrated Guidelines for Cardiovascular Health and Risk Reduction in Children and Adolescents. Expert Panel on Integrated Guidelines for Cardiovascular Health and Risk Reduction in Children and Adolescents: Summary Report Pediatrics. 2011; 128(Suppl. 5):S213-S56.
41. McCrindle BW, Urbina EM, Dennison BA, Jacobson MS, Steinberger J, Rocchini AP, et al. Drug Therapy of High-Risk Lipid Abnormalities in Children and Adolescents: A Hypertension, and Obesity in Youth Committee, Council of Cardiovascular Scientific Statement From the American Heart Association Atherosclerosis, Hypertension, and Obesity in Youth Committee, Council of Cardiovascular Disease in the Young, With the Council on Cardiovascular Nursing. Circulation. 2007; 115:1948-67.
42. De Castro PS, Oliveira FL. Prevention of atherosclerosis and drug treatment of high-risk lipid abnormalities in children and adolescents. J Pediatr (Rio J). 2009; 85(1):6-14.
43. Kay JP, Alemzadeh R, Langley G, D'Angelo L, Smith P, Holshouser S. Beneficial effects of metformin in normoglycemic morbidly obese adolescents. Metabolism. 2001; 50:1457-61.
44. Freemark M, Bursey D. The effects of metformin on body mass index and glucose tolerance with fasting hyperinsulinemia and family history of type 2 diabetes. Pediatrics. 2001; 107:1-7.
45. Hottelart C, El Esper N, Rose F, Achard J-M, Fournier A. Fenofibrate increases creatininemia by increasing metabolic production of creatinine. Nephron. 2002; 92(3):536-41.
46. National Kidney Foundation, KDOQI Clinical Practice Guideline for Diabetes and CKD: 2012 Update. Am J Kidney Dis. 2012; 60(5):850-86.
47. McCrindle BW, Ose L, Marais AD. Efficacy and safety of atorvastatin in children and adolescents with familial hypercholesterolemia or severe hyperlipidemia: a multicenter, randomized, placebo-controlled trial. J Pediatr. 2003; 143:74-8047.
48. Belay B, Belamarich PF, Tom-Revzon C. The Use of Statins in Pediatrics: Knowledge Base, Limitations, and Future Directions. Pediatrics. 2007; 119:370-80.

Capítulo 21

Orientação nutricional na obesidade: plano dietético

Ana Paula Black Dreux

O diagnóstico de obesidade infantil e suas complicações cardiometabólicas deve ser realizado o mais brevemente possível para se propor um tratamento nutricional adequado.[1] A adesão a um padrão alimentar saudável, associada à mudança comportamental e ao estímulo à prática de atividade física adaptada ao desenvolvimento físico, social e emocional do indivíduo, é fundamental para se obter um estilo de vida saudável desde a infância até a idade adulta.[2-5]

Como medidas de intervenção para o tratamento da obesidade infantil, consultas nutricionais mensais ou semanais são necessárias. Uma vez atingida a meta de peso corporal, as consultas podem ser realizadas em intervalos maiores.[3] É importante que, durante a consulta, seja realizada a avaliação do estado nutricional por meio de avaliação clínica, nutricional e da composição corporal, além de exame físico e bioquímico,[3,6] conforme mostrado no Capítulo 18.

Como estratégia inicial, o profissional nutricionista deverá focar na manutenção ou redução da taxa de ganho de peso, enquanto ocorrem crescimento linear e redução do índice de massa corpórea (IMC), assegurando a velocidade de crescimento e o incremento da massa muscular.[6,7] Crianças abaixo de 7 anos podem manter o peso corporal e, acima dessa idade, devem apresentar diminuição gradativa do peso e controle das comorbidades.[4] No caso dos adolescentes que já tiveram o estirão do crescimento, a perda de peso também deverá ser gradual, com possibilidade de perda ao redor de 0,5 kg por semana.[6] Desse modo, há necessidade de redução da ingestão calórica, aumento da atividade física e mudanças comportamentais.[3,6]

O Quadro 21.1 mostra fórmulas para fazer a estimativa das necessidades energéticas por faixa etária e sexo.

NUTRIÇÃO NA CONSULTA PEDIÁTRICA: COMO CONDUZIR

Quadro 21.1 – Estimativa das necessidades energéticas por faixa etária e sexo	
Faixa etária	**Necessidade de energia**
0 a 3 anos	TEE (kcal/dia) = 89 × peso corporal (kg) – 100 EER = TEE + deposição energética EER (0-3 m) = (89 × peso corporal [kg] – 100) + 175 (kcal para crescimento) EER (4-6 m) = (89 × peso corporal [kg] – 100) + 56 (kcal para crescimento) EER (7-12 m) = (89 × peso corporal [kg] – 100) + 22 (kcal para crescimento) EER (13-36 m) = (89 × peso corporal [kg] – 100) + 22 (kcal para crescimento)
Meninos 3 a 18 anos com sobrepeso e obesidade	BEE (kcal/d) = 420 – 33,5 × idade [a] + 418 × altura [m] + 16,7 × peso (kg) TEE para manutenção do peso em meninos com sobrepeso e obesos de 3-18 anos: TEE = 114 – 50,9 × idade (a) + PA × (19,5 × peso [kg] +1.161,4 × altura [m]) Coeficiente de atividade física: PA = 1,00 se PAL é estimada como ≥ 1,0 < 1,4 (sedentário) PA = 1,12 se PAL é estimada como ≥ 1,4 < 1,6 (atividade leve) PA = 1,24 se PAL é estimada como ≥ 1,6 < 1,9 (atividade moderada) PA = 1,45 se PAL é estimada como ≥ 1,9 < 2,5 (atividade intensa)
Meninas 3 a 18 anos com sobrepeso e obesidade	BEE (kcal/d) = 516 – 26,8 × idade [a] + 347 × altura [m] + 12,4 × peso (kg) TEE para manutenção do peso em meninas com sobrepeso e obesas de 3-18 anos: TEE = 389 – 41,2 × idade (a) + PA × (15,0 × peso [kg] + 701,6 × altura [m]) Coeficiente de atividade física: PA = 1,00 se PAL é estimada como ≥ 1,0 < 1,4 (sedentário) PA = 1,18 se PAL é estimada como ≥ 1,4 < 1,6 (atividade leve) PA = 1,35 se PAL é estimada como ≥ 1,6 < 1,9 (atividade moderada) PA = 1,60 se PAL é estimada como ≥ 1,9 < 2,5 (atividade intensa)

TEE: gasto energético total; EER: estimated energy requirement; BEE: gasto energético basal; PAL: nível de atividade física; PA: atividade física.

Fonte: Institute of Medicine (US), 2005.[7]

Portanto, orientações nutricionais baseadas na ingestão alimentar de energia e nutrientes seguindo as recomendações propostas pela *Dietary Reference Intakes* (DRI), de acordo com a idade, o estágio da vida e o sexo, devem ser prescritas a fim de se obter a manutenção de crescimento e desenvolvimento saudável.[7-12] Entre os micronutrientes, atenção especial deve ser dada à vitamina D, que, por ser uma vitamina lipossolúvel, fica sequestrada no tecido adiposo, tornando-se menos biodisponível.[13] Entre os minerais, a deficiência de ferro é bastante comum em indivíduos obesos, com etiologia multifatorial sendo explicada pelos seguintes mecanismos: redução da captação intestinal de ferro e da liberação de ferro dos estoques, decorrentes do aumento da expressão da hepcidina; inadequada biodisponibilidade do ferro pelo processo inflamatório da obesidade; baixa ingestão de alimentos-fonte de ferro. Já as altas concentrações de ferritina se devem ao processo inflamatório crônico da obesidade.[14]

Metas para mudanças comportamentais tanto ao paciente quanto aos familiares podem ser prescritas já nas primeiras consultas.[15] Atitudes como mastigar adequadamente os alimentos, reduzir atividades sedentárias como tempo de tela (TV, celular, computador e *videogame*), estabelecer horários para a realização das refeições, evitando-se beliscos, reduzir a disponibilidade domiciliar e o tamanho das porções de alimentos não saudáveis,[4,16] promover um ambiente calmo e sem distrações, dar reforço positivo por meio de elogios e, sempre que possível, permitir que a criança tenha autonomia às preferências alimentares[4,17,18] são medidas simples e eficazes que podem ser seguidas. É muito importante estimular a realização de refeições em família e até mesmo incluir crianças e adolescentes no preparo delas, a fim de desenvolver habilidades culinárias e interesse pelos alimentos saudáveis.[19,20] A National Sleep Foundation recomenda horas adequadas de sono por faixa etária, por ser de extrema importância para a manutenção da saúde cognitiva, emocional, física e do bem-estar geral.[21]

Sabe-se que as primeiras experiências alimentares se iniciam ao nascimento e permeiam até o 2º ano de vida, constituindo a base para a formação do padrão alimentar do indivíduo.[3,5,16,22,23] Um padrão alimentar saudável consiste na ingestão de alimentos e bebidas densamente nutritivos contendo todos os grupos de alimentos, nas quantidades recomendadas e dentro dos limites de calorias por faixa etária e sexo.[22] Assim, uma alimentação contendo uma variedade de sabores e texturas, respeitando-se a moderação e a proporcionalidade, a cultura regional e os hábitos familiares saudáveis, é imperativa para estabelecer um padrão alimentar saudável.[4-6,22]

Alimentos *in natura* ou minimamente processados e preparações culinárias à base desses alimentos deverão constituir a maior parte da alimentação infantil.[24] Os alimentos processados devem representar uma pequena parcela da alimentação e os ultraprocessados devem ser evitados ao máximo,[16] pois são ricos em gorduras, principalmente saturada e *trans*, açúcar e sal, ou seja, alimentos densamente energéticos e pouco nutritivos,[25,26] conforme descrito no Quadro 21.2. A oferta de água própria para consumo entre as refeições e lanches é fundamental para hidratação adequada e para redução da ingestão calórica extra proveniente de bebidas açucaradas, como sucos de frutas, néctares e refrigerantes.[5]

Quadro 21.2 – Recomendações gerais quanto à ingestão de alimentos ricos em sódio, açúcar de adição e gordura *trans*	
Grupos de alimentos	**Exemplos**
Alimentos com alto teor de sódio	Limitar a ingestão de sódio. Exemplos: carnes salgadas, embutidos (salsicha, mortadela, *bacon*), hambúrguer e almôndega industrializados, macarrão instantâneo, salgadinhos diversos, temperos em tabletes ou em pó, entre outros. Preferir alimentos sem adição de sal e com baixo teor de sódio e preparar alimentos sem adicionar sal
Alimentos ricos em açúcar de adição	Evitar alimentos ricos em açúcar. Exemplos: refrigerantes, bebidas açucaradas com cafeína, suco tipo néctar ou em pó, leites/iogurtes aromatizados, barra de cereal, balas e doces, cereal matinal, biscoito recheado, mistura para bolo ou bolo industrializado, produtos de confeitaria, gelatina. Oferecer alimentos com pouco ou nenhum açúcar de adição
Alimentos ricos em gordura *trans*	Evitar a ingestão de alimentos contendo ácidos graxos *trans* (gordura *trans*). Exemplos: almôndega industrializada, batata congelada, biscoitos industrializados, chocolates, embutidos, hambúrguer industrializado, pipoca de micro-ondas, macarrão instantâneo, margarina, mistura para bolo ou bolo industrializado, produtos de confeitaria, *nuggets*, alguns pães de forma, pizza industrializada, sorvete

Fonte: Dreux e Lessa, 2021.[27]

A classificação NOVA, descrita a seguir, auxilia a população a compreender o processamento dos alimentos:[25]

- Alimentos *in natura*: partes comestíveis de plantas (sementes, frutos, folhas, caules, raízes), animais (músculos, vísceras, ovos, leite), cogumelos, algas e água própria para consumo.
- Alimentos minimamente processados: alimentos *in natura* submetidos a processos como remoção de partes não comestíveis ou não desejadas dos alimentos, secagem, desidrata-

ção, trituração ou moagem, fracionamento, torra, cocção apenas com água, pasteurização, refrigeração ou congelamento, acondicionamento em embalagens, empacotamento a vácuo e fermentação não alcoólica (farinha de trigo, mandioca ou milho, leite pasteurizado, leite em pó, iogurte natural, café, macarrão).

- Ingredientes culinários processados: incluem substâncias extraídas diretamente de alimentos *in natura* ou da natureza e consumidas como itens de preparações culinárias (sal, açúcar, mel, manteiga, creme de leite, óleo de soja ou oliva).
- Alimentos processados: incluem produtos fabricados a partir de alimentos *in natura* ou minimamente processados com a adição de sal, açúcar, óleo, vinagre ou outro ingrediente culinário, sendo em sua maioria produtos com dois ou três ingredientes (queijos, pães, compotas e conservas).
- Alimentos ultraprocessados: formulações industriais feitas com cinco ou mais ingredientes. Incluem substâncias e aditivos, como açúcar, óleos, gorduras e sal, além de antioxidantes, estabilizantes, conservantes, corantes, aromatizantes, realçadores de sabor, produtos à base de petróleo e vários tipos de aditivos usados para adicionar aos produtos propriedades sensoriais atraentes (p. ex., refrigerante, suco em pó, pão de forma, salgadinhos, biscoitos, fórmula infantil, composto lácteo, temperos prontos, salsicha, hambúrguer, macarrão instantâneo).

No âmbito familiar, é importante esclarecer aos pais/cuidadores que eles atuam como modelos para as crianças[24,28] e que suas escolhas alimentares influenciarão diretamente as preferências alimentares infantis. Utilizar a abordagem de alimentação responsiva para reconhecer e responder aos sinais de fome e saciedade de bebês e crianças[18] e estabelecer limites estruturados[17] pode reduzir o risco de superalimentação e evitar o desenvolvimento de obesidade infantil.[5] Ainda, é imprescindível investigar se a família tem habilidade culinária, orçamento e tempo para preparar refeições, e entende de fato o que é alimentação saudável.[22,23]

Em contrapartida, a adoção de práticas de controle coercitivo, como restrição (recompensas por meio da alimentação), práticas permissivas (uso da comida como forma de proporcionar conforto), não ter regras ou limites[17,18,24,29] e até mesmo crianças com seletividade alimentar (comportamentos alimentares persistentes como preferências por alimentos líquidos e/ou ultraprocessados) e neofobia (recusa alimentar de alimentos novos) estão associados ao maior consumo energético, a menor qualidade da dieta (menor ingestão de frutas, legumes e verduras) e redução da percepção de autorregulação alimentar.[5]

Por fim, crianças e adolescentes com sobrepeso ou obesidade devem ter como meta reduzir a taxa de ganho de peso corporal, permitindo crescimento e desenvolvimento adequados à sua faixa etária. Isso pode ser feito principalmente ao enfatizar as escolhas de alimentos e bebidas densamente nutritivos, minimizando calorias de fontes que não contribuem para um padrão alimentar saudável e incentivando a prática de atividade física.[22] Profissionais de saúde devem estar atentos aos sinais que motivam o indivíduo a fazer escolhas alimentares não saudáveis para, então, propor estratégias mais eficientes para seu controle.[3]

Referências bibliográficas

1. World Health Organization. Guideline: assessing and managing children at primary healthcare facilities to prevent overweight and obesity in the context of the double burden of malnutrition. Updates for the Integrated Management of Childhood Illness (IMCI). Geneva: WHO; 2017.

2. Visscher TLS, Kremers SPJ. How can we better prevent obesity in children? Curr Obes Rep. 2015 Sep; 4(3):371-78.
3. Styne DM, Arslanian SA, Connor EL, Farooqi IS, Murad MH, Silverstein JH, et al. Pediatric obesity – assessment, treatment, and prevention: an endocrine society clinical practice guideline. J Clin Endocrinol Metab. 2017 Mar; 102(3):709-57.
4. Sociedade Brasileira de Pediatria. Departamento de Nutrologia Obesidade na Infância e Adolescência. Manual de Orientação. Sociedade Brasileira de Pediatria – Departamento Científico de Nutrologia. 3. ed. São Paulo: SBP; 2019.
5. American Academy of Pediatrics, American Public Health Association, National Resource Center for Health and Safety in Child Care and Early Education. Caring for Our Children: National Health and Safety Performance Standards; Guidelines for Early Care and Education Programs. 4. ed. Itasca, IL: American Academy of Pediatrics; 2019.
6. Associação Brasileira para o Estudo da Obesidade e da Síndrome Metabólica. Diretrizes Brasileiras de Obesidade. 4. ed. São Paulo: ABESO – Associação Brasileira para o Estudo da Obesidade e da Síndrome Metabólica; 2016.
7. Institute of Medicine (US). Dietary Reference Intakes for Energy, Carbohydrate, Fiber, Fat, Fatty Acids, Cholesterol, Protein, and Amino Acids. Washington (DC): The National Academies Press (US); 2005.
8. Institute of Medicine (US) Standing Committee on the Scientific Evaluation of Dietary Reference Intakes and its Panel on Folate, other B Vitamins, and Choline. Dietary Reference Intakes for Thiamin, Riboflavin, Niacin, Vitamin B6, Folate, Vitamin B12, Pantothenic Acid, Biotin, and Choline. Washington (DC): National Academies Press (US); 1998.
9. Institute of Medicine (US) Panel on Dietary Antioxidants and Related Compounds. Dietary Reference Intakes for Vitamin C, Vitamin E, Selenium, and Carotenoids. Washington (DC): National Academies Press (US); 2000.
10. Institute of Medicine (US) Panel on Micronutrients. Dietary Reference Intakes for Vitamin A, Vitamin K, Arsenic, Boron, Chromium, Copper, Iodine, Iron, Manganese, Molybdenum, Nickel, Silicon, Vanadium, and Zinc. Washington (DC): National Academies Press (US); 2001.
11. Institute of Medicine (US). Dietary Reference Intakes for Water, Potassium, Sodium, Chloride, and Sulfate. Washington, DC: The National Academies Press (US); 2005.
12. Institute of Medicine (US). Dietary Reference Intakes for Calcium and Vitamin D. Washington (DC): The National Academies Press (US); 2011.
13. Nimitphong H, Park E, Lee MJ. Vitamin D regulation of adipogenesis and adipose tissue functions. Nutr Res Pract. 2020 Dec; 14(6):553-67.
14. Zafon C, Lecube A, Simó R. Iron in obesity. An ancient micronutrient for a modern disease. Obesity Reviews. 2010; 11:322-8.
15. Martin A, Booth JN, Laird Y, Sproule J, Reilly JJ, Saunders DH. Physical activity, diet and other behavioural interventions for improving cognition and school achievement in children and adolescents with obesity or overweight. Cochrane Database Syst Rev. 2018 Jan 29; 1(1):CD009728.
16. Agência Nacional de Saúde Suplementar (Brasil). Diretoria de Normas e Habilitação dos Produtos. Gerência-Geral de Regulação Assistencial. Gerência de Monitoramento Assistencial. Coordenadoria de Informações Assistenciais. Manual de diretrizes para o enfretamento da obesidade na saúde suplementar brasileira [recurso eletrônico]/Agência Nacional de Saúde Suplementar. Diretoria de Normas e Habilitação dos Produtos. Gerência-Geral de Regulação Assistencial. Gerência de Monitoramento Assistencial. Coordenadoria de Informações Assistenciais. Rio de Janeiro: ANS; 2017.
17. Blaine RE, Kachurak A, Davison KK, Klabunde R, Fisher JO. Food parenting and child snacking: a systematic review. Int J Behav Nutr Phys Act. 2017; 14(1):146.

18. Pietrobelli A, Agosti M, MeNu Group. Nutrition in the first 1000 days: ten practices to minimize obesity emerging. Int J Environ Res Public Health. 2017; 14(12):1491.

19. Weihrauch-Blüher S, Kromeyer-Hauschild K, Graf C, Widhalm K, Korsten-Reck U, Jödicke B, et al. Current guidelines for obesity prevention in childhood and adolescence. Obes Facts. 2018 Jul; 11(3):263-76.

20. Health Canada. Canada's dietary guidelines for health professionals and policy makers. Ottawa, Canada: Minister of Health; 2019.

21. Hirshkowitz M, Whiton K, Albert SM, Alessi C, Bruni O, Don Carlos L, et al. National Sleep Foundation's updated sleep duration recommendations: final report. Sleep Health. 2015; Dec 1(4):233-43.

22. U.S. Department of Agriculture and U.S. Department of Health and Human Services. Dietary Guidelines for Americans, 2020-2025. 9. ed. December 2020.

23. Hawkes C, Smith TG, Jewell J, Wardle J, Hammond RA, Friel S, et al. Smart food policies for obesity prevention. Lancet. 2015; 385:2410-21.

24. Koletzko B, Fishbein M, Lee WS, Moreno L, Mouane N, Mouzaki M, et al. Prevention of childhood obesity. J Pediatr Gastroenterol Nutr. 2020 May; 70(5):702-10.

25. Monteiro CA, Cannon G, Levy RB, Moubarac JC, Jaime P, Martins AP, et al. NOVA. A estrela brilha. Classificação dos alimentos. Saúde Pública. World Nutrition. 2016 Jan-Mar; 7(1-3):28-40.

26. Monteiro CA, Cannon G, Lawrence M, Costa Louzada ML, Machado P. Ultra-processed foods, diet quality, and health using the NOVA classification system. Rome: FAO; 2019.

27. Dreux AP, Lessa RQ. Atuação do nutricionista. In: Konstantyner T, editor. Obesidade infantil: uma abordagem prática e transdisciplinar. São Paulo: ILSI; 2021. p. 33-58.

28. World Health Organization. Infant and young child feeding: model chapter for textbooks for medical students and allied health professionals. Geneva: WHO; 2009.

29. Garcia KS, Power TG, Fisher JO, O'Connor TM, Hughes SO. Latina mothers' influences on child appetite regulation. Appetite. 2016 Aug; 103:200-07.

Seção
5

Nutrição e recuperação nutricional

Capítulo 22

Seguimento nutricional do prematuro

Lilian dos Santos Rodrigues Sadeck
Mário Cícero Falcão

Introdução

A prevalência de nascimentos prematuros, definidos como aqueles que ocorrem antes das 37 semanas de gestação, tem mostrado tendências crescentes em muitos países, mesmo entre aqueles de renda elevada, como Canadá, Japão, Estados Unidos e Austrália.[1,2]

O relatório "Born too Soon", de 2012, realizado pela Organização Mundial da Saúde (OMS) e baseado em estimativas utilizando modelagens estatísticas, calcula que ocorram anualmente 15 milhões de nascimentos prematuros, ou seja, mais de 10% do total dos nascimentos.[1,2]

O estudo "Prematuridade e suas possíveis causas" (2013), realizado por pesquisadores de 12 universidades brasileiras, lideradas pela Universidade Federal de Pelotas, mostrou que a prevalência de partos prematuros é de 11,7%. Esse percentual coloca o Brasil no mesmo patamar de países de baixa renda, onde a prevalência é de 11,8%. Nos países de renda média o percentual é de 9,4%.[3]

Um estudo recente, publicado em 2019 no periódico *Lancet Global Health*, analisando nascimentos de prematuros em 107 países, mostrou que o Brasil ocupa o 9º lugar em número absoluto de partos prematuros anuais.[4]

Essa taxa é extremamente alta, se comparada à de outros países similares. A alta prevalência de nascimentos prematuros é motivo de grande preocupação, tendo em vista que as complicações relacionadas à prematuridade são a primeira causa de mortes neonatais e infantis em países de renda média e alta, incluindo o Brasil.[4]

O número de crianças nascidas prematuras e que sobrevivem aumentou drasticamente nas últimas décadas. Um dos fatores com grande impacto no incremento da sobrevivência foi a terapia nutricional perinatal. A crescente melhoria técnico-científica no cuidado do recém-nascido pré-termo (RNPT) nas unidades de cuidado intensivo neonatal aumentou a sobrevida desses RN, no entanto, a redução da mortalidade aumentou a incidência de morbidades, principalmente as crônicas que evoluem com déficit de crescimento e atraso no neurodesenvolvimento, ou seja, essa presença de morbidades em níveis variados mostra que o adequado acompanhamento após a alta hospitalar necessita de conhecimento global da saúde do prematuro.

Assim, há uma necessidade de se acompanhar de maneira estruturada esses RN para se estabelecer um planejamento e detecção precoce de alterações do crescimento e/ou desenvolvimento, para que seja instituída uma intervenção adequada.

As necessidades nutricionais dos prematuros ainda não estão totalmente definidas, mas seguramente são maiores que as de crianças nascidas a termo, em função da recuperação da restrição de crescimento extrauterino. De maneira geral, aceitam-se como necessidades básicas no 1º ano de vida: oferta hídrica de 150 a 200 mL/kg/dia, calórica de 120 a 130 cal/kg/dia, proteica de 2,5 a 3,5 g/kg/dia, lipídica de 6,0 a 8,0 g/kg/dia e de carboidratos de 10 a 14 g/kg/dia.[5]

Este capítulo abordará, em linhas gerais, o seguimento nutricional do prematuro, discutindo-se: avaliação do crescimento; nutrição, englobando aleitamento materno, fórmulas específicas, alimentação complementar e suplementação de vitaminas, ferro, zinco, cálcio e fósforo.

Avaliação do crescimento

O crescimento é um processo contínuo, complexo e que depende de fatores genéticos, nutricionais, hormonais e ambientais, entre outros, incluindo condições de saúde materna e alterações placentárias. A avaliação do crescimento dos RN, já desde o nascimento, é um procedimento rotineiro e que envolve a obtenção de medidas antropométricas que deverão ser comparadas aos dados fornecidos por gráficos ou tabelas padronizados, de acordo com a idade gestacional (IG) e o sexo e apresentados na forma de percentil ou escore-Z. As medidas usualmente utilizadas como índices de crescimento são peso, comprimento e perímetro cefálico. A comparação da medida individual pelo gráfico respectivo com a população permite estabelecer uma avaliação do estado nutricional desse RN, fornecendo informações em relação à quantidade e à qualidade do crescimento intrauterino. É essencial identificar os agravos nutricionais que ocorrem intraútero para estabelecer intervenções pós-natais.[6]

O monitoramento do crescimento ao longo do tempo tem sido uma das principais ferramentas utilizadas no seguimento de crianças, tanto em nível individual quanto populacional. Nos RNPT, essa avaliação é ainda mais importante, pois aos agravos nutricionais intraútero, como a restrição de crescimento intrauterino, podem se associar os agravos nutricionais pós-natais, com uma restrição de crescimento extrauterino (RCEU), prejudicando a evolução em médio e longo prazo, com comprometimento do crescimento, do desenvolvimento e propiciando o aparecimento de doenças crônicas na adolescência ou no adulto jovem.[6]

Apesar da atenção dispensada à nutrição logo após o nascimento dos RN de muito baixo peso (RNMBP), especialmente nos mais prematuros e nos de extremo baixo peso, observa-se que a falha de crescimento nas primeiras semanas de vida e no momento da alta hospitalar ainda é muito frequente. O estudo do National Institute of Health and Child Development Research Network,[7] avaliando uma coorte de RNMBP de 1995 a 1998, mostrou que 22% dos RN, ao nascimento, foram classificados como pequenos para IG e, com 36 semanas de IG corrigida (IGc) para a prematuridade, 97% da coorte estava abaixo do percentil 10 para o peso, configurando em RCEU. Com os avanços tecnológicos e a melhora expressiva da abordagem nutricional desses pacientes, observando-se um aumento da velocidade de crescimento nesse grupo de maior risco de agravos nutricionais, ainda não se conhece a melhor abordagem nutricional, que propicia o crescimento e o desenvolvimento adequados sem aumentar o risco de doenças futuras.[8,9]

O grande desafio na avaliação do crescimento pós-natal dos RNPT reside em quais são as curvas mais indicadas. Não há consenso sobre como o crescimento desses pré-termos deve ser monitorado ou o que constitui seu padrão ideal de crescimento, especialmente após atingir 40 semanas de IGc. Essa situação é ainda mais incerta nos que nasceram com IG menor que 32 semanas.

Várias curvas de crescimento[10-14] têm sido utilizadas para o monitoramento dos RNPT-MBP, mas nenhuma pode ser considerada ideal. Até atingir 40 semanas de IGc, pode-se utilizar as curvas de crescimento intrauterina[11-13] ou basear-se em curvas de crescimento pós-natal de pré-termos.[10,14] O importante é cada serviço escolher a que melhor se adequa à sua população, utilizando uma curva-padrão ou de referência para peso, comprimento e perímetro cefálico, de acordo com o sexo e a IG.

Os RNPT podem ser monitorados por meio da plotagem semanal em curva de crescimento intrauterino de Fenton,[12] das medidas de peso, comprimento e perímetro cefálico, a cada semana de IGc até atingir 40 semanas. A partir de 40 semanas de IGc, devem-se utilizar as curvas de referência da OMS (2006), apresentadas na forma de escore-Z, conforme padronizado na "Caderneta de Saúde da Criança" do Ministério da Saúde. Deve-se considerar a IGc de 40 semanas o ponto zero na nova curva e continuar utilizando a idade corrigida para a prematuridade (ICP), ou seja, descontando da idade cronológica as semanas que faltaram para a IG atingir 40 semanas (termo). Para o perímetro cefálico, deve-se corrigir pela ICP até 1 ano e até os 2 a 3 anos para o peso e o comprimento e, posteriormente, utilizar a idade cronológica.

Pode-se optar por acompanhar o crescimento pós-natal dos RNPT com as curvas de crescimento pós-natal de pré-termos construídas pelo INTERGROWTH-21st: International Fetal and Newborn Growth Consortium for the 21st Century.[14] As curvas estão disponíveis e podem ser utilizadas para avaliar RNPT, especialmente aqueles com IG menor que 32 semanas ao nascer,[14] até 64 semanas de ICP (idade corrigida de 6 meses), o tempo em que se sobrepõem, sem necessidade de qualquer ajuste, com os padrões de crescimento infantil da OMS (2006) para RN a termo. Os RNPT com IG abaixo de 32 semanas ao nascer podem ser acompanhados por essas curvas, mas após 64 semanas de ICP, ao passar para a curva da OMS, deve-se continuar a utilizar a ICP, conforme anteriormente citado.

É indispensável avaliar e plotar os parâmetros antropométricos nas curvas escolhidas, de forma sequencial, avaliando se a criança apresenta uma curva ascendente, paralela ou descendente. Esses dados são os mais importantes para o acompanhamento, permitindo detectar desvios de crescimento e possibilitando uma intervenção mais precoce.

Aleitamento materno

A Academia Americana de Pediatria recomenda o aleitamento materno como a escolha nutricional ideal para prematuros. Há razões convincentes para essa recomendação, tanto do ponto de vista nutricional quanto não nutricional em todas as IG. Por exemplo, os resultados do neurodesenvolvimento de pré-termos amamentados são consistentemente maiores que os de crianças alimentadas com fórmula. Esses resultados são alcançados pela composição nutricional única do leite humano, além da experiência da amamentação. Esse efeito positivo do aleitamento materno está presente em todos os estratos socioeconômicos.[15]

Sabe-se que há relativa limitação nutricional do leite materno para prematuros abaixo de 34 semanas de idade gestacional e/ou menores de 1.500 g ao nascimento, e que devem ser identificadas e gerenciadas durante e após a hospitalização. A aditivação do leite humano tem vantagens em curto e médio prazos com relação ao crescimento, à saúde óssea e ao neurodesenvolvimento.[15]

NUTRIÇÃO NA CONSULTA PEDIÁTRICA: COMO CONDUZIR

Em vários países, existe recomendação de aditivação do leite humano após a alta hospitalar; entretanto, a legislação brasileira não permite acrescentar aditivos ao leite humano em domicílio.

Portanto, embora existam deficiências do leite humano para o crescimento em curto prazo de prematuros, o conjunto total de evidências indica que há significativas vantagens nutricionais e não nutricionais do leite humano e do aleitamento materno.[16]

Assim, os pediatras devem identificar essas deficiências em cada lactente prematuro e adotar estratégias adequadas para enfrentar essas questões no acompanhamento ambulatorial dessas crianças, como já descrito na seção de avaliação nutricional e como será descrito na seção de suplementação.

Apesar de todas as vantagens, as taxas de aleitamento materno em prematuros são baixas, inversamente proporcionais ao peso de nascimento e à IG. Assim, a manutenção do aleitamento materno em lactentes prematuros após a alta hospitalar continua sendo um desafio, tanto para as mães como para os profissionais de saúde.[16]

Fórmulas de transição

No momento da alta hospitalar, muitos prematuros ainda têm déficits acumulados de energia, proteínas e outros nutrientes e, como consequência, maiores necessidades desses nutrientes por quilo de peso, em comparação aos RN de termo.[17] Nesses prematuros, o período ótimo para a recuperação do crescimento é curto e, se tal recuperação não ocorre precocemente, a probabilidade de acontecer mais tarde é limitada. Os prematuros que não desenvolvem seu potencial de crescimento durante as primeiras semanas de vida pós-natal têm resultados menos favoráveis em termos de crescimento e neurodesenvolvimento. Portanto, as evidências indicam que é necessário administrar nutrientes adicionais ao prematuro também após a alta hospitalar.[17]

Considerando-se que prematuros recebem alta hospitalar com baixo peso para sua idade pós-concepcional, existe, portanto, risco real de crescimento insuficiente em longo prazo. Diante desse fato, a Sociedade Europeia de Gastroenterologia, Hepatologia e Nutrologia Pediátrica (ESPGHAN) recomenda:[17]

- Leite humano aditivado, onde permitido, nos lactentes amamentados. A legislação brasileira não permite acrescentar aditivos ao leite humano em domicílio.
- Fórmulas de transição com maior concentração de proteínas, minerais, micronutrientes e ácidos graxos poli-insaturados de cadeia longa nos lactentes em uso de fórmulas.

As fórmulas de transição se caracterizam por terem níveis de proteínas, energia, cálcio e fósforo intermediários entre as fórmulas para prematuros de uso hospitalar e as fórmulas de partida.[17] As evidências disponíveis indicam que o uso de uma fórmula de transição resulta em um melhor crescimento, quando se analisam peso, comprimento e perímetro cefálico.[17]

Em linhas gerais, essas fórmulas estão indicadas em pré-termos com idade gestacional inferior a 34 semanas e peso menor que 1.800 g ao nascimento. O tempo de utilização da fórmula de transição ainda é algo controverso. A ESPGHAN recomenda que os prematuros recebam fórmulas de transição pelo menos até 40 semanas de idade pós-concepção, sugerindo um tempo médio de 48 a 52 semanas de idade corrigida.[5]

Já outras sociedades recomendam usar a fórmula de transição até 6 a 12 meses de idade corrigida para a prematuridade, sobretudo nos extremamente prematuros e/ou com falha do crescimento, recomendação baseada em estudos que, além de demonstrarem os efeitos benéficos desse tipo de fórmula, evidenciaram que não houve aumento da massa gorda em prematuros tanto adequados quanto pequenos para a idade gestacional, em comparação à alimentação com uma fórmula de início.[18]

Na Tabela 22.1, estão resumidos as indicações e o tempo de utilização das fórmulas de transição, segundo as orientações da ESPGHAN.[17]

Tabela 22.1 – Indicações e tempo de utilização das fórmulas de transição	
Fórmulas pós-alta	**Indicação e tempo de utilização**
Peso de nascimento	< 1.800 g
Idade gestacional	< 34 semanas
Tempo de utilização	48 a 52 semanas pós-concepção[1]
	6 a 9 meses de idade corrigida[3]

Fonte: ESPGHAN, 2006.[17]

A Tabela 22.2 mostra a composição energética, proteica e de cálcio sugerida pela ESPGHAN (2006) para fórmulas de transição.[17]

Tabela 22.2 – Composição energética, proteica e de cálcio para fórmulas de transição		
Nutriente	**Unidade**	**Composição**
Proteínas	g/100 mL	1,8 a 1,9
Energia	kcal/100 mL	72 a 74
Cálcio	mg/100 mL	70 a 80

Fonte: ESPGHAN, 2006.[17]

Alimentação complementar

Alimentação complementar é o conjunto de alimentos, além da dieta láctea, oferecido ao lactente após os 6 meses de idade. Cabe ao pediatra a responsabilidade de orientar a introdução dessa alimentação complementar, destacando a importância de nutrientes adequados, assim como a conservação e a higiene. Portanto, a partir dos 6 meses completos, levando-se em conta o desenvolvimento digestório, imunológico e neurológico do lactente, a introdução de outros alimentos se faz necessária.[19]

Deve-se ressaltar que a introdução da alimentação complementar deve ser gradual, sob a forma de papas, oferecida com colher de tamanho adequado e de silicone, plástico ou metal emborrachado. Também se deve estimular a interação com a comida, evoluindo de acordo com o desenvolvimento do lactente.[20]

Com relação aos pré-termos, preconiza-se o início da alimentação complementar entre 5 e 6 meses de idade corrigida para a prematuridade ou idade pós-concepcional, e não a idade cronológica da criança, tanto em pré-termo em aleitamento materno quanto em uso de fórmulas lácteas.[19,20]

Para decidir o momento adequado para iniciar a alimentação complementar, o pediatra, após exame físico visando avaliar se a postura e o tônus estão adequados, deve verificar se o lactente nascido prematuramente é capaz de rolar para trás os alimentos, em forma de papa, colocados na porção anterior da língua, além de observar a mastigação, que costuma estar presente entre 5 e 6 meses de idade corrigida; ainda, deve avaliar o controle da abertura da boca para dar entrada à colher.[19]

Com relação ao método de alimentação complementar, o método Baby-Led Weaning (BLW) – Desmame Guiado pelo Bebê, no qual alimentos são ofertados em pedaços, tiras ou bastões, com risco de engasgos e baixa oferta de nutrientes, ou o método Baby-Led Introduction to Solids (BLISS) – Introdução de Sólidos Guiada pelo Bebê, não há evidências para a utilização desses dois métodos de maneira exclusiva em lactentes prematuros, devendo-se oferecer os alimentos amassados com colher e permitir que o prematuro explore com as mãos as diferentes texturas dos alimentos, pois faz parte de seu aprendizado sensório-motor.[21]

O Quadro 22.1 mostra a introdução da alimentação complementar em lactentes prematuros.

Quadro 22.1 – Esquema de introdução da alimentação complementar em lactentes prematuros	
Idade corrigida	*Tipo de alimento*
Até 5 a 6 meses	Aleitamento materno exclusivo e/ou fórmula láctea
5º ao 6º mês	Papa de frutas Primeira papa principal
7º ao 8º mês	Segunda papa principal
12º mês	Alimentação da família

Fonte: Elaborado pelos autores.

O Quadro 22.2 mostra os alimentos para a confecção da papa principal.

Quadro 22.2 – Componentes da papa principal			
Cereal ou tubérculo	*Leguminosa*	*Proteína animal*	*Hortaliças*
Arroz, milho, batata, mandioca etc.	Feijão, ervilha, lentilha etc.	Carne bovina, de frango, suína, peixe, ovo	Verduras e legumes

Fonte: Elaborado pelos autores.

Suplementação
Vitaminas

A vitamina D é importante, pois atua em um grande número de processos fisiológicos, como função neuromuscular e mineralização óssea. As ações dependentes do receptor intestinal de calcitriol [1,25(OH)2D] são críticas para a absorção ideal de cálcio, e as vias de absorção e metabolismo de vitamina D são totalmente operacionais em bebês com menos de 28 semanas de gestação. No entanto, os requisitos para um crescimento ideal em RNPT com baixo peso ao nascer ainda são assuntos a serem discutidos.[22]

Ensaios clínicos randomizados têm investigado qual a dose ideal, mas os resultados não são conclusivos.[22] A Academia Americana de Pediatria (AAP)[23] recomenda suplementar 400 UI/dia, enquanto a ESPGHAN[5] indica 800 a 1.000 UI/dia durante os primeiros meses de vida.

Pode-se indicar que a dose de 400 UI/dia é suficiente para a saúde óssea se a oferta de minerais for adequada.[23] Caso a mãe seja deficiente e o RN tiver baixo estoque, pode ser usada dose maior. Vale lembrar que excesso de vitamina D pode causar hipercalciúria e nefrocalcinose.

A vitamina A ou retinol é essencial para embriogênese normal, resposta imune, funcionamento visual, expressão genética e hematopoiese. Também regula o crescimento celular e a diferenciação nos pulmões, mantém a integridade do epitélio respiratório e ajuda na síntese de surfactante. A deficiência de vitamina A pode facilitar infecções recorrentes e um risco aumentado de displasia broncopulmonar.[24] A dose preconizada pela ESPGHAN[5] é de 400 a 1.000 µg/kg/dia (1 µg = 3,3 UI).

Com relação ao ácido fólico, vários estudos da década de 1980 detectaram níveis significativamente mais baixos de folato no soro de RNPT nos primeiros 2 a 3 meses de vida. Por isso, a suplementação de ácido fólico de rotina foi recomendada para prevenir o desenvolvimento da deficiência de folato.[25] No entanto, atualmente, com a disponibilidade de novos produtos nutricionais parenterais e enterais contendo ácido fólico, a sua suplementação se tornou controversa.[26] A suplementação de ácido fólico na gestação e no leite materno e o desenvolvimento de fórmulas lácteas de RNPT diminuíram a necessidade de suplementação para os RNPT. Foi realizado um estudo[26] para estabelecer a necessidade de suplementação de ácido fólico em RN com IG menor ou igual a 32 semanas, medindo os níveis de folato de soro até 45 dias de vida de acordo com o tipo de dieta enteral, leite materno exclusivo (LME), leite humano aditivado (LHA) e fórmula láctea de prematuro (FLPT). Nesse estudo, observou-se que, no geral, o nível de folato de soro variou de 11,5 a 71,7 ng/mL e a deficiência (< 3 ng/mL) não foi observada em nenhuma das amostras obtidas com 14, 28 dias de vida e 36 semanas de IG. Aqueles que receberam LME tiveram níveis mais baixos quando comparados aos alimentados com LHA e FLPT. No entanto, RNPT alimentados desde o nascimento com LM ou fórmula láctea com baixo teor de ácido fólico podem estar em risco de deficiência de folato, especialmente quando as mães são fumantes e/ou não receberam a suplementação de ácido fólico durante a gravidez.[26] Portanto, a suplementação de ácido fólico deve ser avaliada caso a caso. De acordo com a ESPGHAN,[5] recomendam-se 35 a 100 µg/kg/dia.

Ferro

A OMS recomenda que a suplementação profilática de ferro para lactentes seja realizada de maneira universal.[27]

Para pré-termo, o critério de suplementação é baseado no peso de nascimento, conforme o Quadro 22.3.[28]

Quadro 22.3 – Suplementação de ferro em pré-termos conforme o peso de nascimento	
Peso de nascimento	*Recomendação*
Recém-nascidos pré-termo com peso de nascimento entre 2.500 e 1.500 g	2 mg/kg/dia a partir de 30 dias durante 1 ano, depois 1 mg/kg/dia por mais 1 ano
Recém-nascidos pré-termo com peso de nascimento entre 1.500 e 1.000 g	3 a 4 mg/kg/dia a partir de 15 a 30 dias durante 1 ano, depois 1 mg/kg/dia por mais 1 ano
Recém-nascidos pré-termo com peso de nascimento inferior a 1.000 g	4 mg/kg/dia a partir de 15 a 30 dias durante 1 ano, depois 1 mg/kg/dia por mais 1 ano

Fonte: Agostoni et al., 2010; SBP, 2018.[5,28]

Zinco

O zinco (Zn) é um elemento que atua como um cofator em mais de 300 metaloenzimas, sendo indispensável para o crescimento adequado, a manutenção de tecidos, a cicatrização de feridas e o funcionamento do sistema imunológico.[29] Mecanismos adaptativos permitem que o corpo mantenha o *status* normal de Zn corporal, mesmo com uma ampla variação de ingestão.

Portanto, em estados de consumo excessivo ou reduzido de Zn, a homeostase é regulada pela absorção do sistema gastrintestinal, excreção nas fezes ou urina e retenção ou liberação por tecidos selecionados. Mesmo assim, o déficit pode ocorrer devido à redução da absorção ou ao aumento das perdas gastrintestinais. A deficiência prejudica os processos fisiológicos, promovendo as consequências clínicas que incluem falha no crescimento, lesões cutâneas periorificiais e dificuldade de cicatrização das feridas. Podem ocorrer deficiências leves, que ainda não são clinicamente claras, mas são capazes de causar consequências inespecíficas, como a suscetibilidade à infecção e o baixo crescimento. A concentração de Zn plasmática tem pouca sensibilidade e especificidade como teste de deficiência. Consequentemente, o diagnóstico de deficiência requer uma combinação de avaliação clínica e testes bioquímicos.[29]

O armazenamento fetal do Zn ocorre durante o 3º trimestre de gestação, o que predispõe os RN prematuros, especialmente os que nascem com idade gestacional menor que 34 semanas e/ou peso de nascimento abaixo de 1.500 g, ao risco de deficiência devido aos baixos estoques ao nascer.[30] Além dessa limitação, é importante salientar que o rápido crescimento pós-natal, o trato gastrintestinal imaturo, as altas perdas endógenas e a ingestão variável desse mineral acrescentam aos RNPT um risco adicional para deficiência. O grau de prematuridade e a gravidade da doença afetam a rapidez com que os estoques são depletados, mas uma abordagem baseada em evidências para a suplementação de Zn, bem como o desenvolvimento de uma estratégia clara para monitorar os níveis séricos em RNPT para evitar deficiências e toxicidades, ainda não foram definidos.[30]

A partir da literatura existente, ainda não está claro se os benefícios presumidos poderiam ser obtidos com a suplementação de Zn durante um período definido de algumas semanas, ou se os efeitos positivos poderiam ser aumentados proporcionalmente com o aumento do tempo da intervenção ao longo de várias semanas ou meses.[31] Embora os suplementos de Zn sejam considerados relativamente seguros, a administração enteral tem o potencial de influenciar negativamente a absorção de cobre e ferro no trato gastrintestinal.[31] Para tentar responder a essas dúvidas, foi proposta uma metanálise,[31] registrada em 2017, cujos objetivos são avaliar a eficácia e a segurança da suplementação de Zn enteral *versus* nenhuma intervenção ou placebo sobre morbidade, crescimento e desenvolvimento neurológico entre RNPT. Ainda, inclui: determinar efeitos da suplementação de Zn enteral em morbidades tipicamente encontradas em RNPT, displasia broncopulmonar, retinopatia da prematuridade, sepse bacteriana, enterocolite necrosante e hemorragia intraventricular; quais crianças lucrariam mais com a suplementação de Zn enteral (dentro de subgrupos predefinidos: idade gestacional, peso ao nascer, tipos de dietas enterais); a dose ideal de suplementação de Zn: dose menor *versus* dose superior e a duração ideal da suplementação de Zn.[31] Enquanto se aguarda essa publicação, quais são as recomendações para o uso de suplementação de Zn enteral?

Segundo a AAP, recomenda-se suplementação de Zn enteral até os 6 meses de idade para RNPT que recebem leite humano exclusivo.[32] Observa-se que a biodisponibilidade do Zn do leite materno é maior que a do leite de vaca. Demonstrou-se que 60% do Zn do leite humano de pré-termo é absorvido, em comparação a 36% do Zn do leite humano suplementado e com 14% em fórmula para pré-termos. Porém, vale ressaltar que a concentração do Zn no leite humano cai rapidamente a partir do colostro, quando os níveis são os mais elevados.[33]

Ainda conforme a AAP,[32] os RNPT que recebem leite humano aditivado e/ou fórmulas de prematuros, que contêm uma quantidade de Zn adequada (concentrações mínimas e máximas de 1,1 mg/100 kcal e 1,5 mg/100 kcal), não necessitam de reposição.[31,32]

Com relação às doses, a AAP recomenda 1 a 3 mg/kg/dia[31,32] e a ESPGHAN[5] indica 1,1 a 2 mg/kg/dia. Na prática, para os RNPT que nasceram com IG abaixo de 32 semanas, a suplementação de Zn pode ser feita com 0,5 a 1 mg/kg/dia de sulfato de zinco (formulado 10 mg/mL).[34] Iniciar com 36 semanas de idade pós-conceptual e manter até 6 meses de idade corrigida para a prematuridade.[34]

Cálcio e fósforo

A oferta adequada de minerais e vitamina D é essencial para a saúde óssea, e prematuros normalmente não recebem esses nutrientes da maneira correta. Assim, a doença óssea metabólica é uma afecção comum em prematuros, estando intimamente relacionada com menor peso e idade gestacional ao nascer. A prevalência dessa patologia está aumentando, com a elevação das taxas de sobrevivência de RN de muito e muitíssimo baixo peso ao nascer.

No RNPT com idade gestacional abaixo de 32 semanas, o teor mineral do osso é até 70% menor que o do RN de termo e a osteopenia diagnosticada por densitometria óssea é frequente. No entanto, a doença subclínica, definida pelo aumento dos níveis séricos de fosfatase alcalina, ainda é mais comum.[35]

A absorção de cálcio depende do *status* de vitamina D, da solubilidade dos sais de cálcio e da qualidade e da quantidade de oferta lipídica. Além disso, em prematuros, as demandas minerais ósseas são influenciadas pelo conteúdo corporal ao nascer, que depende da duração da gestação e da ingestão de vitaminas pela mãe.

Existem várias causas para a doença metabólica óssea:[36]

- Baixos estoques minerais ao nascer devido à redução do tempo de gestação (80% dos minerais são depositados no osso durante o 3º trimestre da gestação).
- Dificuldades para estabelecer rapidamente o fornecimento adequado de nutrientes por via enteral.
- Incapacidade de fornecer uma quantidade de minerais semelhante à fornecida pelo transporte placentário durante a gravidez.
- Uso de medicamentos deletérios ao osso, como diuréticos de alça e corticosteroides.
- Imobilização prolongada.
- Possível deficiência de vitamina D em alguns subgrupos de pré-termos.

Fetos recebem 80% de cálcio, fósforo e magnésio por meio de uma transferência ativa da placenta nos últimos 3 meses de gravidez. Assim, RNPT, principalmente os extremos, com baixa ingestão de cálcio e fósforo, têm maior risco de evoluir com doença metabólica óssea.[35]

As recomendações de ingestão diária de cálcio são de 120 a 200 mg/kg/dia e de fósforo, 60 a 140 mg/kg/dia.[36] Prematuros em aleitamento materno provavelmente não atingem essas recomendações, assim como em uso de fórmula láctea de rotina (partida ou seguimento) e podem necessitar de reposição de sais de cálcio e fósforo. Já prematuros em uso de fórmulas para prematuros e fórmulas de transição atingem as recomendações e, possivelmente, não necessitam de suplementação.

Considerações finais

O pediatra, no seguimento nutricional do prematuro, deve estar atento ao crescimento desse lactente, utilizando ferramentas adequadas para monitorá-lo.

É extremamente importante que o aleitamento materno seja incentivado, pelos inúmeros benefícios do leite humano, nutricionais e não nutricionais, inclusive no prematuro.

Na impossibilidade do leite humano, o pediatra deve conhecer as fórmulas lácteas adequadas para pré-termos, como as fórmulas de transição. Além disso, deve suplementar vitaminas, principalmente a vitamina D, ferro, zinco, cálcio e fósforo, conforme as diretrizes vigentes.

Referências bibliográficas

1. World Health Organization. Born too Soon. The Global Action Report on Preterm Birth. Geneva: World Health Organization; 2012.
2. World Health Organization. Optimal feeding of low birth weight infants technical review. Disponível em: http://whqlibdoc.who.int/publications/2006/9789241595094_eng.pdf 3. Acesso em: 27 abr. 2021.
3. UNICEF Annual Report 2013 – Brazil Executive Summary 2013 – Prematuridade e suas possíveis causas. Disponível em: http://www.unicef.org/about/annualreport/files/Brazil_COAR_2013.pdf. Acesso em: 27 abr. 2021.
4. Chawanpaiboon S, Vogel PV, Moller AB, Lumbiganon P, Petzold M, Hogan D, et al. Global, regional, and national estimates of levels of preterm birth in 2014: a systematic review and modelling analysis. Lancet Glob Health. 2019; 7(1):e37-e46.
5. Agostoni C, Buonocore G, Carnielli VP, De Curtis M, Darmaun D, Decsi T, et al. Enteral nutrient supply for preterm infants: commentary from the European Society of Paediatric Gastroenterology, Hepatology and Nutrition Committee on Nutrition. J Pediatr Gastroenterol Nutr. 2010; 50(1):85-91.
6. Leone CR, Sadeck LSR. Curvas de crescimento intrauterino e extrauterino na avaliação do crescimento de recém-nascidos pré-termo. In: Procianoy RS, Leone CR (eds.). Programa de Atualização em Neonatologia. Sociedade Brasileira de Pediatria. Porto Alegre: Artmed; 2014. Ciclo 11. Volume 2. p. 69-90.
7. Lemons JA, Bauer CR, Oh W, Korones SB, Papile LA, Stoll BJ, et al. Very low birth weight outcomes of the National Institute of Child health and human development neonatal research network, January 1995 through december 1996. NICHD Neonatal Research Network. Pediatrics. 2001; 107(1):E1-8.
8. Bloom BT, Mulligan J, Arnold C, Ellis S, Moffitt S, Rivera A, et al. Improving growth of very low birth weight infants in the first 28 days. Pediatrics. 2003; 112(1 Pt 1):8-14.
9. Uhing MR, G. Das UG. Optimizing growth in the preterm infant. Clin Perinatol. 2009; 36:165-76.
10. Ehrenkranz RA, Younes N, Lemons JA, Fanaroff AA, Donovan EF, Wright LL, et al. Longitudinal growth of hospitalized very low birth weight infants. Pediatrics. 1999; 104(2 Pt 1):280-9.
11. Kramer MS, Platt RW, Wen SW, Joseph KS, Allen A, Abrahamowicz M, et al.; Fetal/Infant Health Study Group of the Canadian Perinatal Surveillance System. A new and improved population-based Canadian reference for birth weight for gestational age. Pediatrics. 2001; 108;e35.
12. Fenton TR, Kim JH. A systematic review and meta-analysis to revise the Fenton growth chart for preterm infants. BMC Pediatr. 2013 Apr 20; 13:59.
13. Olsen IE, Lawson ML, Ferguson AN, Cantrell R, Grabich SC, Zemel BS, et al. BMI curves for preterm infants. Pediatrics. 2015; 135(3). Disponível em: www.pediatrics.org/cgi/content/full/135/3/e572. Acesso em: 27 abr. 2021.
14. Villar J, Giuliani F, Barros F, Roggero P, Zarco IAC, Rego MAS, et al. Monitoring the postnatal growth of preterm infants: a paradigm change. Pediatrics. 2018; 141(2):e20172467.
15. Hall RT. Nutritional follow-up of the breastfeeding premature infant after hospital discharge. Pediatr Clin North Am. 2001; 48(2):453-60.
16. Méio MDBB, Villela LD, Gomes Júnior SCS, Tovar CM, Lopes Moreira ME. Breastfeeding of preterm newborn infants following hospital discharge: follow-up during the first year of life. Ciên Saúde Colet. 2018; 23(7):2403-12.
17. ESPGHAN Committee on Nutrition; Aggett PJ, Agostoni C, Axelsson I, De Curtis M, Goulet O, Hernell O, et al. Feeding preterm infants after hospital discharge: a commentary by the ESPGHAN Committee on Nutrition. J Pediatr Gastr Nutr. 2006; 42(5):596-602.

18. Roggero P, Giannì ML, Amato O, Liotto N, Morlacchi L, Orsi A, et al. Growth and fat-free mass gain in preterm infants after discharge: a randomized controlled trial. Pediatrics. 2012; 130(5):e1215-21.
19. Barachetti R, Villa E, Barbarini M. Weaning and complementary feeding in preterm infants: management, timing and health outcome. Pediatr Med Chir. 2017; 39(4):181.
20. Lapillonne A, Bronsky J, Campoy C, Embleton N, Fewtrell M, Mis NF, et al.; ESPGHAN Committee on Nutrition. Feeding the late and moderately preterm infant: a position paper of the European Society for Paediatric Gastroenterology, Hepatology and Nutrition Committee on Nutrition. J Pediatr Gastroenterol Nutr. 2019; 69(2):259-70.
21. Fewtrell M, Bronsky J, Campoy C, Domellöf M, Embleton N, Mis NF, et al. Complementary feeding: a position paper by the European Society for Paediatric Gastroenterology, Hepatology, and Nutrition (ESPGHAN) Committee on Nutrition. J Pediatr Gastroenterol Nutr. 2017; 64(1):119-32.
22. Yang Y, Li Z, Yan G, Jie Q, Rui C. Effect of different doses of vitamin D supplementation on preterm infants – an updated meta-analysis. J Matern Fetal Neonatal Med. 2018; 31:3065-74.
23. Abrams SA; Committee on Nutrition. Calcium and vitamin d requirements of enterally fed preterm infants. Pediatrics. 2013; 131:e1676-83.
24. Basu S, Khanna P, Srivastava R, Kumar A. Oral vitamin A supplementation in very low birth weight neonates: a randomized controlled trial. Eur J Pediatr. 2019; 178:1255-65.
25. Conrad A. Post-discharge nutrition for the preterm infant. Journal of Neonatal Nursing. 2013; 19(4):217-22.
26. Oncel MY, Calisici E, Ozdemir R, Yurttutan S, Erdeve O, Karahan S, et al. Is folic acid supplementation really necessary in preterm infants ≤ 32 weeks of gestation? J Pediatr Gastroenterol Nutr. 2014; 58:188-92.
27. World Health Organization. The global prevalence of anaemia in 2011. Geneva: World Health Organization; 2015.
28. Sociedade Brasileira de Pediatria (SBP). Departamentos de Nutrologia e Hematologia-Hemoterapia. Consenso sobre anemia ferropriva: mais que uma doença, uma urgência médica! 2018. Disponível em: https://www.sbp.com.br/fileadmin/user_upload/21019f-Diretrizes_Consenso_sobre_anemia_ferropriva-ok.pdf. Acesso em: 27 abr. 2021.
29. Livingstone C. Zinc: physiology, deficiency, and parenteral nutrition. Nutrition in Clinical Practice. 2015; 30(3):371-82.
30. Finch CW. Review of trace mineral requirements for preterm infants: what are the current recommendations for clinical practice? Nutr Clin Pract. 2015; 30(1):44-58.
31. Staub E, Evers K, Askie LM. Enteral zinc supplementation for prevention of morbidity and mortality in preterm neonates. Cochrane Database of Systematic Reviews. 2017; 9:CD012797.
32. Kleinman RD. Pediatric nutrition handbook. 6. ed. Elk Grove, IL: American Academy of Pediatrics; 2009.
33. Trindade CEP. Minerals in the nutrition of extremely low birth weight infants. J Pediatr (Rio J). 2005; 81(1)(suppl.):S43-S51.
34. Silveira RC. Manual seguimento ambulatorial do prematuro de risco. Porto Alegre: Sociedade Brasileira de Pediatria. Departamento Científico de Neonatologia, 2012. Disponível em: http://www.sbp.com.br/pdfs/Seguimento_prematuro_oficial.pdf. Acesso em: 27 abr. 2021.
35. Torabi Z, Moemeni N, Ahmadiafshar A, Mazloomzadeh S. The effect of calcium and phosphorus supplementation on metabolic bone disorders in premature infants. J Pak Med Assoc. 2014; 64(6):635-9.
36. Mimouni FB, Mandel D, Lubetzky RB, Senterre T. Calcium, Phosphorus, Magnesium and Vitamin D Requirements of the Preterm Infant. In: Koletzko B, Poindexter B, Uauy R (eds.). Nutritional Care of Preterm Infants: Scientific Basis and Practical Guidelines. World Rev Nutr Diet. 2014; 110:140-51.

Capítulo 23

Subnutrição hospitalar e doença associada

Abigail Alves
Ary Lopes Cardoso
Rosana Tumas

Introdução

A desnutrição energético-proteica (DEP) é uma doença multifatorial, decorrente da ingestão e/ou absorção insuficiente de nutrientes, ocasionando alteração da composição corporal e diversas alterações fisiológicas adaptativas, resultando em diminuição da função física e mental, além de desfechos clínicos desfavoráveis com alta letalidade.[1,2]

Após décadas de declínio constante, observa-se que o número de pessoas em situação de insegurança alimentar vem aumentando lentamente nos últimos anos.[3] Os impactos econômicos, especialmente aqueles trazidos pela pandemia da COVID-19, acentuaram situações de desigualdade social, de renda e acesso a serviços de saúde, afetando, também, a segurança alimentar e nutricional.[4] A estimativa mundial em 2019 era de 135 milhões de pessoas em situação de insegurança alimentar, porém acredita-se que a pandemia tenha aumentado esse número para algo em torno de 265 milhões de pessoas.[5]

A composição corporal dos pacientes pediátricos é algo muito dinâmico, devido ao processo de crescimento. Assim, essa faixa etária é sempre motivo de grande preocupação do ponto de vista nutricional, uma vez que a privação de nutrientes pode promover alterações que potencialmente provocam sequelas em longo prazo. No Brasil, a desnutrição crônica primária acomete especialmente grupos populacionais mais vulneráveis, como as crianças indígenas (26%), as quilombolas (16%) e as que vivem em bolsões de pobreza (15%).[6] As taxas de desnutrição infantil vêm diminuindo no Brasil, porém ainda são consideradas elevadas pela Organização Mundial da Saúde (OMS).[7]

Desnutrição hospitalar

Pacientes portadores de doenças crônicas estão sempre em risco de sofrer déficit nutricional, secundário à própria doença de base ou a efeitos dos tratamentos a que precisam ser submetidos. Desse modo, dentro do ambiente hospitalar, em vigência de alguma doença aguda ou mesmo de internação para tratamento da doença de base, os pacientes pediátricos estão expostos a um grande risco nutricional que pode, muitas vezes, ser determinante para um desfecho mais ou menos favorável, dependendo da importância que a equipe responsável dará ao estado nutricional do paciente.

A desnutrição hospitalar é um problema de grande relevância, pois, além de frequente, muitas vezes é negligenciada, apesar de afetar negativamente a evolução dos pacientes. As principais complicações decorrentes da desnutrição hospitalar são imunossupressão, menor reserva cardiopulmonar, dificuldades de cicatrização, maior risco de complicações infecciosas, pós-cirúrgicas e de lesões por pressão, maior mortalidade e tempo de internação, acarretando um aumento dos custos do tratamento.[8,9]

Crianças hospitalizadas apresentam uma prevalência de desnutrição variando entre 7,5% e 45,6% dos pacientes internados. A piora do estado nutricional durante a internação pode interferir no prognóstico e aumentar o tempo de internação.[7]

Uma doença multifatorial exige uma abordagem terapêutica multiprofissional, com cada profissional atuando com seu conhecimento e expectativas em função da recuperação nutricional do paciente.[10] A OMS preconiza um protocolo para tratamento de crianças desnutridas entre 6 meses e 5 anos de idade, com abordagem multidisciplinar dividida em três fases (estabilização, reabilitação e monitoramento), mais dez passos que visam assegurar a recuperação do indivíduo e garantir a sua segurança dentro da comunidade onde ele está inserido.[11] Para a abordagem da desnutrição hospitalar em crianças, a Sociedade Brasileira de Nutrição Parenteral e Enteral (BRASPEN) lançou em 2019 uma campanha no Brasil chamada "Diga não à Desnutrição *Kids*", com o objetivo de sugerir ferramentas práticas e abrangentes para auxiliar na prevenção e no tratamento da DEP hospitalar, por meio de um método mnemônico, descrito no Quadro 23.1.[7]

Quadro 23.1 – Método mnemônico para os 11 passos do combate à desnutrição	
D	Determinar o risco nutricional e realizar avaliação nutricional
E	Estabelecer as necessidades nutricionais
S	Solicitar peso corporal e monitorar durante a internação
N	Nunca negligenciar o jejum e monitorar os eletrólitos
U	Utilizar métodos para acompanhar a adequação energética, macro e micronutrientes
T	Treinar equipe para manejar a desnutrição na fase aguda
R	Repor os estoques de micronutrientes
I	Implementar indicadores de qualidade e garantir a continuidade do cuidado intra-hospitalar
Ç	Controlar a perda de massa muscular e reabilitar precocemente
Ã	Acolher e engajar o paciente e seus familiares no tratamento
O	Orientar a alta hospitalar e agendar retorno ambulatorial precoce

Fonte: Gomes et al., 2019.[7]

Identificação de risco e diagnóstico nutricional

Os pacientes admitidos em ambiente hospitalar, conforme as recomendações atuais, devem ser submetidos a uma triagem nutricional nas primeiras 24 horas após a admissão e a cada 7 dias (pacientes sem risco nutricional ou com risco médio).[8] Vários instrumentos de triagem estão disponíveis, e o mais utilizado é o "STRONGKids" (*Screening Tool Risk on Nutritional Status and Growth*), por ser de fácil aplicação (Quadro 23.2).[7,12-14] A triagem nutricional identifica o risco desses pacientes na admissão e durante a estadia hospitalar, indicando precocemente a necessidade de seguimento e intervenção no estado nutricional.[7]

Quadro 23.2 – Triagem nutricional em pediatria – STRONGKids (adaptado)		
1. Diagnóstico:		**Data:**
Impressão do médico ou nutricionista		
1. Avaliação nutricional subjetiva: a criança parece ter déficit nutricional ou desnutrição? **Sim (1 ponto)** **Não (0 ponto)** Exemplos: redução da gordura subcutânea e/ou da massa muscular, face emagrecida, outro sinal		
2. Doença (com alto risco nutricional) ou cirurgia de grande porte? **Sim (2 pontos)** **Não (0 ponto)** Exemplos: anorexia nervosa, fibrose cística, Aids, pancreatite, doença muscular, baixo peso para idade/prematuridade (idade corrigida de 6 meses), doença crônica (cardíaca, renal ou hepática), displasia broncopulmonar (até 2 meses), queimaduras, doença inflamatória intestinal, síndrome do intestino curto, doença metabólica, doença celíaca, câncer, trauma, deficiência mental/paralisia cerebral, pré- ou pós-operatório de cirurgia de grande porte, outra (classificada pelo médico ou nutricionista)		
Perguntar ao acompanhante ou checar em prontuário ou com a enfermagem		
3. Ingestão nutricional e/ou perdas nos últimos dias? **Sim (1 ponto)** **Não (0 ponto)** Exemplos: diarreia ($\geq$ 5 vezes/dia), dificuldade de se alimentar em virtude de dor, vômitos (> 3 vezes/dia), intervenção nutricional prévia, diminuição da ingestão alimentar (não considerar jejum para procedimento ou cirurgia)		
4. Refere perda de peso ou ganho insuficiente nas últimas semanas ou meses? **Sim (1 ponto)** **Não (0 ponto)** Exemplos: perda de peso (crianças > 1 ano), não ganho de peso (< 1 ano)		
Sugestão para intervenção de acordo com a pontuação obtida		
Escore	***Risco***	***Intervenção***
4-5	Alto	• Consultar médico e nutricionista para diagnóstico nutricional completo • Orientação nutricional individualizada e seguimento • Iniciar suplementação oral até a conclusão do diagnóstico nutricional
1-3	Médio	• Consultar médico para diagnóstico completo • Considerar intervenção nutricional • Checar peso 2 vezes/semana • Reavaliar o risco nutricional após 1 semana
0	Baixo	• Checar peso regularmente • Reavaliar o risco em 1 semana
Responsável:		

Fonte: Adaptado de Carvalho et al., 2013.[12]

Independentemente da classificação de risco nutricional obtida na triagem, atualmente, recomenda-se em seguida realizar uma avaliação nutricional objetiva para o diagnóstico nutricional. Essa avaliação deve conter um registro alimentar habitual de 1 dia e dados antropométricos (peso, comprimento/estatura, perímetro cefálico, circunferência do braço). Os pacientes menores de 2 anos devem ter monitoramento diário do peso e semanal do comprimento e do perímetro cefálico. Os maiores de 2 anos devem ter peso monitorado semanalmente e medida mensal da estatura.[7] Esses intervalos podem ser modificados conforme a gravidade da desnutrição ou da doença de base. Pacientes nessa faixa etária que apresentem edema clínico depressível bilateral ou circunferência do braço menor que 115 mm deverão ser investigados e tratados como desnutridos graves.[15]

A classificação nutricional é baseada nos escores-Z ou percentis de IMC/I, segundo a OMS (Quadro 23.3).[16] A OMS também desenvolveu aplicativos para realizar os cálculos desses índices antropométricos para crianças entre 0 e 5 anos (ANTHRO) e de 5 a 19 anos (ANTHRO PLUS), disponíveis gratuitamente para *download* no *site* da OMS.[17,18]

O balanço entre a disponibilidade, a ingestão, a digestão, a absorção e a utilização de nutrientes determina o estado nutricional, respeitando as necessidades individuais.[7] Em pediatria, essas necessidades variam de acordo com a idade, o sexo e o peso de cada paciente. No paciente internado, devem ser também considerados outros fatores clínicos, capazes de influenciar suas necessidades nutricionais.

Em pacientes desnutridos graves, deve-se aguardar a resolução da causa da internação antes de iniciar sua recuperação nutricional. Distúrbios eletrolíticos são frequentes, e atenção deve ser dada à ocorrência da síndrome de realimentação. Após a estabilização clínica, aumenta-se gradualmente a oferta energética para iniciar a recuperação nutricional.[7]

Indicação de terapia nutricional

Situações clínicas que impossibilitam o paciente atingir suas necessidades nutricionais pela ingestão por via oral, mesmo após ajustes no cardápio e acertos na consistência e prescrição de suplementos, demandam a indicação de nutrição enteral, através da utilização de uma sonda.[19,20] A escolha da melhor fórmula/dieta-padrão ou especializada para cada paciente por via oral e/ou enteral deve seguir a regulamentação da Agência Nacional de Vigilância Sanitária (Anvisa).[20,21] Idade, doença, estado nutricional, capacidade digestiva e absortiva devem ser considerados para o cálculo das necessidades nutricionais, a escolha da melhor dieta e o volume a ser infundido. O paciente deve ser observado atentamente para que se avalie a tolerância à dieta.

Um monitoramento adequado do peso é fundamental para a avaliação da recuperação nutricional, além de permitir o cálculo correto para hidratação, prescrição de medicamentos, necessidade energética e de macro e micronutrientes.[7] A OMS preconiza o ganho de 5 a 10 g/kg/dia para se considerar a recuperação nutricional efetiva.[22] A aferição do peso sempre deve ser acompanhada de uma avaliação clínica e exame físico, com o intuito de diferenciar edema de ganho real de peso.[23]

Aceitação alimentar, ocorrência de intolerância (vômitos e/ou distensão abdominal) e períodos de jejum necessários para exames e procedimentos são fatores que podem atrapalhar o ganho ponderal e até mesmo acarretar perda de peso durante um período de internação.[23] A perda de 2% do peso corpóreo, independentemente do intervalo de tempo, é considerada uma perda importante em pacientes pediátricos.[24] A fórmula utilizada para calcular o percentual de perda de peso está descrita a seguir:[7]

$$\% \text{ de perda de peso} = \frac{\text{Peso usual (kg)} - \text{Peso atual (kg)}}{\text{Peso usual (kg)}} \times 100$$

Quadro 23.3 – Classificação dos índices antropométricos conforme o percentil para cada faixa etária

Índices antropométricos

Valores críticos	Crianças (0 a 5 anos incompletos)				Crianças (5 a 10 anos incompletos)			Adolescentes (10 a 19 anos)	
	P/I	P/E	IMC/I	E/I	P/I	IMC/I	E/I	IMC/I	E/I
< Percentil 0,1	Muito baixo peso para a idade	Magreza acentuada	Magreza acentuada	Muito baixa estatura para a idade	Muito baixo peso para a idade	Magreza acentuada	Muito baixa estatura para a idade	Magreza acentuada	Muito baixa estatura para a idade
≥ Percentil 0,1 < Percentil 3	Baixo peso para a idade	Magreza	Magreza	Baixa estatura para a idade	Baixo peso para idade	Magreza	Baixa estatura para a idade	Magreza	Baixa estatura para a idade
≥ Percentil 3 ≤ Percentil 85	Peso adequado para a idade	Eutrofia	Eutrofia	Estatura adequada para a idade	Peso adequado para a idade	Eutrofia	Estatura adequada para a idade	Eutrofia	Estatura adequada para a idade
> Percentil 85 ≤ Percentil 97		Risco de sobrepeso	Risco de sobrepeso			Sobrepeso		Sobrepeso	
> Percentil 97 ≤ Percentil 99,9	Peso elevado para a idade	Sobrepeso	Sobrepeso		Peso elevado para a idade	Sobrepeso		Sobrepeso	
> Percentil 99,9		Obesidade	Obesidade			Obesidade		Obesidade	

E: estatura; I: idade; IMC: índice de massa corporal; P: peso.

Fonte: WHO, 2006.[16]

256 NUTRIÇÃO NA CONSULTA PEDIÁTRICA: COMO CONDUZIR

De todas essas situações, o jejum costuma ser o mais importante, uma vez que, quando indicado para o preparo de procedimentos cirúrgicos ou diagnósticos, pode ser reduzido se houver um protocolo bem estabelecido para a sua abreviação. O objetivo do jejum antes de procedimentos que envolvem sedação e/ou anestesia reside na prevenção da broncoaspiração, mas em outras situações clínicas está indicado para aguardar o funcionamento do trato digestório ou estabilidade hemodinâmica.[7] Pacientes pediátricos têm taxa metabólica elevada e reserva de glicogênio reduzida (especialmente os menores de 36 meses) e, portanto, ficam suscetíveis à ocorrência de hipoglicemia e cetoacidose, pois o jejum desencadeia a gliconeogênese e a cetogênese, depletando o glicogênio hepático, aumentando o catabolismo proteico e promovendo aumento sérico de ácidos graxos não esterificados.[25]

Estudos demonstram que o intestino delgado retoma sua função entre 4 e 8 horas após cirurgias, e o cólon em 24 horas. A absorção de nutrientes não é afetada após anastomoses intestinais, e a cicatrização do epitélio da mucosa ocorre em 24 horas de pós-operatório.[26] A introdução precoce da dieta promove a redução da resposta catabólica ao estresse e a melhora no sistema imunológico e o trofismo intestinal. Pacientes cirúrgicos realimentados em até 48 horas após o procedimento têm demonstrado boa tolerância em comparação à introdução convencional de 5 dias.[27]

Em unidades de terapia intensiva, os pacientes devem iniciar a terapia nutricional precocemente, assim que houver estabilidade hemodinâmica. Um recém-nascido pré-termo tem reserva suficiente para sobreviver por 4 a 12 dias de jejum, dependendo do seu peso de nascimento. A demanda metabólica aumentada pela doença pode diminuir esse período para menos de 2 dias para um prematuro pequeno, e 7 dias para um prematuro maior. Existem evidências suficientes de que a nutrição nessa fase da vida determinará desfechos mais tarde, tanto de crescimento quanto de desenvolvimento intelectual. Desse modo, a indicação precoce da nutrição parenteral é essencial quando a função do trato digestório impede a nutrição por via enteral.[9] Pacientes lactentes, ou de alto risco nutricional ou desnutridos devem iniciar a nutrição parenteral dentro de 48 horas após o início do jejum. Crianças maiores e sem comprometimento nutricional podem tolerar um jejum de até 5 a 7 dias para iniciar a nutrição parenteral.[7]

As indicações para uso de terapia nutricional enteral estão descritas no Quadro 23.4.

Quadro 23.4 – Indicações de terapia nutricional enteral
• Ingestão oral insuficiente: anorexia, aversão alimentar
• Disfagia: prematuridade, doenças neurológicas
• Terapia primária: doenças metabólicas, doença inflamatória intestinal, intolerância ao jejum
• Alterações gastrintestinais: malformações congênitas, estenose de esôfago, pseudo-obstrução intestinal, fístula proximal de alto débito
• Paciente criticamente enfermo: grande queimado, politrauma, sepse, cirurgia, paciente em ventilação mecânica
• Gasto energético aumentado: cardiopatia congênita, fibrose cística, nefropatias, infecção, broncodisplasia
• Aumento das perdas gastrintestinais: insuficiência pancreática, síndrome do intestino curto, doença colestática, atresia de vias biliares, síndromes disabsortivas
• Ingestão alimentar menor de 70% das recomendações para a idade[8]

Fonte: Wayhs et al., 2019.[28]

Síndrome de realimentação

Pacientes desnutridos, submetidos a longos períodos de jejum, apresentam alto risco de desenvolver a síndrome de realimentação após iniciarem a terapia nutricional. Essa síndrome caracteriza-se por distúrbios de potássio, fósforo e magnésio decorrentes do aumento súbito de insulina com o início da nutrição, que leva a glicose para dentro das células, juntamente com esses eletrólitos e água.[7,29] A reativação de cadeias metabólicas dependentes de carboidrato aumenta a demanda por tiamina, que é um cofator necessário para reações enzimáticas celulares (Figura 23.1).[29] A descrição das manifestações clínicas que ocorrem na síndrome de realimentação estão descritas no Quadro 23.5.

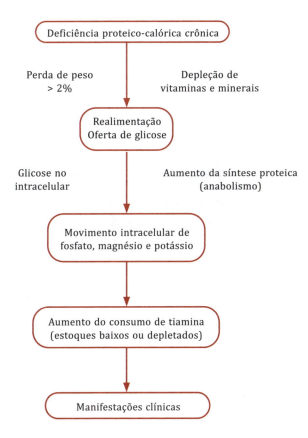

Figura 23.1 – *Mecanismo da síndrome da realimentação.*
Fonte: Gomes et al., 2019.[7]

As manifestações clínicas da síndrome de realimentação são bastante variáveis e imprevisíveis. Muitas vezes, podem manifestar-se tardiamente. Os sintomas são resultantes de alterações eletrolíticas que afetam o potencial da membrana celular, diminuindo a função de células cardíacas, musculoesqueléticas e nervosas.[29]

O sucesso do manejo desses pacientes reside na prevenção da síndrome de realimentação, a partir de três fatores fundamentais: monitoramento durante a realimentação, alimentação adequada e identificação dos pacientes em risco para a síndrome já na admissão hospitalar.[29]

O tratamento baseia-se na correção dos distúrbios eletrolíticos, no suporte clínico, no manejo hídrico para manter o balanço próximo de zero e no suporte nutricional reiniciado em pequenos volumes, com progressão bastante lenta.[29]

Quadro 23.5 – Manifestações clínicas e alterações eletrolíticas da síndrome da realimentação	
	Manifestações clínicas

Fósforo	• Hipofosfatemia:
	  - Cardiovasculares: insuficiência cardíaca, arritmias, hipotensão, miocardiopatia, choque
	  - Renais: necrose tubular aguda, acidose metabólica
	  - Musculoesqueléticas: rabdomiólise, mialgia, fraqueza do diafragma
	  - Neurológicas: convulsões, *delirium*, coma, tetania
	  - Endócrinas: hiperglicemia, resistência insulínica, osteomalácia
	  - Hematológicas: hemólise, trombocitopenia, disfunção leucocitária

Potássio	• Hipocalemia:
	  - Cardiovasculares: hipotensão, arritmias ventriculares, bradicardia, taquicardia
	  - Respiratórias: hipoventilação, insuficiência respiratória
	  - Musculoesqueléticas: fraqueza, fadiga, contraturas musculares
	  - Gastrintestinais: anorexia, náuseas, vômitos, diarreia, constipação, íleo paralítico
	  - Metabólica: alcalose metabólica

Magnésio	• Cardiovasculares: arritmias paroxísticas atriais ou ventriculares, alteração da repolarização • Respiratórias: hipoventilação, insuficiência respiratória • Neuromusculares: fraqueza, ataxia, vertigem, parestesia, alucinações, convulsões • Gastrintestinais: dor abdominal, inapetência, náuseas, vômitos, diarreia, constipação • Outras: anemia, hipocalcemia Obs.: geralmente as manifestações clínicas são tardias

Sódio	• Hiponatremia:
	  - Cardiovasculares: arritmias e insuficiência cardíaca
	  - Respiratórias: insuficiência respiratória, edema pulmonar
	  - Renais: insuficiência renal
	  - Musculoesqueléticas: cãibras, fadiga, edema

Vitaminas	• Deficiência de tiamina (vitamina B_1):
	  - Neurológicas: síndrome de Wernicke-Korsakoff, psicose de Korsakoff
	  - Cardiovasculares: insuficiência cardíaca congestiva, acidose lática (beribéri)

Fonte: Khan et al., 2011.[29]

Critérios para admissão e alta de desnutridos graves

A OMS preconiza que as crianças sejam identificadas e encaminhadas para atendimento especializado. A busca de crianças desnutridas deve ser ativa, para que elas possam receber tratamento adequado o mais precocemente possível. As etapas preconizadas pela OMS estão descritas na Figura 23.2.

As crianças que recebem alta de um programa de recuperação nutricional devem permanecer monitoradas para evitar recaídas (ver Figura 23.2).

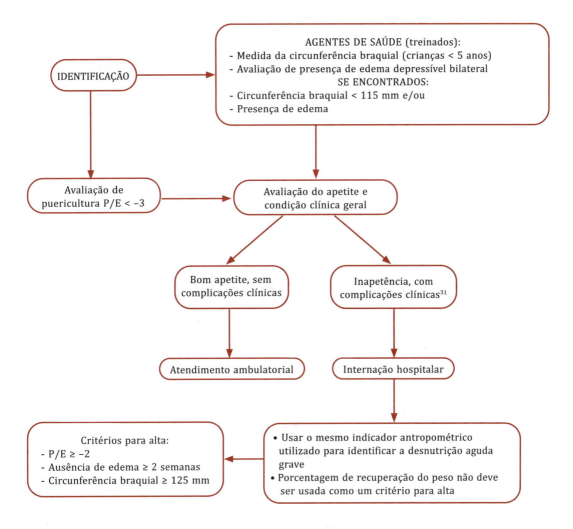

Figura 23.2 – *Critérios para admissão e alta de crianças desnutridas.*
Fonte: Adaptada de OMS, 2006.[30]

Terapia nutricional

A desnutrição é frequentemente preocupação de muitos, mas a sua solução tem sido responsabilidade de poucos. Muitos profissionais de saúde rotulam a desnutrição infantil como um "problema social" e adotam atitudes de descaso, de pouca importância ou derrotista em face da criança desnutrida ou em risco de desnutrição. Do mesmo modo, adotando uma atitude de menos-valia em relação à importância prática da nutrição para a saúde da criança e de seu caráter interdisciplinar, eles atuam de maneira desintegrada e, também, mantêm-se distanciados dos avanços que continuam ocorrendo para tentar solucionar o problema da desnutrição.[32]

Quando uma criança chega a ficar desnutrida, é porque sua família não sabe mais o que fazer (falta-lhe conhecimento), e não tem como fazer o que precisa ser feito.[33] Muitas são as condições adversas enfrentadas, e o combate a essas condições deve ter início antes

NUTRIÇÃO NA CONSULTA PEDIÁTRICA: COMO CONDUZIR

mesmo da alta hospitalar. Para reverter essa situação, são necessárias medidas que envolvam a família, a comunidade, as entidades de saúde e os profissionais responsáveis pelas condutas durante o atendimento. Na comunidade, deve-se priorizar a prevenção de novos casos, acompanhar a família de crianças em tratamento e fazer busca ativa de novos casos de desnutrição e risco nutricional.

A alimentação oral é a principal e a natural via para a alimentação, porém sempre se deve considerar a condição clínica do paciente. O incentivo ao aleitamento materno deve ser prioridade mesmo dentro das unidades hospitalares. Além de seus benefícios, a amamentação fortalece o vínculo materno com a criança durante a internação. Determinar se o paciente é capaz de ingerir o suficiente para manter seu estado nutricional é imprescindível para indicar a via de administração da dieta. A indicação de sonda para a terapia nutricional ocorrerá após esgotadas todas as possibilidades de aumento da ingestão por via oral.[14,19,20]

A terapia nutricional pode ser oral ou enteral (sonda oro ou nasogástrica, nasojejunal ou por gastrostomia). Durante a internação, a mãe (ou o cuidador) deve fazer parte do preparo e infusão da dieta, para que se familiarize com o procedimento, pois muitas dúvidas podem surgir no domicílio. As orientações acerca da rotina a ser implementada, desde informações básicas, como nome completo, tipo de dieta, forma de administração, volume total diário, volume por horário, horários e o número de vezes ao dia, tempo de administração, temperatura, higienização e troca dos materiais,[20] devem ser registradas e explicadas para evitar erros.

A utilização da nutrição enteral exige protocolos que envolvem equipes multidisciplinares, como locação e manutenção da sonda, medidas de prevenção e tratamento das complicações.[19]

A sonda locada gástrica geralmente é a via de escolha. A via pós-pilórica (posição duodenal ou jejunal) deve ser utilizada em pacientes cujos reflexos protetores das vias aéreas estão prejudicados ou quando há retardo no esvaziamento gástrico. O material da sonda escolhida para a nutrição enteral (gástrica ou pós-pilórica) deve ser o mais confortável possível, levando-se em conta também o tamanho e o líquido a ser infundido. Os tubos de escolha são os siliconados ou de poliuretano com diâmetro interno e paredes adequados, pois podem ficar por meses sem causar dano à mucosa esofágica.

No caso de pacientes que necessitam de terapia nutricional com utilização de sonda por tempo prolongado, deve-se considerar a colocação de uma gastrostomia ou jejunostomia.

A dieta enteral pode ser infundida de diferentes maneiras, sendo a mais adequada aquela que melhor se adapta à condição clínica do paciente. O segredo do sucesso para prevenir sinais de intolerância como distensão abdominal, vômitos ou diarreia é a velocidade de infusão – quanto menor a velocidade e mais lenta a infusão, menor o risco de intolerância. Os métodos de infusão são:

- Bólus: utiliza-se uma seringa, deve-se prestar bastante atenção à velocidade da administração.
- Gavagem: utilizam-se equipo e frasco de infusão; deve-se monitorar o gotejamento, pois este tanto pode parar como correr de uma vez.
- Bomba de infusão: utilizam-se o equipo e o frasco a uma bomba programada para liberar o gotejamento planejado. De uso obrigatório em ambiente hospitalar, mas pode ser utilizada em domicílio também.
- Intermitente: o volume diário é dividido em horários com intervalos (p. ex., infundir em 2 horas com intervalo de 1 hora para repouso). É mais fisiológico.
- Noturna: recomenda-se para a complementação da ingestão oral durante o dia. Proporciona liberdade para o paciente deambular durante o dia.
- Contínua: infusão durante 24 horas.

A alta precoce oferece um grande risco, especialmente se não forem observadas as dificuldades que esses pacientes encontrarão para agendamento de consultas ambulatoriais, assim como a aquisição de material e insumos para a dieta. Muitos pacientes apresentam comorbidades, que podem predispor à deterioração do estado nutricional, caso haja demora no fornecimento de fórmulas especiais, necessárias para a continuidade do tratamento ambulatorial.

Conclusão

Pacientes pediátricos hospitalizados estão expostos ao risco nutricional que pode, muitas vezes, ser determinante para a evolução de sua(s) moléstia(s) e de seu desenvolvimento, dependendo da importância que a equipe responsável dará ao seu estado nutricional.

Referências bibliográficas

1. Cederholm T, Barazzoni R, Austin P, Ballmer P, Biolo G, Bischoff SC, et al. ESPEN guidelines on definitions and terminology of clinical nutrition 2016. ESPEN Guideline. 2017; 36(1):49-64.
2. Sarni RO, Munekata RV. Terapia nutricional na desnutrição energético-protéica grave. In: Lopez FA, Sigulem DM, Taddei JA. Fundamentos da terapia nutricional em Pediatria. São Paulo: Sarvier; 2002. p. 115-32.
3. The State of Food Security And Nutrition In The World – 2019, Organização para a Alimentação e Agricultura das Nações Unidas, Roma 2019. Disponível em: http://www.fao.org/3/ca5162en/ca5162en.pdf. Acesso em: 10 nov. 2020.
4. Alpino TMA, Santos CRMB, Barros DC, Freitas CM. COVID-19 e (in)segurança alimentar e nutricional: ações do Governo Federal brasileiro na pandemia frente aos desmontes orçamentários e institucionais. Cad Saúde Pública. 2020; 36(8).
5. Global Network Against Food Crises; Food Security Information Network. Global Report on Food Crises. Joint analysis for better decisions. Washington DC: International Food Policy Research Institute; 2020. Disponível em: http://ebrary.ifpri.org/utils/getfile/collection/p15738coll2/id/133693/filename/133904.pdf. Acesso em: 10 nov. 2020.
6. Brasil. Ministério da Saúde. Secretaria de Atenção à Saúde. Departamento de Atenção Básica. Política Nacional de Alimentação e Nutrição/Ministério da Saúde, Secretaria de Atenção à Saúde. Departamento de Atenção Básica. Brasília: Ministério da Saúde; 2013. Disponível em: http://bvsms.saude.gov.br/bvs/publicacoes/politica_nacional_alimentacao_nutricao.pdf. Acesso em: 10 nov. 2020.
7. Gomes DF, Gandolfo AS, Oliveira AC, Potenza ALS, Micelli CLO, Almeida CB, et al. Campanha "Diga não à desnutrição Kids": 11 passos importantes para combater a desnutrição hospitalar. BRASPEN J. 2019; 34(1):3-23.
8. Toledo DO, Piovacari SMF, Horie LM, Matos LBN, Castro MG, Ceniccola GD, et al. Campanha "Diga não à desnutrição": 11 passos importantes para combater a desnutrição hospitalar. BRASPEN J. 2018; 33(1):86-100. Disponível em: http://arquivos.braspen.org/journal/jan-fev-mar-2018/15-Campanha-diga-nao-aadesnutricao.pdf. Acesso em: 10 nov. 2020.
9. Koletzko B, Goulet O, Hunt J, Krohn K, Shamir R; Parenteral Nutrition Guidelines Working Group; European Society for Clinical Nutrition and Metabolism; European Society of Paediatric Gastroenterology, Hepatology and Nutrition (ESPGHAN); European Society of Paediatric Research (ESPR). Guidelines on Paediatric Parenteral Nutrition of the European Society of Paediatric Gastroenterology, Hepatology and Nutrition (ESPGHAN) and the European Society for Clinical Nutrition and Metabolism (ESPEN), Supported by the European Society of Paediatric Research (ESPR). J Pediatr Gastroenterol Nutr. 2005;41(Suppl. 2):S1-87.
10. Costa RP. Interdisciplinarity and health staff: conceptions. Mental. 2007; 5(8):107-24.

11. World Health Organization. Guideline: updates on the management of severe acute malnutrition in infants and children. Geneva: World Health Organization; 2013. Disponível em: https://www.who.int/publications/i/item/9789241506328. Acesso em: 10 nov. 2020.

12. Carvalho FC, Lopes CR, Vilela LC, Vieira MA, Rinaldi AEM, Crispim CA. Tradução e adaptação cultural da ferramenta STRONGkids para triagem do risco de desnutrição em crianças hospitalizadas. Rev Paul Pediatr. 2013; 31:159-65.

13. Hulst JM, Zwart H, Hop WC, Joosten KFM. Dutch national survey to test the STRONGkids nutritional risk screening tool in hospitalized. Clin Nutr. 2010; 29:106-11.

14. Cardoso AL, Spolidoro JV. Avaliação e risco nutricional em pediatria. In: Manual de suporte nutricional da Sociedade Brasileira de Pediatria. Rio de Janeiro: Sociedade Brasileira de Pediatria; 2019. p. 14-20.

15. OMS. Directriz: actualizaciones sobre la atención de la desnutrición aguda severa en lactantes y niños. Ginebra: Organización Mundial de la Salud; 2016. Disponível em: https://apps.who.int/iris/bitstream/handle/10665/249206/9789243506326-spa.pdf?ua=1. Acesso em: 10 nov. 2020.

16. WHO Multicentre Growth Reference Study Group. WHO Child Growth Standards based on length/height, weight and age. Acta Paediatr Suppl. 2006; 450:76-85.

17. WHO. Anthro for personal computers, version 3.2.2, 2011: Software for assessing growth and development of the world's children. Geneva: WHO, 2010. Disponível em: https://www.who.int/toolkits/child-growth-standards/software. Acesso em: 10 nov. 2020.

18. WHO. AnthroPlus for personal computers Manual: Software for assessing growth of the world's children and adolescents. Geneva: WHO; 2009. Disponível em: https://www.who.int/toolkits/growth-reference-data-for-5to19-years/application-tools. Acesso em: 10 nov. 2020.

19. Gandolfo AS, Zamberlan P, Silva APA da, Pinelli DP dos S, Feferbaum R. Algoritmos de nutrição enteral na pediatria. São Paulo: ILSI Brasil-International Life Sciences Institute do Brasil; 2017. Disponível em: https://ilsibrasil.org/publication/algoritmos-de-nutricao-enteral-em-pediatria/. Acesso em: 10 nov. 2020.

20. Hospital das Clínicas da Faculdade de Medicina da Universidade de São Paulo. Guia de Terapia Nutricional Enteral. São Paulo: Hospital das Clínicas da Faculdade de Medicina da Universidade de São Paulo; 2017. Disponível em: https://spdbcfmusp.files.wordpress.com/2017/05/guia_terapia_nutricional.pdf. Acesso em: 10 nov. 2020.

21. Zamberlan P, Tumas R. Fórmulas e dietas em pediatria. In: Delgado AF, Cardoso AL, Zamberlan P, Tumas R. Nutrologia. 2. ed. Barueri: Manole; 2019. p. 330-43.

22. World Health Organization (WHO). Management of severe malnutrition: a manual for physicians and other senior health workers. Geneva: World Health Organization; 1999. Disponível em: https://www.who.int/nutrition/publications/en/manage_severe_malnutrition_eng.pdf. Acesso em: 10 nov. 2020.

23. Ministério da Saúde. Secretaria de Atenção à Saúde. Coordenação Geral da Política de Alimentação e Nutrição. Manual de atendimento da criança com desnutrição grave em nível hospitalar/Ministério da Saúde, Secretaria de Atenção à Saúde, Coordenação Geral da Política de Alimentação e Nutrição. Brasília: Ministério da Saúde; 2005. Disponível em: http://bvsms.saude.gov.br/bvs/publicacoes/manual_desnutricao_criancas.pdf. Acesso em: 10 nov. 2020.

24. Sermet-Gaudelus I, Poisson-Salomon AS, Colomb V, Brusset MC, Mosser F, Berrier F, et al. Simple pediatric nutritional risk score to identify children at risk of malnutrition. Am J Clin Nutr. 2000; 72(1):64-70.

25. Awad S, Lobo DN. Metabolic conditioning to attenuate the adverse effects of perioperative fasting and improve patient outcomes. Curr Opin Clin Nutr Metab Care. 2012; 15(2):194-200.

26. Nogueira PLB, Carvalho CALB; Projeto ACERTO em cirurgia pediátrica; ACERTO Acelerando a recuperação total pós-operatória. 3. ed. Rio de Janeiro: Rubio; 2016.

27. Han-Geurts IJ, Hop WC, Kok NF, Lim A, Brouwer KJ, Jeekel J. Randomized clinical trial of the impact of early enteral feeding on postoperative ileus and recovery. Br J Surg. 2007; 94(5):555-61.

28. Wayhs MC, Cardoso AL, Spolidoro JV, Feferbaum R. Nutrição Enteral. In: Manual de suporte nutricional da Sociedade Brasileira de Pediatria. Rio de Janeiro: Sociedade Brasileira de Pediatria; 2019. p. 58-66.

29. Khan LUR, Ahmed J, Khan S, MacFie J. Refeeding syndrome: a literature review. Gastroenterol Res Pract. 2011; 2011: 410971. Disponível em: https://www.ncbi.nlm.nih.gov/pmc/articles/PMC2945646/pdf/GRP2011-410971.pdf. Acesso em: 10 nov. 2020.

30. OMS. Directriz: actualizaciones sobre la atención de la desnutrición aguda severa en lactantes y niños. Ginebra: Organización Mundial de la Salud; 2016. Disponível em: https://apps.who.int/iris/bitstream/handle/10665/249206/9789243506326-spa.pdf?ua=1. Acesso em: 10 nov. 2020.

31. Brasil. Ministério da Saúde. Secretaria de Atenção à Saúde. Departamento de Ações Programáticas. Coordenação-Geral de Saúde da Criança e Aleitamento Materno; Organização Pan-Americana da Saúde; Fundo das Nações Unidas para a Infância. Manual de quadros de procedimentos: Aidpi Criança: 2 meses a 5 anos / Manual of procedures: IMCI Child: 2 months to 5 years. Brasília: Ministério da Saúde; 2017. 82 p.

32. Monte CMG. Atendimento à criança desnutrida em ambulatório e comunidade. Temas de Nutrição em Pediatria. Fascículo 2 – Ano 2002. Disponível em: https://www.sbp.com.br/fileadmin/user_upload/img/departamentos/temas_nutricao.pdf. Acesso em: 10 nov. 2020.

33. Solymos GMB, Sawaya AL. Vencendo a desnutrição na família e na comunidade. 2. ed. 2004. Disponível em: http://www.iea.usp.br/publicacoes/textos/metodologiasinstrumentos/familiaecomunidade.pdf. Acesso em: 10 nov. 2020.

Capítulo 24

Dieta cetogênica na terapia nutricional das epilepsias refratárias

Abigail Alves
Rosana Tumas

Introdução

A epilepsia é uma patologia que acomete pacientes na faixa pediátrica, sendo uma doença comum na infância, com prevalência de 3 a 5:1.000 crianças em países desenvolvidos.[1,2] A maioria das crianças epilépticas, porém, alcança o controle total das crises, tornando-se aptas a participar de atividades apropriadas para a idade. As estatísticas mostram que ao redor de 25% a 30% dessas crianças evoluem com resistência à ação anticonvulsivante dos medicamentos, permanecendo sem controle total das crises convulsivas.[1,2] O diagnóstico e o controle precoce das convulsões são cruciais para o desenvolvimento futuro desses pacientes.[1]

Até o começo do século XX, não havia muitas opções para o tratamento da epilepsia. Os medicamentos disponíveis eram o fenobarbital e brometos, tanto para o tratamento de adultos quanto de crianças epilépticas.[3]

O uso de dietas para o tratamento da epilepsia, contudo, não era novidade naquela época.[3] Hipócrates já havia proposto o jejum como uma forma de tratar a epilepsia em 400 a.C.; outras descrições semelhantes são encontradas em diferentes partes da Bíblia.[4] Na medicina moderna, Conklin foi o primeiro a utilizar o jejum como tratamento da epilepsia, em 1916.[4] A descoberta da produção de corpos cetônicos pelo fígado de pessoas submetidas ao jejum ou dietas hipergordurosas e restritas em carboidratos, em 1921 por Woodyatt, levou Wilder a introduzir o termo "dieta cetogênica" (DC) e a publicar o primeiro estudo utilizando-a como tratamento para pacientes epilépticos.[4,5] A DC é restrita em calorias, líquidos, proteínas e carboidratos, com uma recomendação de ingestão elevada de gorduras (cerca de 90% da oferta calórica), tendo sido assim elaborada para imitar os efeitos metabólicos do jejum, reconhecidamente eficaz para o tratamento de crises convulsivas.[3,6] Essa composição peculiar faz com que o metabolismo energético comece a utilizar a gordura como principal combustível, e a betaoxidação torna-se a principal via metabólica do organismo, levando à produção de corpos cetônicos e imitando o que acontece em períodos de jejum, sem resultar em inanição.[6,7] A gordura exógena é utilizada como substrato energético, poupando a gordura estocada.[5,8] Esse redirecionamento metabólico interfere na excitabilidade neuronal, atenuando a atividade elétrica anormal.[9]

Uma vez que a DC é bastante restrita e deve ser seguida rigorosamente para obter o resultado desejado, não é fácil executá-la de maneira adequada. Por esse motivo, o surgimento de novos medicamentos nos anos seguintes à divulgação dos resultados com a DC fez com que esta ficasse em segundo plano, meio esquecida diante de novas possibilidades terapêuticas. Porém, o tempo mostrou que, mesmo com a utilização de esquemas terapêuticos com duas ou mais drogas antiepilépticas, uma parcela dos pacientes ainda permanece sem controle total das crises ou com dificuldades relacionadas aos efeitos colaterais desses medicamentos. Assim, surgiram variações da DC clássica (denominação dada à dieta elaborada por Wilder em 1921) na tentativa de facilitar a sua execução e aderência, além de otimizar sua eficácia.[6]

A primeira variação surgiu na década de 1970, a chamada DC-TCM, que utiliza uma grande quantidade de um óleo rico em triglicérides de cadeia média (TCM) e é bastante cetogênica, permitindo uma restrição menor de carboidratos e ampliando os tipos de alimentos que podem ser consumidos. A dificuldade dessa dieta está na ingestão obrigatória de quantidades consideráveis de TCM, e nos sintomas gastrintestinais decorrentes de seu uso.

Em 2003, nos Estados Unidos, Kossoff introduziu a dieta de Atkins modificada (*modified Atkins diet* – MAD), variação da dieta de Atkins original – sem restrição calórica, hídrica e proteica, com ingestão elevada de triglicérides de cadeia longa (TCL), com resultados animadores para os pacientes com epilepsia refratária.[3,4]

Por fim, a dieta de baixo índice glicêmico (*low glycemic index therapy* – LGIT) foi inicialmente publicada em 2005 por Thiele e Pfeifer, permitindo a ingestão de alimentos com índice glicêmico < 50 (frutas, grãos integrais e vegetais), com o objetivo de manter níveis glicêmicos constantes, já com publicações que mostram sua eficácia para o controle da epilepsia.[3,4]

Portanto, a DC tem sido usada para o tratamento da epilepsia refratária há quase um século.[7] Em alguns períodos ficou em segundo plano, diante do investimento em novos medicamentos de ação antiepiléptica, porém nas últimas duas décadas teve o interesse dos pesquisadores renovado, com desenvolvimento de suas variantes, no intuito de oferecer mais uma opção terapêutica para os pacientes que, apesar de todos avanços na área farmacêutica, permanecem sem controle adequado das crises (ao redor de 1/3 dos pacientes epilépticos) com os medicamentos atualmente disponíveis.[6] Tradicionalmente, são indicadas como um tratamento tardio, frente ao estabelecimento da falha medicamentosa, definida após a utilização ineficaz da associação de duas ou mais medicações e esquemas terapêuticos. Muitos pesquisadores, porém, defendem a indicação mais precoce dessas dietas, uma vez que sua eficácia tem sido repetidamente comprovada pelos estudos.[10]

Eficácia

Desde que a DC passou a ser indicada para o tratamento de pacientes com epilepsia refratária, muitos foram os estudos realizados para avaliar a sua eficácia.[1-3,7,11-13] Mesmo com o passar do tempo, os avanços farmacológicos e o aparecimento das variantes da dieta cetogênica, a eficácia dessa modalidade de tratamento não se modificou significativamente. Os estudos sobre a eficácia da DC apresentam resultados semelhantes, independentemente da época em que foram publicados: cerca de 2/3 dos pacientes apresentam redução em mais de 50% do número de crises e, destes, metade apresenta redução maior que 90% do número de crises.[14]

Uma metanálise publicada em 2006 avalia que as crianças que permanecem na dieta por mais de 3 meses têm, aproximadamente, o dobro de chance de manter o controle das crises. Crianças com convulsões generalizadas têm uma grande chance de obter controle das crises e/ou alcançar estabilidade para reduzir as doses dos medicamentos antiepilépticos.[11] Os resultados disponíveis sobre a eficácia da DC ainda são difíceis de analisar, uma vez que existem variantes da DC clássica e heterogeneidade entre os pacientes estudados, com diferentes etiologias da epilepsia.[12] Além disso, dados sobre a eficácia e possíveis efeitos adversos desse tratamento em longo prazo são difíceis de se obter, pois a manutenção da dieta por muitos meses é bastante complicada.[12] Os estudos que comparam a eficácia dos diferentes tipos de DC disponíveis atualmente, apesar da escassez de evidências, demonstram que a eficácia entre elas é semelhante, não havendo uma que tenha um desempenho superior.[6,12,13]

A DC promove melhorias importantes na cognição e no comportamento dos pacientes, em associação a ganhos no desenvolvimento neuropsicomotor.[7]

Estudos mais recentes demonstram que a eficácia da DC em adultos é semelhante à das crianças, com efeitos adversos relativamente suaves. Porém, devido à dificuldade dos pacientes adultos de seguirem a dieta, a qualidade dessas evidências é inferior à dos estudos realizados em crianças.[4]

Mecanismo de ação

O mecanismo de ação da DC no controle de crises epilépticas refratárias ao tratamento medicamentoso permanece um enigma.[3] Muitos estudos tentam explicar esse mecanismo, e os resultados apontam que a atuação da dieta é, provavelmente, multifatorial.[6,14] Além da produção de cetonas (acetoacetato, acetona e ácido beta-hidroxibutírico), as modificações metabólicas da DC incluem alterações na insulina, na glicose, no glucagon e nos ácidos graxos livres.[4,6,7,14] Inicialmente, acreditava-se que os corpos cetônicos fossem os responsáveis pelo efeito terapêutico da dieta,[3,14] pois parecem interagir com receptores do ácido gama-aminobutírico (GABA), potencializando sua atividade.[6] Atualmente, a cetose não é considerada o principal mecanismo da DC, mas é reconhecido que seja um marcador importante das mudanças metabólicas promovidas pela dieta, garantindo sua eficácia.[3] A utilização das variantes MAD e LGIT confirma essa teoria, já que promovem níveis de cetose menos estáveis, porém com efeito semelhante ao da DC clássica.[3]

A restrição glicolítica promove atenuação da neuroinflamação e estabilização do potencial da membrana neuronal, diminuindo a sua hiperexcitabilidade pela otimização da função mitocondrial, podendo oferecer efeitos neuroprotetores com potencial para modificar o curso da doença.[4,15] A fosforilação oxidativa e a estabilização da função sináptica, além de outros mecanismos, certamente também têm um papel no controle das crises convulsivas.[14]

As diferentes síndromes epilépticas devem beneficiar-se de diferentes efeitos da DC no metabolismo cerebral, uma vez que nenhuma teoria explorada até o momento consegue explicar totalmente a imediata redução das crises convulsivas, desde o início do jejum, antes mesmo da oferta de algum alimento.[3]

Indicações

A DC está indicada para crianças e adultos com epilepsia refratária ao tratamento medicamentoso,[3,7,10] sendo o tratamento de escolha para pacientes com doença de De Vivo (deficiência de GLUT1 – transportador de glicose) e deficiências do complexo piruvato-desidrogenase.[6] Ainda, é indicada para pacientes que sofrem com efeitos adversos importantes das medicações antiepilépticas e pacientes que não têm indicação cirúrgica, seja pela localização do foco em área nobre do córtex, seja por ser uma epilepsia generalizada.[3]

Algumas síndromes convulsivas respondem melhor ao tratamento com a DC do que outras. Tais indicações, conforme a eficácia esperada, estão listadas no Quadro 24.1.[10]

Quadro 24.1 – Indicações da dieta cetogênica	
Redução das crises > 50%	**Redução das crises < 50%**
• Síndrome de Angelman • Doenças mitocondriais (complexo I da cadeia respiratória) • Síndrome de Dravet • Síndrome de Doose • Doença de De Vivo • Síndrome epiléptica relacionada com infecção febril (FIRES) • Espasmos infantis • Síndrome de Ohtahara • Deficiência de piruvato desidrogenase (PDHD) • Estado epiléptico super-refratário • Complexo de esclerose tuberosa	• Deficiência de adenilossuccinato liase (ADSL) • Encefalopatia CDKL5 • Epilepsia de ausência infantil • Malformações corticais • Epilepsia da infância com crises migratórias focais • Encefalopatia epiléptica com pico e onda contínua durante o sono • Glicogenose tipo V • Epilepsia mioclônica juvenil • Doença de Lafora • Síndrome de Landau-Kleffner • Síndrome de Lennox-Gastaut • Deficiência de fosfofrutocinase • Síndrome de Rett • Pan-encefalite esclerosante subaguda (SSPE)

Fonte: Kossoff et al., 2018.[10]

Durante muito tempo, acreditava-se que lactentes jovens e recém-nascidos tivessem dificuldade em manter a cetose, e a DC não era recomendada para crianças menores de 2 anos de idade, já que o tratamento medicamentoso representa a primeira escolha para as síndromes epilépticas,[10] e a DC não supre as necessidades nutricionais específicas dessa faixa etária.[6]

Recentemente, com o surgimento das variantes da DC, as pesquisas vêm demonstrando a eficácia e a segurança das dietas para tratar lactentes com epilepsia.[6] Geralmente, o controle das crises é alcançado e mantido em pacientes dessa idade, pois os lactentes são mais aderentes à dieta, sobretudo antes da introdução da alimentação complementar, e apresentam alta capacidade de desenvolver cetose.[1] Por essa razão, e baseando-se nas recomendações para a faixa etária, a razão 3:1 é indicada, já que atinge as necessidades proteicas recomendadas para a idade e a razão de gordura pode ser adaptada conforme a situação clínica atual e a cetose atingida.[1,6] A restrição hídrica e o jejum, antes recomendados para iniciar a dieta, não são utilizados nos lactentes.[1]

Contraindicações

As alterações metabólicas que obrigatoriamente ocorrem durante o jejum e são mantidas com o uso da DC constituem um fator limitante quando há algum defeito metabólico que seja incapaz de lidar adequadamente com essas alterações. Erros inatos do metabolismo que cursam com alterações no metabolismo dos ácidos graxos podem evoluir com uma crise catabólica grave e deterioração clínica durante períodos de jejum ou implementação da DC.[10,14] Pacientes portadores de porfiria aguda intermitente também podem apresentar exacerbações desencadeadas pela DC.[14] Assim, é recomendado que os pacientes candidatos ao tratamento com DC sejam investigados para descartar doenças do transporte de ácidos graxos e da betaoxidação, especialmente quando não houver conhecimento da etiologia da epilepsia em questão.[2,10]

As contraindicações absolutas e relativas estão descritas no Quadro 24.2.[10]

Quadro 24.2 – Contraindicações da dieta cetogênica	
Absolutas	**Relativas**
• Deficiência primária de carnitina • Deficiência de carnitina palmitoiltransferase (CPT I/II) • Deficiência de carnitina translocase • Defeitos da betaoxidação • Deficiência da acil-desidrogenase de cadeia média (MCAD) • Deficiência da acil-desidrogenase de cadeia longa (LCAD) • Deficiência da acil-desidrogenase de cadeia curta (SCAD) • Deficiência da 3-hidroxiacil-CoA de cadeia longa • Deficiência da 3-hidroxiacil-CoA de cadeia média • Deficiência de piruvato carboxilase • Porfiria	• Incapacidade de manter nutrição adequada • Foco cirúrgico identificado por neuroimagem e monitoramento por videoeletroencefalograma • Falta de aderência dos pais ou cuidadores • Uso recorrente de propofol (maior risco de síndrome da infusão do propofol)

Fonte: Kossoff et al., 2018.[10]

Dieta cetogênica em recém-nascidos e lactentes

Atualmente, a DC pode ser utilizada com segurança para o tratamento de encefalopatias neonatais e epilepsia refratária em unidades de terapia intensiva neonatal, pois é bem tolerada por neonatos e lactentes.[16]

O tratamento pode ser iniciado com a manutenção do aleitamento materno.[17] Nesses casos, recomenda-se uma quantidade calculada de carboidratos, associando o aleitamento materno a uma fórmula especial cetogênica, hoje já disponível no mercado de vários países. O desenvolvimento dessas fórmulas cetogênicas facilitou a introdução da DC para lactentes. Os lactentes que recebem fórmula têm melhor aderência à DC, o que proporciona uma duração menor do tratamento (10 a 13 meses), em comparação a crianças que já recebem alimentação complementar.[1]

Existem evidências de inibição seletiva do crescimento de bifidobactérias devido à presença dos corpos cetônicos. Considerando esse fato, a possibilidade de manter o aleitamento materno promove um efeito positivo no sistema imune e na manutenção de uma microbiota intestinal mais saudável.[6]

Tipos de dieta cetogênica

São quatro diferentes modalidades de DC atualmente utilizadas: DC clássica, DC-TCM, MAD e LGIT. Todas as quatro geralmente têm uma restrição calórica (85% a 90% das necessidades diárias estimadas) e uma ligeira restrição de líquidos. No entanto, a evidência sobre a necessidade dessas restrições é escassa, e muitos centros não seguem mais essa recomendação, iniciada com Wilder. Independentemente da dieta escolhida, os pacientes devem ser submetidos a uma minuciosa avaliação prévia, com equipe multiprofissional, já que se trata de uma terapia de longo prazo.[2,10] O cálculo da dieta inclui uma razão de gordura para carboidrato e proteína combinada, sendo 4:1 a mais comumente utilizada no início. Razões 3:1 ou 2:1 são mais utilizadas para pacientes em fase de crescimento rápido (lactentes, adolescentes) e pacientes que necessitam de maior quantidade de proteína e carboidratos, seja para promover melhor tolerância, seja para contornar efeitos adversos.[3]

DC clássica

Foi a primeira dieta utilizada para o tratamento da epilepsia refratária. É rica em TCL. No início, os pacientes eram internados para permanecer um período em jejum, até a detecção de corpos cetônicos na urina. Somente então a dieta, calculada na razão 4:1, com restrição calórica e hídrica, era introduzida progressivamente. Durante esse período de jejum, o paciente necessita de monitoramento da glicemia para evitar complicações. Essa maneira de introduzir a dieta ainda é utilizada atualmente para pacientes que se encontram em cuidados intensivos.[6,10]

Atualmente, o cálculo para calorias e ingestão hídrica não é mais tão rigoroso, e a dieta não precisa ser iniciada obrigatoriamente durante a internação hospitalar. A introdução progressiva pode também ser realizada ambulatorialmente, sem necessidade de jejum, iniciando com a razão 2:1, depois 3:1, e, se não houver melhora clínica significativa, progride-se para 4:1. Essa maneira de introdução é bastante utilizada nos dias de hoje, pois acredita-se que promova maior conforto e menor risco de complicações e efeitos adversos ao paciente. Crianças abaixo de 3 anos de idade sempre iniciam a dieta dessa forma, mas, na maioria das vezes, durante internação hospitalar.[10]

Todas as crianças em DC clássica recebem uma suplementação de polivitamínico e minerais formulada sem carboidratos. Os alimentos permitidos incluem manteiga, creme de leite, óleos, maionese, peixe, frango e carne vermelha. Essa suplementação pode ser oferecida por via oral ou enteral, pois hoje já existem, em alguns países, fórmulas infantis para essas crianças, incluindo produtos 4:1 e 3:1 com apresentação líquida ou em pó.[3]

DC-TCM

A DC-TCM foi elaborada com a intenção de permitir uma maior variedade de alimentos permitidos, facilitando a aderência ao tratamento. O TCM é oferecido em todas as refeições, em quantidades significativas (ao redor de 60% da oferta calórica), pois tem maior potencial cetogênico que o TCL, permitindo que a dieta em si seja menos gordurosa, com mais proteína e carboidratos que a DC clássica. Sua eficácia é semelhante à da DC clássica. Devido à grande quantidade do TCM, alguns pacientes podem apresentar desconforto gastrintestinal (especialmente diarreia). Nesses casos, pode-se utilizar uma quantidade menor de TCM (40% a 50% da oferta calórica) ou mesmo fracionar a dieta, para favorecer a tolerância.[4]

MAD

Baseia-se na dieta de Atkins, com cerca de 65% da oferta calórica proveniente da ingestão de gorduras, permitindo uma maior ingestão de proteínas. A razão dessa dieta costuma ser 1:1, com restrição de carboidratos a 10 a 20 g/dia.[10] Deve ser acompanhada de suplementação polivitamínica e de minerais, como a DC clássica. Não necessita de controle rigoroso das porções, com pesagem dos alimentos. A introdução geralmente é feita no ambulatório. É indicada para aqueles pacientes que têm dificuldade em aderir à restrição alimentar, adolescentes e adultos com apetite maior.[4]

LGIT

Essa é uma versão mais liberal da DC, em que são permitidos todos os alimentos com índice glicêmico menor que 50, com algo em torno de 50 a 60 g/dia de carboidrato. O consumo de gorduras e proteínas é liberado. Tem por objetivo restringir a oferta diária de carboidrato, interferindo na glicemia pós-prandial.[10] Não necessita de internação para iniciar o tratamento. Costuma ser bem tolerada, com menos efeitos adversos. A resposta no controle das crises é mais demorada que na DC clássica e na MAD, porém, como a aderência é melhor, é considerada também eficaz.[4]

A Tabela 24.1 mostra uma comparação entre composição de macronutrientes das principais DC em uso clínico atualmente.[3]

Tabela 24.1 – Comparação das quatro principais dietas cetogênicas em uso clínico atualmente (1.000 kcal/dia)			
DIETA	**Gorduras e % calorias**	**Proteínas e % calorias**	**Carboidratos e % calorias**
DC clássica 4:1	100 g – 90%	17 g – 7%	8 g – 3%
DC clássica 3:1	96 g – 87%	18 g – 7,5%	14 g – 5,5%
DC clássica 2:1	92 g – 82%	20 g – 8%	26 g – 10%
DC clássica 1:1	77 g – 69%	37 g – 15%	40 g – 16%
DC-TCM	78 g – 70%	25 g – 10%	50 g – 20%
MAD	70 g* – 70%	60 g* – 25%	10-20 g – 5%
LGIT	67 g* – 45%	40-60 g* – 25%	40-60 g* – 27%

* Valores aproximados.

Fonte: Kossoff e Wang, 2013.[3]

Efeitos adversos

Efeitos adversos podem ocorrer durante a DC, já que esta não foi desenvolvida para ser saudável, porém a maioria deles são tratáveis.[3] Geralmente não é necessário nenhum ajuste dietético, mas este pode ser realizado quando houver excesso de cetose,[1,6] deficiências minerais, constipação e perda de peso.[3] Além da constipação e excesso de cetose, outros efeitos adversos menos frequentes são elevação transitória dos triglicérides (TG), hipoglicemia, recusa alimentar, necessidade de hidratação parenteral, vômitos e refluxo gastresofágico, geralmente no início da dieta.[1] A diarreia é mais frequente quando instituída a DC-TCM. A sonolência pode estar relacionada com a potencialização do efeito sedativo de algumas medicações antiepilépticas, situação que pode ser resolvida com ajustes na dosagem das medicações.[18]

Alguns efeitos adversos podem surgir mais tardiamente, como diminuição da velocidade de crescimento, alterações no ganho ponderal, dislipidemias, infecções recorrentes, déficits de micronutrientes (osteopenia, fraturas ósseas) e urolitíase.[2,3,6] Um seguimento cuidadoso durante a manutenção do tratamento com a DC ajuda a prevenir esses problemas.

Alguns pacientes em uso de topiramato, zonisamida ou acetazolamida (inibidores da anidrase carbônica) podem evoluir com acidose metabólica durante o tratamento com DC; nesses casos, deve-se monitorar o bicarbonato sérico. O uso crônico da zonisamida e do topiramato também pode predispor à ocorrência de urolitíase. Pacientes medicados com ácido valproico e em uso de DC podem evoluir com deficiência de carnitina, podendo beneficiar-se de sua suplementação.[2]

Os efeitos adversos da DC estão resumidos por sistema no Quadro 24.3.[1]

NUTRIÇÃO NA CONSULTA PEDIÁTRICA: COMO CONDUZIR

Quadro 24.3 – Efeitos adversos da DC por sistema					
Gastrintestinais	**Antropométricos**	**Metabólicos**	**Renais**	**Infecciosos**	**Outros**
Frequentes					
• Constipação • Diarreia • Vômitos • Desidratação • Recusa alimentar • Recusa de líquidos		• Hipoglicemia • Cetose excessiva • Acidose metabólica • Dislipidemia transitória • Hipercolesterolemia	• Litíase renal • Hematúria	• Infecções	• Letargia • Cansaço
Raros					
• Esofagite de refluxo • Colite ulcerativa • Gastroenterite • Esteatose hepática • Colecistolitíase	• Ganho de peso • Perda de peso • Déficit de crescimento	• Deficiência de carnitina • Deficiência de vitamina D • Hipercalciúria • Hipercalcemia	• Alteração sedimento urinário	• Pneumonia • Pneumonia lipoídica aspirativa	• Irritabilidade • Fraturas • Cabelos finos • Picacismo

Fonte: Dressler e Trimmel-Schwahofer, 2020.[1]

Iniciando a dieta cetogênica

Os pacientes com indicação de tratamento com DC devem ser avaliados previamente, pois desse modo é possível planejar e calcular de maneira individual a melhor opção de DC para cada paciente. É aconselhável providenciar um registro da atividade convulsiva e fornecer informações e a importância da aderência para o sucesso do tratamento. A família deve ficar ciente das mudanças a serem implementadas (medicações sem carboidratos, aquisição de insumos para o controle da cetonúria, aquisição de balança para pesar os alimentos etc.).[4]

O uso de corticosteroides e hormônio adrenocorticotrófico (ACTH) deve ser interrompido 2 semanas antes do início do tratamento com a DC. Uma avaliação laboratorial prévia é recomendada para garantir a aptidão do paciente para iniciar a DC (Quadro 24.4).[4]

A DC pode ser iniciada ambulatorialmente, porém prefere-se iniciá-la no hospital.[3,4,6,10] Pode-se iniciar com jejum por 24 a 48 horas (ou até cetonúria positiva) e a razão 4:1, ou sem jejum e com uma razão baixa (1:1 ou 2:1), progredindo até 4:1, ou até que se atinja uma cetogênese adequada, verificada por meio do monitoramento da cetonúria. A introdução da dieta após período de jejum costuma evoluir com um controle mais rápido das crises.[10] Recomenda-se que lactentes menores de 1 ano iniciem a DC no hospital, sem jejum, com progressão da razão sob monitoramento.[10] Os dias de internação são aproveitados para treinar os pais sobre a preparação dos alimentos, cuidados gerais, monitoramento da cetose e a suplementação a ser instituída (polivitamínicos e minerais), manipulados sem carboidratos, e que devem conter cálcio, selênio, zinco e vitamina D.[3,19] Pode haver benefícios adicionais com a suplementação, em alguns casos, de citrato oral (reduz o risco de urolitíase), carnitina e TCM ou óleo de coco.[3,4] Na alta, os pais são orientados a monitorar as crises convulsivas em um diário, juntamente com a medida da cetonúria diariamente pela manhã.[4] Deve ser mantida por um período de pelo menos 3 meses, antes de se concluir sobre a sua eficácia.[2,10]

Quadro 24.4 – Avaliação pré-DC (adaptado)

Avaliação nutricional	Avaliação laboratorial	Testes auxiliares
• Peso • Estatura ou comprimento • Perímetro cefálico • Circunferência braquial • Índices antropométricos • Recordatório de 72 horas • Via de administração (oral e/ou enteral) • Escolha da DC (clássica, TCM, MAD, LGIT) e a melhor razão • Cálculo das necessidades nutricional e hídrica, porcentagem permitida de TCM ou carboidratos diários • Definição da suplementação de polivitamínico e minerais (baseada nas DRI*)	• Hemograma completo • Eletrólitos, bicarbonato e cálcio • Funções hepática e renal • Proteínas totais e frações • Perfil lipídico (jejum) • Perfil da acilcarnitina sérica • Vitamina D • Urinálise • Nível sérico dos anticonvulsivantes • Monitoramento de cetona sérica (mais preciso, recomendado para recém-nascidos)	• Eletroencefalograma • Ressonância magnética do encéfalo • Eletrocardiograma • Ácidos orgânicos na urina • Aminoácidos séricos

DRI: Dietary Reference Intakes.

Fonte: Kossoff et al., 2018.[10]

O seguimento após a alta deve ser regular; recomendam-se avaliações clínicas a cada 3 meses, durante o primeiro ano de tratamento com a DC, iniciando-se 1 mês após o início da dieta. Recém-nascidos e pacientes com alto risco nutricional devem ser reavaliados com maior frequência. Após o primeiro ano, pode-se avaliar os pacientes a cada 6 meses, ou antes, caso seja necessário.[10] O Quadro 24.5 traz resumidamente as recomendações para o seguimento ambulatorial.

Quadro 24.5 – Seguimento ambulatorial (adaptado)

Seguimento clínico	Seguimento laboratorial

• Avaliação nutricional (antropometria/índices antropométricos)
• Revisão e adequação da DC (calorias, proteínas e fluidos)
• Revisão da suplementação (vitaminas e minerais)
• Avaliação da aderência ao tratamento
• Avaliação médica (neurologista)
• Avaliação da eficácia da DC
• Ocorrência de efeitos adversos
• Ajustes dos anticonvulsivantes (se necessário)
	• Hemograma completo
	• Eletrólitos e bicarbonato sérico
	• Proteínas totais e frações
	• Vitamina D, cálcio, selênio
	• Funções hepática e renal
	• Perfil lipídico (jejum)
	• Carnitina livre e total
	• Urinálise
	• Eletroencefalograma
	• **Opcionais:**
	  - Beta-hidroxibutirato sérico
	  - Cálcio e creatinina urinários
	  - Zinco e cobre
	  - Ultrassonografia renal
	  - Eletrocardiograma/densitometria óssea

Fonte: Kossoff et al., 2018.[10]

Descontinuidade da dieta cetogênica

O processo de descontinuidade da DC deve ser progressivo e individual, considerando sempre o risco-benefício conforme a evolução de cada paciente. Embora não seja uma regra absoluta, em média os pacientes permanecem por 2 anos em tratamento. Algumas situações podem indicar a interrupção da DC de maneira mais rápida, como infecções, piora das convulsões ou efeitos adversos graves.[4,10]

A DC pode ser interrompida abruptamente em situações de emergência, desde que realizada em ambiente hospitalar. A descontinuação deve ser realizada de maneira lenta e gradual, ao longo de vários meses (3:1 durante 1 mês; 2:1 durante mais 1 mês), com a reintrodução regular de alimentos com aporte calórico limitado, até que a cetose seja indetectada.[2,10] Quando houver piora das convulsões durante a descontinuação da DC, esta pode ser retomada na proporção anterior.

Referências bibliográficas

1. Dressler A, Trimmel-Schwahofer P. The Ketogenic diet for infants: how long can you go? Epilepsy Research. 2020; 164:106339.
2. Goswami JN, Sharma S. Current perspectives on the role of the Ketogenic diet in epilepsy management. Neuropsychiatric Disease and Treatment. 2019; 15:3273-85.
3. Kossoff EH, Wang HS. Dietary therapies for epilepsy. Biomed J. 2013; 36(1):2-8.
4. Gulati S. Dietary therapies: emerging paradigms in therapy of drug resistant epilepsy in children. The Indian Journal of Pediatrics. 2018; 85(11):1000-5.
5. Pereira E, Alves M, Sacramento T, Rocha VL. Dieta cetogênica: como o uso de uma dieta pode interferir em mecanismos neuropatológicos. Revista de Ciências Médicas e Biológicas. 2010; 9:S78-S82.
6. Falsaperla F, D'Angelo G, Praticò AD, Mauceri L, Barbagallo M, Pavone P, et al. Ketogenic diet for infants with epilepsy: A literature review. Epilepsy Behavior. 2020; 112:107361.
7. Li H, Ouyang M, Zhang P, Fei L, Hu X. The efficacy and safety of a ketogenic diet for children with refractory epilepsy in China: a retrospective single-center cohort study. Transl Pediatr. 2020; 9(4):561-6.
8. Nonino-Borges CB, Bustamante VCT, Rabito EI, Inuzuka LM, Sakamoto AC, Marchini JS. Dieta cetogênica no tratamento de epilepsias farmacorresistentes. Rev Nutr. 2004; 17(4):515-21.
9. Ramos ARF, Gabbai AA, Cintra IP. Nutritional impact of the Ketogenic diet in children with difficult-to-control epilepsy. Pediatria (São Paulo). 2004; 26(4):230-9.
10. Kossoff EH, Zupec-Kania BA, Auvin S, Ballaban-Gil KR, Christina Bergqvist AG, Blackford R, Buchhalter JR, et al. Optimal clinical management of children receiving dietary therapies for epilepsy: Updated recommendations of the International Ketogenic Diet Study Group. Epilepsia Open. 2018; 3(2):175-92.
11. Henderson CB, Zupec-Kania BA, Auvin S, Ballaban-Gil KR, Bergqvist AGC, Blackford R, et al. Efficacy of the ketogenic diet as a treatment option for epilepsy: meta-analysis. Journal of Child Neurology. 2006; 21:193-8.
12. Wells J, Swaminathan A, Paseka J, Hanson C. Efficacy and safety of a ketogenic diet in children and adolescents with refractory epilepsy – a review. Nutrients. 2020; 12:1809.
13. Sondhi V, Agarwala A, Pandey RM, Chakrabarty B, Jauhari P, Lodha R, et al. Efficacy of ketogenic diet, modified atkins diet, and low glucemic index therapy diet among children with drug-resistant epilepsy – a randomized clinical trial. JAMA Pediatr. 2020; 174(10):944-51.

14. Tumas R, Takakura CY. Dieta cetogênica. In: Delgado AF, Cardoso AL, Zamberlan P, Tumas R. Nutrologia. 2. ed. Barueri: Manole; 2019. p. 247-55. (Coleção Pediatria. Instituto da Criança do Hospital das Clínicas da FMUSP/editores da coleção Benita G. Soares Schvartsman, Paulo Taufi Maluf Jr. e Magda Carneiro-Sampaio; nª 12).
15. Kim DY, Rho JM. The ketogenic diet and epilepsy. Curr Opin Clin Nutr Metab Care. 2008 Mar; 11(2):113-20.
16. Thompson L, Fecske E, Salim M, Hall A. Use of ketogenic diet in the neonatol intensive care unit – Safety and tolerability. Epilepsia. 2017; 58(2):e36-e39.
17. Le Pichon JB, Thompson L, Gustafson M, Abdelmoity A. Initiating the ketogenic diet in infants with treatment refractory epilepsy while maintaining a breast milk diet. Seizure: European Journal of Epilepsy. 2019; 69:41-3.
18. Rizzutti S, Ramos AMF, Cintra IP, Muszkat M, Gabbai AA. Avaliação do perfil metabólico, nutricional e efeitos adversos de crianças com epilepsia refratária em uso de dieta cetogênica. Rev Nutr. 2006; 19(5):573-9.
19. El-Rashidy OF, Youssef MM, Elgendy YG, Mohsen MA, Morsy SM, Dawh SA, et al. Selenium and antioxidant levels in children with intractable epilepsy receiving ketogenic diet. Acta Neurologia Belgica. 2020; 120:375-80.

Índice remissivo

A

Abscesso mamário, 49
Ácido
    ascórbico, 15
    fólico, 12, 100, 121, 245
Ações biológicas do DHA, 72
Acrodermatite enteropática, 152
Adolescência, 119
Álcool e gravidez, 16
Aleitamento materno, 35, 241
Alergia
    a proteína do leite de vaca, 181
    na infância, 181
Alfa-1-antitripsina, 97
Alimentação
    complementar, 243
        do lactente e primeiros 2 anos de vida, 51
    do escolar, 113
Alimento(s)
    com alto teor de sódio, 233
    in natura, 233
    minimamente processados, 233
    processados, 234
    ricos em
        açúcar de adição, 233
        gordura *trans*, 233
    ultraprocessados, 234
Alterações
    cerebrais na deficiência de ferro, 71
    dermatológicas, 208
    do metabolismo da glicose, 209, 213
    ortopédicas, 208
    respiratórias, 210
Amamentação e a modulação da microbiota na primeira
    infância, 27
Amido pré-gelatinizado, 185
Anemia, 150
    ferropriva, 102, 150
Anorexia nervosa, 123
Antropometria, 89, 175
Atividade física na adolescência, 125
Avaliação
    antropométrica, 125
    clínica, 89
        da criança e do adolescente obesos, 205
        de déficit de crescimento, 173
    continuada, 85
    da composição corpórea, 89
    do crescimento, 240
    do estado nutricional, 11
    laboratorial, 89
        de ferro, 101
        de outros minerais, 103
        de proteínas, 94
        de vitaminas, 98
        déficit de crescimento e, 177
        do crescimento físico, 90
        do perfil glicídico, 94
        do perfil lipídico, 91
    nutricional da criança praticante de exercício físico
        e esporte, 132
    pontual, 83

B

Baby-led weaning (BLW), 54
Baixa
    estatura
        familiar, 173
        idiopática, 173
    produção de leite, 46
Baixo ganho de peso, 46
Bebês que dormem muito, 45
Bicos e chupetas, 46
Boa pega, 41
Bólus, 260
Bomba de infusão, 260
Bulimia nervosa, 123

C

Calciferol, 13
Cálcio, 120, 154, 247
Carboidratos, 135
Circunferência
    da cintura, 126
    do pescoço, 126
    do quadril, 126
Cirurgia de redução de mamas, 46
Cobre, 104
Colostroterapia, 31
Complementação das mamadas com leite
    industrializado, 46
Complemento C3, 97
Composição do microbioma, 23
Compostos lácteos, 63
Concentração de HB corpuscular média, 102
Consulta pediátrica na gravidez, 35
Crescimento, 119, 171
    acima de 24 meses, 168

até 24 meses, 168
normal e suas fases, 166
pré-natal/fetal, 167
puberal, 168
Criança
agitada com pouco apetite, 143
emocionalmente comprometida ou
negligenciada, 143
praticante de esporte, 131
que não cresce, 165
Critérios para admissão e alta de desnutridos
graves, 258
Cuidadores
controladores, 144
indulgentes, 144
negligentes, 144
responsivos, 144
Curvas
de crescimento, 79
IMC-para-idade e estatura-para-idade, 126
de escore-Z, 82
de percentil, 82

D

Deficiência(s)
de ácido fólico, 12
de cálcio, 154
de DHA no neurodesenvolvimento infantil, 72
de ferro, 13, 101, 149
no neurodesenvolvimento infantil, 71
de folato, 17
de iodo, 13
de micronutrientes, 9, 149
de selênio, 104
de vitamina
A, 14
B_6, 14
B_{12}, 15, 101
C, 15, 100
D, 13, 154
E, 15, 101
de zinco, 14, 104, 151, 152
secundária de lactase, 193
Déficit
de crescimento, 172
linear, 173
de ganho de peso, 173
ponderoestatural, 165
Descontinuidade da dieta cetogênica, 274
Desenvolvimento, 119
Desnutrição, 171
energético-proteica, 251
hospitalar, 252
DHA
e gestação, 74
e infância, 75
e lactação, 74
Diabetes tipo 2, 215
Dieta(s)
cetogênica, 265
clássica, 270
iniciando a, 272
em recém-nascidos e lactentes, 269
TCM, 270

tipos de, 269
de baixo índice glicêmico, 266
elementares, 65
enterais, 63
poliméricas, 65
semielementares, 65
Dificuldades alimentares, 139, 141
classificação, 142
Disbiose, 30
Dislipidemia, 209
na obesidade, 219, 221
e risco cardiovascular, 221
Dismotilidade intestinal, 31
Distúrbios alimentares, 123
Doença(s)
celíaca, 186
crônicas não transmissíveis, 7
de Keshan, 104
de Menkes, 105
de Wilson, 105
gordurosa do fígado não alcoólica, 210

E

Educação alimentar no ambiente escolar, 110
Efeito barreira, 22
Energia na dieta vegetariana, 160
Epigenética nutricional, 4
Epilepsias refratárias, 265
Escolares, 109, 110
Escolha dos alimentos e práticas alimentares
dos escolares, 114
Estatina, 226
Eubiose, 30
Exame
clínico de déficit de crescimento, 175
da mama puerperal, 36
Extração do leite, 43

F

Fenilcetonúria, 6, 7
Ferritina, 97, 103
Ferro, 13, 120, 149
Fibratos, 225
Fibrinogênio, 98
Fisiologia intestinal, 21
Fobia alimentar, 143
Fórmula(s)
à base de soja, 61
antirregurgitação, 62, 185
de aminoácidos, 63
de partida e seguimento, 60
de transição, 242
extensamente hidrolisadas, 62
infantis, 28, 59
classificação das, 60
isentas de lactose, 61
Fortificantes, 66
Fósforo, 247

G

Gavagem, 260
Gemelares, 46

Índice remissivo 279

Gene rRNA, 24
Genômica nutricional, 3
Gestante, 9
Glicemia, 94
Globulina ligada à tiroxina, 96
Glúten, 188
Gravidez, álcool e, 16

H

Hematócrito, 102
Hematopoese, 101
Hipertensão arterial, 209
Hipolactasia
   do prematuro, 193
   primária do tipo adulto, 192
Hipomagnesemia, 105
História alimentar, 89
Homeostase
   da glicose, 213
   do magnésio, 105
Hormônio liberador de GH, 168

I

Identificação
   de risco e diagnóstico nutricional, 253
   do microbioma intestinal, 24
Índice
   de massa corporal, 11
   HOMA-IR, 94
Inflamação e crescimento, 171
Ingestão
   altamente seletiva, 143
   diária recomendada para gestantes e lactantes, 10
Ingredientes culinários processados, 234
Ingurgitamento mamário, 37
Insulina de jejum, 94
Interpretação
   das curvas, 83
   equivocada da família, 143
Intervenção nutricional
energia, 133
nutrientes, 134
Intolerância(s)
   à lactose, 190
      congênita, 192
   alimentares na infância, 181
Introdução da alimentação complementar, 52
Iodo, 13

L

Lactação, 16
Lactose, 28, 190
Lactovegetarianismo, 159
Lei orgânica de segurança alimentar e nutricional
   (Losan), 12
Leite(s)
   humano
      aditivado, 242
      na disbiose do bebê/criança, 31
   industrializados, 28
Leptina e crescimento puberal, 172
Lesão na aréola devido ao uso da concha, 40

LGIT, 271
Lipídeos na dieta vegetariana, 161

M

Má-absorção congênita de lactose, 192
Macronutrientes para adolescentes, 120
MAD, 270
Magnésio, 105, 121
Mama(s)
   cheias, 38
   empedrada, 38, 48
   fissurada, 48
Mamilo(s)
   fissurado, 48
   invertidos verdadeiros, 39, 40
   planos e pseudoinvertidos, 39
Manejo nutricional da doença celíaca, 188
Mão em C, 41
Massagem
   na aréola, 38
   nas mamas, 42
Mastite, 49
Maturação, 119
Mecanismo(s)
   direto na expressão gênica, 6
   indiretos na expressão gênica, 6
Medidas
   dietéticas, 185
   posturais, 185
Método de infusão
   contínua, 260
   intermitente, 260
   noturna, 260
Microbioma
   intestinal, 22
      na infância, 21
   no início da vida, 24
Micronutrientes para adolescentes, 120
Minerais na dieta vegetariana, 162
Modulação
   do microbioma neonatal pelo leite humano, 27
   imunológica, 22

N

Necessidade(s)
   energética para adolescentes, 122
   nutricionais dos escolares, 111
Neofobia, 142
Neurodesenvolvimento, 69
Nutrição
   crescimento e, 171
   da criança
      praticante de esporte, 131
      que não cresce, 165
   da gestante e da lactante, 9
   do adolescente, 119
   do escolar, 109
   enteral, 63
   metabolismo do hospedeiro e, 22
   na alergia e nas intolerâncias alimentares
      na infância, 181
   neurodesenvolvimento e, 69
   recuperação nutricional e, 237

N

Nutrigenética, 4
Nutrigenômica, 4

O

Obesidade, 124, 203
    dislipidemia na, 219, 221
    e puberdade, 171
Oferta nutricional de dietas, 65
Oligossacarídeos, 28
Ômega-3, 15
Orientação nutricional
    da gestante, 9
        no pré-natal, 9
    na obesidade, 231
Ovolactovegetarianismo, 159
Ovovegetarianismo, 159

P

Pega, 39, 46
Personalidade dos pais ou cuidadores, 144
Piridoxina, 14
Placa de crescimento, 170
Plano dietético, 231
Polimorfismo de nucleotídeo único, 3
Posição em cavaleiro, 45
Práticas parentais, 52
Pré-albumina, 95
Prejuízo do desenvolvimento
    cognitivo, 73
    visual, 73
Presença de doença orgânica, 143
Primeira consulta do recém-nascido ao pediatra, 36
Probióticos, 32
Processo de desenvolvimento da alimentação
    na infância, 52
Progressão da alimentação complementar, 56
Projeto Genoma Humano, 3
Proteína(s)
    C reativa, 97
    na dieta vegetariana, 161
    totais, 96
Próteses mamárias, 46
Puberdade, obesidade e, 171

R

Recém-nascidos
    que choram muito, 45
    que relutam para pegar o peito, 44
Recomendações nutricionais
    de zinco, 152
    dos escolares, 111
    para adolescentes, 120
Recuperação nutricional, 237
Refluxo gastresofágico, 183
Regulação hormonal e genética do crescimento, 168
Resistência
    à colonização, 22
    insulínica, 213
Restrição das mamadas, 46
Ribossomos procariotos, 24

Riscos nutricionais
    da criança vegetariana, 160
    do adolescente, 123

S

Seguimento nutricional do prematuro, 239
Segundo ano de vida, 56
Segurança alimentar, 12
Selênio, 104
Sinais de alerta, 141
Síndrome
    da enterocolite induzida pela proteína da dieta, 182
    da realimentação, 257, 258
    metabólica, 210, 214
Subnutrição hospitalar e doença associada, 251
Suplementação, 244
    de ferro, 72, 245
    oral, 66
Suplementador, 47
Suplementos
    completos, 66
    de micronutrientes, 66
    modulares, 66
    nutricionais, 145
        orais, 66

T

Técnicas moleculares, 24
Terapia
    de provocação oral, 182
    nutricional, 259
        enteral, 256
Teste de tolerância à glicose oral, 94
Tocoferol, 15, 101
Transferrina, 95
Transtornos alimentares, 136
Tratamento da baixa produção de leite/baixo ganho de peso, 47
Trato gastrintestinal, 21

V

Veganismo, 159
Vegetarianismo, 159
    estrito, 159
    vantagens e desvantagens, 160
Vitamina(s), 244
    A, 14, 17, 99, 121, 244
    B, 100
    B_6, 14, 100
    B_9, 100
    B_{12}, 15, 101
    C, 15, 99, 121
    D, 13, 17, 98, 121, 244
    E, 15, 101, 121
    na dieta vegetariana, 162
Volume corpuscular médio, 102

Z

Zinco, 14, 103, 120, 151, 245